PHYSIOLOGIE

DES PASSIONS.

TOME II.

A PARIS,

DE L'IMPRIMERIE DE CRAPELET,

RUE DE VAUGIRARD, N° 9.

PHYSIOLOGIE
DES PASSIONS,

OU

NOUVELLE DOCTRINE

DES SENTIMENS MORAUX;

PAR J.-L. ALIBERT,

CHEVALIER DE PLUSIEURS ORDRES, PREMIER MÉDECIN ORDINAIRE DU ROI,
PROFESSEUR A LA FACULTÉ DE MÉDECINE DE PARIS,
MÉDECIN EN CHEF DE L'HÔPITAL SAINT-LOUIS, ETC.

SECONDE ÉDITION,

REVUE, CORRIGÉE ET AUGMENTÉE

TOME SECOND.

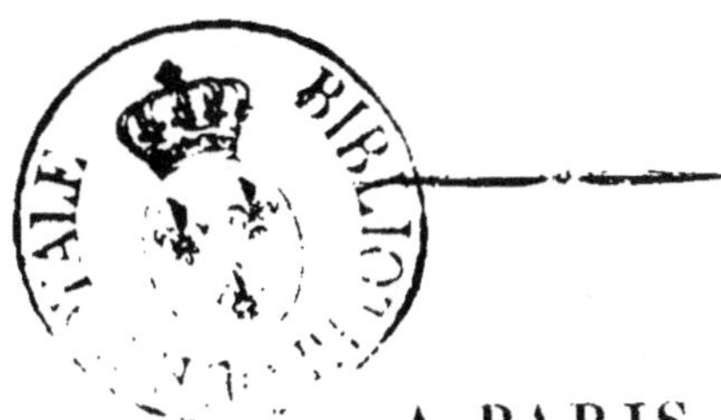

A PARIS,

CHEZ BÉCHET JEUNE, LIBRAIRE,

PLACE DE L'ÉCOLE DE MÉDECINE, N° 4.

....

M. DCCC. XXVI.

PHYSIOLOGIE

DES PASSIONS.

SECTION TROISIÈME.

DE L'INSTINCT DE RELATION,

CONSIDÉRÉ COMME LOI PRIMORDIALE DU SYSTÈME SENSIBLE.

Les êtres vivans ne sauraient exister isolément. Ils tiennent les uns aux autres par une sorte d'attraction sociale, qui est un des plus grands phénomènes de l'organisation : ils s'appellent, se cherchent, s'assemblent, se réunissent. On peut même dire que l'ordre et l'harmonie de cet univers dépendent spécialement de ce fait primordial de la nature animée.

C'est à tort que certains philosophes ont nié l'existence du penchant irrésistible qui nous détermine à l'association ; c'est à tort qu'ils ont soutenu que les hommes ne se sont rapprochés que pour arrêter les délits qui pourraient attenter à la conservation de leur espèce. L'instinct de relation est inhérent à notre nature morale : tout individu qui cherche à se dérober à ses lois doit être regardé comme un être maladif qui lutte contre ses plus nobles impulsions. Il faut avoir été profondément altéré par l'infortune pour se retirer dans son propre cœur et fuir à l'aspect de son semblable.

L'homme qu'on enlève tout à coup à ses relations accoutumées se consume par sa propre flamme. Mille désirs l'inquiètent et semblent l'armer à chaque instant contre lui-même. Jetez les yeux sur un malheureux prisonnier : que ne donnerait-il pas pour communiquer avec ceux qu'il aime! Un auteur ingénieux a décrit de la manière la plus touchante la situation d'un pauvre lépreux qui, séquestré dans une maison solitaire, ouvrait à chaque instant la porte de son jardin pour que les enfans vinssent lui voler des fleurs, et pour entendre ainsi le doux son de la voix humaine. Qui peut retracer les angoisses d'une âme libre dans un corps qu'on a fait esclave? Un proscrit s'était caché pendant les désastres révolutionnaires; le besoin de revoir les hommes le fit errer de village en village, et il trouva la mort au milieu même de ceux que son cœur brûlait de rencontrer.

L'homme est donc un être relatif; ses moyens de bonheur ne sauraient complétement se développer que dans la société de ses pareils. On connaît le mot de cet assassin infâme qui s'était creusé une caverne au milieu des montagnes des Cévennes. C'était là qu'il se cachait pour se soustraire à la vengeance des lois. Un jour, fatigué de la solitude, il abandonna sa sauvage demeure pour se rendre dans une auberge du bourg le plus voisin; il essaya de corrompre le premier individu qui s'offrit à lui, afin de le rendre compagnon de ses crimes; mais il fut bientôt saisi et incarcéré. « Quel motif puissant vous a donc fait quitter les lieux où vous vous cachiez? » lui dit le juge dans son interrogatoire. « J'avais, répliqua-t-il, besoin d'un ami, et je le cherchais. » Réponse bien extraordinaire dans la bouche de cet affreux cannibale.

Ainsi l'homme ne se place jamais hors de toute relation sans s'exposer à des troubles intérieurs qui le tourmentent bien plus que toutes les persécutions extérieures dont il était victime au milieu du monde. Il se dénature en quelque sorte en se dépouillant de ses passions affectives. De là vient que tous les hommes obéissent au penchant social, et qu'ils regardent comme une force ennemie tout ce qui tend à les désunir; de là vient qu'à mesure qu'ils se perfectionnent, ils cherchent à étendre, à multiplier leurs rapports mutuels. On a vu sans doute certains individus obéir à des résolutions énergiques et se séparer du genre humain ; mais bientôt la nature les ramène à la sociabilité ; une voix intérieure semble les avertir qu'ils ne sont pas seuls sur la terre. S'ils ont rompu leurs relations, ils ne tardent pas à les renouer. La vieillesse même ne parvient point à isoler l'homme ; il veut être acteur jusqu'à la fin.

L'instinct de relation a donné naissance à la société politique. A mesure que les hommes ont obéi au penchant qui devait les réunir, ils ont senti la nécessité d'établir des conventions qui fussent la sauvegarde de tous. Les relations des peuples, comme celles des individus, ont pour but leur conservation. Les nations se sont constituées ; elles se sont soumises à certaines obligations réciproques ; elles se sont fait une morale particulière pour leur propre sûreté.

Ce n'est point la raison, ce n'est point la science, c'est l'instinct de relation qui a porté les premiers hommes à s'associer, pour se mettre à l'abri des coups du sort les uns par les autres. C'est une impulsion innée et qui leur est commune avec tout ce qui respire. C'est cette même impulsion qui nous fait apprécier les avantages d'un bon gouvernement : il est naturel que le faible se place sous la protection du plus fort. Dans beaucoup de circonstances, les animaux même ne manquent pas de se donner un chef; et tout ce qui arrive ici-bas à ce sujet est le pur effet d'une inspiration de la Providence, qui est la loi vivante des êtres sensibles.

C'est à l'instinct de relation que se rattache toute la théorie des droits naturels de l'homme, et de ceux qu'il acquiert par les conventions de la sociabilité. J'appelle droit acquis celui, par exemple, que la société peut avoir sur la vie d'un citoyen qui attente à la sûreté de son semblable, ou qui trouble d'une manière grave l'harmonie qui résulte de notre penchant à la bienveillance; celui que nous avons d'exposer notre propre existence pour conserver celle des hommes qui sont en communauté avec nous. Ces droits, que partagent une multitude d'individus, nous rendent égaux dès que nous nous trouvons placés sous l'égide des mêmes lois.

Les contrats politiques doivent en conséquence leur origine à l'instinct de relation ; mais, pour en tirer tous les avantages qu'ils sont susceptibles

de procurer, il ne faut pas que ces contrats dé-
génèrent en esclavage ; car l'esclavage n'est point
un contrat, ainsi que plusieurs publicistes l'ont
prétendu avec tant de raison. Si on pouvait lui
donner ce nom, il n'en serait pas moins nul,
puisqu'il serait fondé sur la violence, et que l'un
des contractans y souffrirait la plus énorme lésion.

L'instinct de relation doit être affranchi de
toute contrainte. Tentez de rapprocher les hommes par une force qui leur soit étrangère, vous
verrez aussitôt naître parmi eux l'antipathie et la
guerre. Nos relations sociales ne sont merveilleusement secondées que par la bienveillance, la
bonté, la générosité, la compassion, l'estime, le
respect, la considération, et autres sentimens
plus ou moins élevés qui nous distinguent des
animaux, et qui sont les plus honorables attributs de la nature humaine.

La sociabilité est cette heureuse disposition de
l'âme en vertu de laquelle nous nous trouvons
animés d'un sentiment de bienveillance pour nos
semblables, et nous sommes naturellement portés
à leur faire tout le bien que nous voudrions qu'on
nous fît à nous-mêmes. C'est par ce sentiment
inné que nous coordonnons notre bonheur à
celui des autres, et que nous rattachons notre

propre intérêt à l'intérêt de tous. Quand l'homme a satisfait tous ses désirs, quand sa faim et sa soif se trouvent apaisées, il semble qu'il soit embarrassé de son existence. L'ennui arrive pour le subjuguer : il a besoin de sortir, en quelque sorte, de lui-même, de se réunir à ses semblables, d'éclairer et de charmer son âme par leur entretien. S'il s'isole, il est pénétré d'effroi ; mais, s'il rencontre un être fait à son image, il se rassure. L'attrait de la sociabilité fait la sécurité de l'homme sur la terre.

Je le répète donc, la sociabilité est une de ces facultés innées que la nature a mises dans notre système sensible, et qui sont antérieures à toute expérience. Elle est le résultat d'un penchant particulier auquel toutes les créatures sont soumises. La vie entière de l'homme social n'est que le développement de cette affection primitive de l'économie animale. Ce qui prouve que l'instinct de relation est très naturel à l'homme, c'est que les peuples les plus barbares sont quelquefois ceux qui exercent le mieux l'hospitalité. Presque tous les insulaires qui ont peu d'occasions de se corrompre, sont très doux de caractère, généreux et compatissans. La défiance semble s'accroître à mesure qu'une nation se civilise.

Un instinct naturel constamment dirigé vers le même objet, une certaine conformité d'intérêts et de désirs, etc., ont pu sans doute réunir les hommes et en faire des sociétés plus ou moins régulières ; mais la perfection de l'état social ne saurait être que le fruit de l'expérience et de la raison ; il faut même, pour qu'elle ait tout son effet, qu'elle prenne, dans certains cas, tout le caractère de la passion qui peut seule la rendre communicative. Il faut que des hommes d'une trempe forte et vigoureuse lui impriment une heureuse influence ; c'est le seul moyen d'en étendre les avantages et d'en perpétuer les douceurs.

Il est prouvé que ce qu'on a pu écrire de nos jours sur les prétendus sauvages qu'on a rencontrés dans l'intérieur des bois est absolument imaginaire. Ces individus, qu'on prétend avoir ainsi erré à l'aventure hors du sein de la société, n'étaient que des êtres qu'une aliénation d'esprit portait à fuir loin de leurs foyers domestiques. C'étaient souvent des individus que quelque défaut d'intelligence ou quelque degré plus ou moins grand de stupidité faisait regarder comme un fardeau pour leur famille, et que celle-ci avait l'inhumanité d'abandonner à la pitié publique. Il est d'ailleurs difficile de croire que ces individus aient pu errer long-temps de cette manière, qu'ils aient même pu, sans devenir la proie des bêtes féroces, passer ainsi un hiver, exposés presque nus à la rigueur de cette saison pendant laquelle la terre n'offre plus d'alimens.

Il y a aussi des hommes que leur condition ou leur état force de vivre habituellement sur les montagnes ou dans les forêts : tels sont les bergers, les bûcherons des Alpes ou des Pyrénées. Il y en a qu'une morosité naturelle, qu'une tournure d'esprit particulière, ordinairement l'effet de quelque affection hypocondriaque, etc., déterminent à ne plus quitter ces lieux que leurs compagnons désertent dans la mauvaise saison. Ils y vivent, moyennant quelques provisions, dans des huttes abandonnées. Cet état d'indépendance, et la disposition de leur âme qui leur rend le commerce des hommes pénible, leur font sans doute trouver ce genre de vie agréable ; mais une voix rendue rude par le défaut d'exercice, quelques mots grossiers à peine conservés de leur langue primitive, et qui paraissent inarticulés, un très petit nombre d'idées qu'on prendrait pour une nullité d'idées, un extérieur inculte, agreste et sale, des traits altérés par la mauvaise saison et par la mauvaise nourriture leur laissent à peine quelque ressemblance humaine. Ils perdent en effet leurs qualités sociales et leurs qualités relatives

Nous devons pareillement compter parmi les êtres parfaitement isolés cette multitude d'individus atteints de folie ou de démence, qui passent leur vie entière dans un état de contrainte ou de détention. Il est manifeste que les aliénés ne sont plus en communication avec le reste du monde; ils agissent sans but et comme au hasard; ils prennent alors des attitudes et procèdent à des actes dont on n'aperçoit ni la raison ni le motif. Il suffit de les voir dans les cours de Bicêtre ou de Charenton, pour se convaincre qu'il n'y a chez eux ni relation ni correspondance. Ces individus, dont le jugement est plus ou moins altéré, ne sont pas, comme on le prétend, dans un état d'enfance; car, parmi les enfans, il y a certainement des rapports sympathiques; il y a même des actes continuels d'une raison naissante et progressive que l'observateur ne peut contester.

Mais, quand l'homme jouit de toute la plénitude de sa raison, le besoin de communiquer avec ses semblables se fait impérieusement sentir dans tous les momens de son existence. La force de ce besoin lui donne même une grande supériorité sur tous les animaux. Le privilége de la parole a été accordé à lui seul, afin qu'il pût établir des relations plus variées et plus étendues. Si la parole venait à lui manquer, il se servirait

du langage des signes, qui pourrait lui être aussi
profitable que le langage vocal. Il aurait recours
au langage pathétique, qu'il emploierait comme
supplément dans l'expression de ses sentimens;
car l'homme a des larmes et des sanglots pour
retracer ses douleurs; il fait parler jusqu'à son
silence. On devine son cœur avant qu'il s'explique; on suit dans sa physionomie jusqu'à la
trace des moindres affections qui l'agitent.

Chaque passion a son accent particulier, indépendamment des paroles que l'on prononce. Les
cris, les gémissemens, etc., ont quelquefois plus
d'éloquence que les sons les mieux articulés. Il
est dans la voix des nuances tellement propres
à exprimer les diverses altérations de l'âme, que
les animaux eux-mêmes ne sauraient s'y méprendre. Un homme profondément atteint d'une
folie périodique avait un chien danois qui l'a-
bandonnait pendant tout le temps de son délire,
mais qui ne manquait pas de venir le rejoindre
aussitôt que son accès était terminé. Cet animal
aussi fidèle qu'intelligent devinait avec une saga-
cité surprenante l'instant heureux où il pouvait
rétablir ses rapports avec un maître qu'il chérissait.

L'instinct de relation a mille ressources pour
se fortifier et s'agrandir. Par le secours de l'écri-

ture nous correspondons d'un pôle à l'autre, et nous faisons voyager en quelque sorte nos sentimens d'affection et de bienveillance. Par l'art plus puissant de l'imprimerie, nous sympathisons avec les hommes qui ne sont déjà plus : nous éprouvons ce qu'ils ont éprouvé; nous nous réchauffons au feu de leurs conceptions, et nous fécondons notre entendement par la lecture des chefs-d'œuvre qu'ils nous ont transmis.

L'homme porte ses regards scrutateurs jusque dans le ciel; il saisit les rapports des astres avec le globe que nous habitons. Il connaît et mesure la situation respective de tous les pays, etc. C'est pour traverser la vaste étendue des mers qu'il s'est approprié l'usage de la boussole. Il a confié sa destinée à l'élément le plus formidable pour aller joindre des mortels inconnus et fonder sa demeure dans des cités étrangères. C'est l'amour des relations sociales qui jette à chaque instant le voyageur sur des plages lointaines, et le fait aborder chez des peuples qui ne se doutaient pas de son existence.

Toutes les habitudes de notre vie fortifient en nous l'instinct de relation. Ce qui distingue à ce sujet l'homme des animaux, c'est le charme qu'il trouve à prendre ses repas en commun. La brute

mange à part et craint qu'on ne touche à sa nourriture : l'homme au contraire a voulu bannir la
personnalité d'un acte qui n'a d'autre objet que
sa conservation. Son appétit s'éveille et s'aiguise,
pour ainsi dire, à l'aspect d'un individu chéri qui
s'asseoit à la même table que lui, qui savoure
les mêmes mets ; on connaît l'utilité des banquets toutes les fois qu'il s'agit de resserrer les
liens et d'en former de nouveaux. Les parens,
les amis, tous ceux qui exercent des professions
analogues, se rapprochent par intervalles pour
assister au même festin ; et c'est ainsi qu'ils célèbrent les naissances, les mariages et tous les
joyeux événemens de la vie. Les gens qui appartiennent aux conditions les plus basses de la société
n'ont pas de meilleur moyen pour ranimer chez
eux le sentiment de la bienveillance, et c'est toujours le verre à la main qu'ils effectuent leurs réconciliations, leurs pactes, leurs contrats et leurs
communications amicales.

Il en est de même des plaisirs que peuvent
produire les fêtes, les danses, les spectacles, etc.
Les hommes aiment à être en présence, alors
même qu'ils ne se parlent pas. On connaît l'attrait qui les rassemble sur les promenades publiques. Les émotions reçues en commun sont en
général plus vivement senties que celles que l'on

goûte isolément. Les impressions communiquées à une grande masse d'hommes par la représentation d'un drame, ou par la puissance d'un discours éloquent et pathétique, sont un des effets les plus intéressans du besoin pressant de relation. Tous les cœurs manifestent leur rapprochement par des applaudissemens unanimes; tous sympathisent et font éclater simultanément leur approbation. Ce qui frappe de surprise, c'est que tant de personnes inconnues les unes aux autres abjurent soudainement toute défiance pour s'abandonner de concert aux plus douces, aux plus enivrantes agitations, que toutes enfin s'unissent et s'associent pour céder au même entraînement, pour partager le même intérêt, pour être touchées par les mêmes peines.

L'instinct de relation est surtout indiqué par le besoin constant que nous éprouvons de communiquer à autrui les chagrins et les revers qui viennent opprimer notre existence. Lorsqu'une vive peine tourmente notre âme, il est rare qu'on puisse la tenir renfermée dans le cœur sans que cette contrainte n'introduise un malaise accablant dans l'économie animale. Nous allégeons au contraire le poids de nos maux en les confiant à nos semblables. Les animaux n'ont point ce privilége. A l'homme seul est réservé le bienfait inappréciable des consolations. La nature a voulu que tout ce qu'il y a de douloureux dans le fond de notre être pût s'adoucir par les relations sociales.

Ces relations nous sont si chères, que, lorsque le sort nous arrache nos amis, nous les accompagnons jusqu'au cercueil; nous les quittons le plus tard que nous pouvons. Les personnes les plus policées sont précisément celles qui tiennent davantage, et par les liens les plus forts, à leurs relations affectueuses. Il n'y a que les peuplades entièrement sauvages qui puissent prospérer dans la solitude et l'isolement. Il n'en est point ainsi de l'homme civilisé; il préfère le trépas au calme funeste de l'exil ou de l'abandon. L'absence de toute communication est pour lui une mort anticipée. Dans les calamités qui l'accablent, il n'y a donc que la bienveillance, il n'y a que l'amitié qui puissent l'attacher à l'existence et lui en faire supporter le fardeau.

On a avancé fort mal à propos que l'homme éclairé peut se suffire à lui-même. La culture des sciences, aussi-bien que celle des arts, augmente au contraire le penchant à la sociabilité, dont elle multiplie les jouissances. Celui qui a cultivé sa raison est toujours malheureux dans la solitude. Il a un besoin continuel d'exhaler ses idées, de les agrandir par la communication ; son âme s'indigne du repos qu'on veut lui donner. Ni ses souvenirs ni son instruction ne sauraient lui fournir un aliment convenable ; il lui faut les paroles de ses contemporains ; il préfère le son de la voix humaine à des livres qui sont sans chaleur et sans vie : il ne doit pas végéter en un seul lieu comme la plante ; ses relations sociales lui sont même aussi nécessaires que cette faculté locomotrice qui lui sert à transporter ses organes partout où ses désirs l'appellent. De là vient sans doute qu'il préfère le séjour des villes à celui de la campagne, parce que ses fonctions s'y exercent avec un mouvement plus rapide, parce que ses rapports s'y trouvent dans une sphère d'action plus active et plus animée.

On pourrait dire, et l'on a déjà dit avec raison, que, de tous les peuples, les Français sont ceux qui sont les plus aptes à la sociabilité ; du moins sont-ils les plus propres aux plaisirs de la conversation, qui est un de nos besoins les plus doux et les plus impérieux. La parole écrite et dégagée de l'action du corps se trouve privée de sa plus grande force : la conversation, au contraire, est un moyen mille fois plus puissant pour lui donner cette espèce de vie qui la rend communicative. Il est curieux de voir une multitude d'hommes intelligens se rapprocher, se pénétrer avec plus ou moins de chaleur de leurs sentimens réciproques, se demander mutuellement des conseils, et s'appuyer généreusement de leur instruction individuelle pour la conduite de la vie, s'entr'aider, se diriger, échanger leurs impressions morales, et s'enrichir tour à tour de toutes les idées qu'ils peuvent avoir acquises par l'étude et la méditation.

Au surplus, le désir de communiquer avec nos semblables se manifeste dans presque tous nos usages sociaux, particulièrement dans celui qui se pratique avec tant de régularité au renouvellement de chaque année. Voyez avec quelle ardeur, avec quel empressement, des hommes qui, jusqu'à ce jour, s'étaient renfermés dans le cercle de la vie privée, accourent chez tous les individus pour lesquels ils conservent quelque bienveillance ou quelque souvenir. Le soin qu'ils prennent de se parer de leurs plus beaux vêtemens, pour procéder à ces visites obligées, est un hommage rendu à l'instinct de relation.

C'est dans ces mêmes jours que les sentimens affectueux qui reposent au fond des cœurs se montrent sous toutes les formes. L'égoïste lui-même sort de sa personnalité, et sacrifie, du moins

en apparence, à toutes les convenances sociales.
Tous les visages sont empreints de sérénité et de
joie ; toutes les industries sont en jeu pour procéder à des actes de libéralité qui fortifient les
relations bienveillantes. Ces divers usages sont
utiles pour éteindre des haines, pour favoriser
des réconciliations; et l'instinct de relation ne
saurait d'ailleurs offrir un plus intéressant spectacle au sein d'un peuple civilisé.

Il est vrai que cette cérémonie a dégénéré en
étiquette; elle a subi le sort de toutes les autres
formules de politesse. Les hommes, dans leurs
relations, ont substitué aux expressions naturelles
de l'âme un langage, disons plutôt un jargon, à
l'aide duquel ils cherchent à s'abuser sur leurs
sentimens réciproques. Ils se rendent des soins
que la bouche exprime, et que le cœur dés-
avoue; ils se trompent mutuellement par des assu-
rances vaines; ils ont recours à des mensonges
qui plaisent. Enfin la dissimulation est devenue
un art profitable à ceux qui le possèdent le
mieux.

Mais cet attrait si puissant, qui dérive de l'instinct de relation, ne se manifeste pas seulement
chez les hommes qui, dès l'origine du monde, se
sont réunis en peuplades, en nations, etc.; on le

remarque en outre parmi les animaux, qui se rapprochent, qui vont en troupes, qui voyagent en
alliés fidèles, qui mettent pour ainsi dire leurs
intérêts en commun. Dans les forêts du Brésil,
les singes forment des républiques plus ou moins
nombreuses. Jamais les hirondelles n'entreprennent à part leur pélerinage; jamais les abeilles
ne se séparent : les fourmis nous présentent le
même phénomène. Les plus petits animaux obéissent à la loi de la sociabilité; ils se rangent, se
fortifient par une alliance indissoluble; on dirait
qu'ils s'appartiennent les uns aux autres, et qu'ils
ne sauraient exister isolément.

Il est digne d'observation que les oiseaux transportés des pays lointains, et qu'on cherche à
conserver dans nos climats, s'affectionnent les
uns aux autres avec plus d'intimité que s'ils étaient
sur leur terre natale; ils ressemblent en cela aux
hommes qui quittent leur pays pour aller vivre
chez d'autres peuples, et qui sentent le besoin de
fraterniser dès qu'ils sont assez heureux pour
rencontrer des individus errans, arrivés comme
eux d'une patrie éloignée.

On a eu grand tort de prétendre que l'homme
est le seul être qui parle, disait un philosophe
de beaucoup d'esprit : car les animaux ont aussi

un langage; sans un pareil secours, il leur serait impossible de communiquer entre eux pour leur défense, pour leurs émigrations, pour leurs amours. Par des observations réitérées on pourrait peut-être approfondir ce langage, et, dans beaucoup de cas, parvenir à connaître ce qu'il exprime. Il est certain qu'ils ont un cri pour le contentement, qu'ils en ont un pour la douleur, un pour l'amour, un autre pour la haine, etc. J'ai lu quelque part l'histoire de certains oiseaux de marine qui fréquentent de petites îles situées à l'occident de l'Écosse; ces oiseaux, tels, par exemple, que les goélands, ne se mettent jamais en voyage sans avoir une sentinelle à leur tête; plusieurs d'entre eux veillent pendant que les autres dorment; ils se communiquent leurs anxiétés et leurs alarmes : si des coups de fusil les dispersent, ils ne tardent pas à se rejoindre. Lorsqu'un de ces oiseaux tombe mort par le plomb du chasseur, les autres se rangent tristement autour de lui et paraissent douloureusement affectés de la perte qu'ils viennent de faire; mais quand le danger est passé ils se témoignent par de grands éclats de voix la joie qu'ils ont de se revoir.

Chez les animaux, l'instinct de relation est spécialement fortifié par l'instinct de conservation. Que d'exemples on en pourrait citer! Mon esti-

mable ami M. Noyer a donné l'histoire de certains quadrupèdes vulgairement désignés sous le
nom de *cochons-marrons*, qu'on rencontre par
bandes dans les forêts de la Guyane. Ils ont toujours un chef à leur tête pour les avertir du péril
qui les menace. C'est ce chef qui donne le signal
des haltes et des départs ; dès qu'il présume qu'il
y a quelque sujet de crainte, il fait aussitôt cla-
quer ses dents, et toute la troupe lui répond par
un claquement semblable et simultané. M. Noyer,
qui m'a raconté ce fait, me disait avoir été souvent effrayé par ce bruit étrange de leurs mâ-
choires.

Il est dangereux d'attaquer ces animaux quand
ils se trouvent ainsi réunis ; ils entourent en un
clin d'œil les chiens qu'on leur a lancés, et cherchent à s'en rapprocher, en rétrécissant le cercle
qu'ils ont formé autour de l'ennemi. Ils se mettent successivement sur trois ou quatre rangs
et deviennent si terribles, quand ils se sont ainsi
associés pour le combat, que le tigre lui-même,
malgré son extrême agilité, n'ose s'adresser qu'aux
traîneurs ; aussitôt qu'il s'est jeté sur sa proie, il la
tue, et se sauve sur quelque arbre, pour revenir
ensuite la dévorer quand toute la bande a disparu. Sans cette précaution, qui lui est suggérée
par l'expérience, les cris de la victime attireraient

bientôt sur lui tout le corps d'armée, qui le mettrait infailliblement en pièces.

Un spectacle non moins intéressant pour le voyageur curieux est celui que présentent quelquefois les serpens dans les solitudes de l'Afrique. Après une grande tempête, on voit ces hideux reptiles se rassembler, se rouler en spirale, se grouper les uns sur les autres, comme s'ils voulaient former avec leurs corps une pyramide vivante. Lorsqu'on approche de trop près cette masse redoutable, ils font retentir l'air de leurs horribles sifflemens, et menacent de toutes parts les chasseurs qui voudraient les atteindre. Dans le cercle monstrueux qu'ils ont formé, et par la singulière disposition de leurs têtes, ils font face à l'ennemi de tous les côtés. On assure que cette réunion leur est avantageuse, qu'elle leur est suggérée par l'instinct de leur propre conservation, et qu'elle a pour but final de résister aux attaques du féroce caïman, qui pourrait les vaincre individuellement. Ce phénomène est donc le résultat incontestable d'une combinaison sociale fondée sur l'intérêt commun.

Les services que se rendent mutuellement les animaux viennent encore constater l'existence de cette loi de relation qui dirige essentiellement

tous les êtres animés. Des faits intéressans mettent
cette vérité hors de doute. On a vu, dit-on, des
hirondelles aller au secours de leurs compagnes
et les aider dans la reconstruction de leur nid,
dont une portion venait d'être détruite par un
coup de vent. Plusieurs naturalistes ont fait mention d'un petit pluvier qui entre dans la gueule
du crocodile pendant que celui-ci se livre au
sommeil. On ajoute même que l'animal aqua-
tique trouve une sorte de plaisir à se faire délivrer des insectes qui le tourmentent, et qu'il
semble inviter l'oiseau à pénétrer dans son gosier
pour lui rendre cet important service. De son
côté, le petit pluvier, habitué à courir sur la
grève et à fureter partout, aura sans doute été
excité par l'appât d'une nourriture qui convient
à ses appétits. Il serait du reste intéressant d'étudier l'histoire des divers animaux qui se trouvent
ainsi liés par des besoins réciproques. Un savant
illustre, M. Geoffroy-Saint-Hilaire, a émis sur cet
objet des idées aussi piquantes qu'ingénieuses.

Les plantes même laissent apercevoir les traces
d'une sympathie particulière qui a quelque analogie avec la sensibilité des animaux. On en voit
qui prospèrent avec plus de succès lorsqu'on les
cultive les unes à côté des autres; en sorte qu'on
dirait qu'elles ont aussi leur instinct de relation.

N'est-ce point par une sorte d'affinité élective que le lierre s'attache à l'ormeau, que les lichens vivent sur l'écorce de certains arbres? Ce qu'il y a de positif, c'est que les naturalistes parlent aussi des aversions ou antipathies qui se manifestent parmi les individus du règne végétal; et c'est une remarque très vulgaire, qu'il en est qui se nuisent par leur voisinage.

Ainsi donc tous les êtres animés obéissent au penchant social; et il est d'observation manifeste que ce penchant naturel s'accroît en raison du perfectionnement des individus qui obéissent à cette loi; car un arbre peut croître dans l'isolement; mais il n'en est pas ainsi des animaux. L'homme surtout est essentiellement lié à tout ce qui l'environne; il ne saurait même recevoir un bienfait, il ne saurait éprouver un malheur qui ne rejaillisse sur la société dont il fait partie.

Il serait facile de prouver que toute l'excellence, toute la moralité de l'homme, dérivent de l'instinct de relation. De là vient que les anciens regardaient les actes émanés de cet instinct généreux comme les seuls dignes d'une grande renommée. Aujourd'hui même, si nous sacrifions à ce penchant, c'est souvent pour que la postérité nous honore. En effet, l'instinct de relation donne naissance à toutes les passions bienveillantes, et il suffit qu'une action tende au bonheur d'autrui, pour que nous la regardions comme une action vertueuse. L'amour de soi ne fut jamais un sentiment louable; il ne saurait être toléré que lorsque nos semblables n'en souffrent point.

Ceux qui prétendent que l'instinct de relation n'est point un penchant naturel ne manquent pas d'alléguer ces combats éternels que se livrent perpétuellement ici-bas les créatures humaines. Mais Dieu pourtant n'a point créé l'homme pour la guerre; car il ne lui a donné ni griffes, ni défenses, ni aucune arme offensive naturelle; il l'a au contraire mis au monde avec un corps nu et des membres frêles et délicats; il l'a fait naître avec une propension irrésistible pour la bienveillance et pour tous les sentimens affectueux; il l'a gratifié d'une conscience morale qui l'éclaire sur ce qui est bien et sur ce qui est mal.

La guerre n'est donc qu'un état accidentel, lorsqu'elle vient troubler les relations amicales des êtres qui appartiennent au genre humain. L'homme porte naturellement dans son cœur la justice et la paix; il est régi par un sentiment intérieur qui l'avertit que toute oppression est illégitime. Ce ne serait donc point un rêve que le projet d'une paix perpétuelle, si nous suivions avec plus de docilité la loi instinctive qui nous rapproche. Mais, sur ce point, les philosophes sont réduits à former de simples vœux : nul ne suit les routes qu'ils enseignent. D'ailleurs, ici-bas, le bien ne s'obtient que pour un temps, et l'on est presque toujours réduit à désirer le mieux.

· Les misanthropes ont beau dire ; le plus grand malheur de la vie est d'en rompre les relations. Quelle est la douleur, quelle est la blessure qu'une main chérie ne puisse adoucir ? Ah ! puisque c'est une nécessité de mourir, que ce soit du moins au milieu de nos semblables. Jouissons des regrets que nous leur inspirons. Qu'en échange des pleurs qu'ils iront bientôt répandre sur notre tombeau, ils reçoivent nos vœux et nos bénédictions. Que le dernier battement de nos cœurs soit pour la tendresse ; que notre dernier regard soit à l'amitié. Qu'il est à plaindre celui qui n'a pas de larmes à répandre, celui qui n'a jamais senti l'attrait des affections douces et sociales ! Le premier besoin de l'âme est celui d'aimer et d'être aimé.

CHAPITRE PREMIER.

DE LA BIENVEILLANCE.

La bienveillance est une des inspirations primitives de notre âme ; elle fut l'apanage des premiers hommes qui émanèrent de la création. C'est à l'exercice de cette vertu que la nature attacha leur premier bonheur. La bienveillance ne s'acquiert pas, elle est innée ; elle est tellement inhérente à notre organisation, qu'elle ne coûte pas le moindre effort. C'est une faculté nécessaire à l'existence, à l'harmonie du corps social ; c'est un des attributs essentiels du système sensible. C'est, comme l'a dit Aristote, le commencement de l'amitié.

Il faut donc compter la bienveillance parmi nos besoins moraux les plus impérieux. La nature l'inspire à tous les hommes, quoique tous n'en soient pas également pourvus. Cette généreuse disposition de l'âme se développe quelquefois spontanément et sans aucune connaissance intime ou particulière de l'individu vers lequel elle se dirige ; elle se déclare souvent entre des personnes auxquelles il a suffi, pour s'affectionner réciproquement, de se rencontrer dans un lieu public, dans un salon, dans un vaisseau, dans une voiture, etc., ces personnes se rapprochent alors par un attrait irrésistible. Dans les grandes réunions, comme, par exemple, aux eaux minérales, où chacun se rend sans autre mobile que celui de sa propre conservation, la bienveillance ne tarde pas à s'exercer. On y voit des malades qui se recherchent, qui se fréquentent pour obéir à l'instinct de relation et en goûter tous les charmes.

La bienveillance est donc celle de nos affections qui est la plus dégagée de tout motif personnel ; de là vient que les grands l'éprouvent pour leurs inférieurs. Il semble même que l'homme diffère en cela des animaux, qu'il est souvent mu par des sentimens tout-à-fait désintéressés ; sa bienveillance tient uniquement à cette loi de sympathie et de sociabilité qui tend à rapprocher tous les êtres sensibles. Je le demande à ceux qui n'ont pas craint de rattacher la théorie de ce doux penchant à un égoïsme aussi vil que précaire ; comment expliqueront-ils cette impulsion naturelle qui nous porte de préférence vers les individus faibles et dénués de tout secours ? A l'époque de nos dernières guerres, quand des soldats farouches firent irruption dans nos foyers domestiques, on les voyait toujours sourire avec une sorte de magnanimité et de complaisance bienveillante à la vue des petits enfans qu'ils avaient occasion de rencontrer dans les bras de leurs mères.

Certes, il n'y aurait aucun charme à étudier la nature humaine, s'il fallait croire qu'elle est mise en jeu par un sordide intérêt. Notre âme a des impulsions plus généreuses qui influent sur ses déterminations morales. La nature a voulu créer en nous le besoin d'aimer les autres, afin de l'opposer à l'amour de nous-mêmes ; nous sommes constitués avec ce besoin. Elle nous a doués de plusieurs penchans contraires, afin que ces penchans pussent se contre-balancer dans le système de notre organisation ; c'est ainsi qu'elle fait souvent lutter avec avantage l'instinct de relation contre l'instinct de conservation. Sans la bienveillance, le monde ne saurait être gouverné, et les hommes se heurteraient sans cesse de tout le poids de leur égoïsme et de leur personnalité.

Comme la bienveillance est la plus désintéressée de nos passions, et qu'elle dérive uniquement de la sympathie, il est évident que tous les actes qui en émanent doivent avoir part à nos louanges.

C'est là ce qui établit la supériorité de ce sentiment qui prend place parmi les plus hautes vertus. Tout homme qui manque de bienveillance dévie par conséquent de cette loi instinctive dont la nécessité est incontestable; il n'est point digne de faire partie du corps social; car l'homme ne doit pas seulement étendre ses dispositions généreuses sur ses enfans, sur ses parens, sur ses amis; il les doit à tous ceux qui comme lui appartiennent à l'espèce humaine. Le bonheur individuel n'est légitime qu'autant qu'il est en accord avec le bonheur général.

Pour plaire aux hommes, la bienveillance doit donc être le résultat de cet heureux penchant qui nous porte à souhaiter le bien de tout être vivant qui nous ressemble. Le dévouement qu'elle détermine devient alors d'un grand prix. Une action n'est véritablement méritoire que lorsqu'elle est vivement et uniquement inspirée par l'instinct de relation. Toutefois ne perdons pas de vue que, l'homme étant une créature fragile sur la terre, on ne doit pas exiger qu'il fasse une abnégation totale de lui-même dans les services qu'il rend à ses égaux. Ce serait trop attendre de la nature humaine; il n'y a que la Divinité qui soit susceptible de couvrir de sa bienveillance des êtres dont elle n'a rien à espérer.

La bienveillance est une affection expansive ; on lui doit l'hospitalité, l'une des plus antiques vertus des mortels : elle se manifeste par des signes extérieurs que personne ne peut méconnaître. Le charme de la relation imprime à tous les traits du visage la plus agréable sérénité : les yeux s'animent, le front se dilate, le visage se colore, les lèvres s'entr'ouvrent, les muscles des joues se contractent avec autant de grâce que de douceur. La physionomie s'épanouit pour exprimer la joie et le contentement de l'âme.

Cependant l'homme se déguise, et son sourire n'est pas toujours chez lui l'indice infaillible de sa bienveillance. La dissimulation étant un des plus grands ressorts factices de la vie civile, cette satisfaction apparente n'est parfois que l'effet d'une complaisance étudiée. Malgré cet inconvénient, le sourire est en général le témoignage le moins équivoque des sentimens agréables que nous éprouvons ou que nous cherchons à inspirer. Nous sommes tellement accoutumés à rencontrer ce signe sur les lèvres d'autrui, que nous regardons comme d'un mauvais présage l'air grave et sérieux des personnes qui entrent en relation avec nous.

Il est, du reste, dans le monde social une multitude d'usages qui dérivent du sentiment de la bienveillance. C'est ainsi que , dans tous les pays civilisés, les hommes qui se connaissent ou s'apprécient passent rarement les uns à côté des autres sans s'accorder un signe extérieur de leur affection réciproque, ce qu'ils témoignent par une inclination de corps , ou en se découvrant la tête. Il est d'autres démonstrations plus ou moins propres à exprimer l'attachement , et que les mères apprennent à leurs enfans dès leur plus bas âge. Il est même des lieux où les hommes ne se rencontrent jamais sans se prodiguer les doux noms de père ou de frère, selon l'âge ou le rang.

Combien n'est-il pas curieux , pour ceux qui voyagent, d'observer les divers gestes ou signes plus ou moins expressifs par lesquels se manifeste la bienveillance ! Les Zélandais ont une singulière coutume : c'est de frotter leur nez contre celui de la personne qu'ils reconnaissent et à laquelle ils veulent donner quelque témoignage d'amitié. Les Arabes ont un salut plus noble : ils placent la main droite sur la région du cœur; quelquefois ils se prennent et se serrent la main plusieurs fois de suite, avec plus ou moins d'énergie. La bienveillance des Chinois est aussi exquise que recherchée ; on en voit qui joignent, élèvent, abaissent ou croisent leurs mains ; souvent ils se proster-

nent et demeurent plus ou moins long-temps à
genoux ; on connaît la bizarre habitude qu'ils ont
de faire porter devant eux un habit de cérémonie,
et de s'en revêtir même au milieu d'une rue,
toutes les fois qu'ils rencontrent quelque important personnage, et qu'ils souhaitent le compli-
menter avec les égards qui lui sont dus. Il est
des pays en Afrique où c'est rendre un grand
hommage aux femmes que de leur appliquer sur
le front quatre doigts de la main droite, et de rapprocher ensuite ces mêmes doigts de ses propres
lèvres plus ou moins affectueusement. En général,
dans presque toutes les contrées du globe, on se
fait des questions obligeantes sur la santé; on
s'adresse des phrases plus ou moins adulatoires.
C'est ainsi que partout on a cherché à embellir
l'instinct de relation.

Ce qu'on nomme *politesse*, dans la société, n'est
autre chose que le mode obligé d'expression de
tous les sentimens de la bienveillance. La politesse est le partage de la haute civilisation et le
plus fort lien de la sociabilité. Malheureusement
elle n'est quelquefois que l'imitation d'un sentiment purement factice et qu'on n'éprouve pas.
Mais les hommes réunis sont tacitement convenus de se témoigner de l'estime et de la considération; il arrive même que notre vanité nous per-

suade presque toujours que les démonstrations dont on nous accable sont franches et sincères; cette illusion fait que nos relations deviennent plus douces et plus agréables.

On est tellement persuadé que la société politique ne pourrait se maintenir long-temps sans ces actes convenus de bienveillance réciproque, on connaît si bien tous les avantages qu'ils peuvent procurer dans le commerce ordinaire de la vie, qu'on les voit mettre en pratique même entre des personnes qui ont des motifs puissans de se haïr. De là ce propos que l'on tient vulgairement dans le monde : *Il faut du moins être poli.* Il n'y aurait que trouble et que désordre dans les rapports journaliers des habitans d'une même cité, s'ils se témoignaient franchement, et en toute circonstance, les sujets de haine ou d'aversion qui peuvent les animer. Il est donc une morale sociale dont on ne saurait se départir. Quoique les lois de cette morale ne soient point écrites, elles n'en sont pas moins formelles et indispensables à observer.

Il n'est donc pas étonnant que nous exigions de nos semblables des salutations, des visites et autres témoignages de dévoûment ou de bienveillance. Notre vanité nous fait toujours accueillir avec une sorte de confiance les hommages qui nous sont ainsi adressés, et nous regardons comme offensante toute vérité qui ne serait point en accord avec l'opinion avantageuse que nous avons conçue de nous-mêmes. Il a donc fallu introduire une fausseté obséquieuse et pusillanime dans les rapports sociaux ; et cette coutume est fondée sur ce que l'homme aime constamment à s'abuser relativement à l'impression qu'il croit produire sur ceux qui vivent en communauté avec lui ; de là vient que trop de franchise rompt souvent les liaisons les plus intimes.

Toutefois est-il vrai de dire qu'il est de ces signes extérieurs de bienveillance qui ne causent aucun sentiment agréable, quand ils sont outrés et trop multipliés. L'homme doué d'un sens droit éprouve une répugnance insurmontable pour ces complimenteurs éternels qui abondent dans les sociétés du grand monde. On n'aperçoit qu'un vil calcul dans leurs protestations excessives, et l'artifice est trop grossier pour qu'on s'y trompe : mieux vaudrait la rudesse des anciens que cette ridicule exagération.

Il est digne d'observation que les peuples simples, et qui sont les moins instruits, sont précisément ceux chez lesquels la bienveillance

s'exerce avec le plus d'énergie et de sincérité.
Dans l'Inde, on trouve des sauvages qui n'aper-
çoivent jamais un voyageur sans qu'ils aillent lui
offrir l'hospitalité ; on en voit qui font coucher
les étrangers sur leur propre natte. Il est des pays
où l'on établit des asiles particuliers sur les
grandes routes pour le repos momentané des passans. Partout le cœur humain est empreint de
cette bonté native qui est un des plus heureux
résultats de l'instinct de relation. Ce n'est que
chez les nations civilisées qu'on a fatigué tous
les sentimens généreux de l'âme en y abusant de
tous les bienfaits. La première fois qu'un homme
doué d'une bienveillance franche et naturelle fit
la rencontre d'un ingrat, il dut être navré d'une
douleur profonde.

Enfin la bienveillance est un sentiment tellement propre au cœur humain, que celui qui
cesse de l'éprouver doit être considéré comme un
être malade ou défectueux. Les mélancoliques,
les hypocondriaques, etc., sont dans ce cas. Les
maux physiques qu'ils endurent ont pour effet
malheureux de les ramener trop à l'amour
personnel, et de les arracher au penchant comme
au devoir de la relation. D'ailleurs la bienveillance s'use à la longue par le choc réitéré des intérêts individuels. A mesure que l'homme vieillit,

il perd de plus en plus le besoin de s'attacher; il se replie dès-lors dans son propre cœur. Il abjure tout commerce, toute correspondance avec ses contemporains.

Qu'il est triste et déplorable le sort des hommes chez lesquels s'est tout-à-fait anéanti le sentiment de la bienveillance! les plus noires vapeurs les enveloppent; ils cessent de sympathiser avec leur espèce. Les misanthropes voudraient que l'univers entier partageât leur courroux contre le genre humain; ils voudraient faire passer dans toutes les âmes leur mécontentement et leur aversion. Toujours défians et soupçonneux, l'amitié, l'amour, l'estime, la considération, etc., ne sont pour eux que des sentimens illusoires dont ils sont complétement désabusés.

Toutefois la misanthropie paraît être un des plus tristes résultats de l'excès de notre civilisation. O temps mille fois heureux où chacun suivait l'inspiration d'une bienveillance conservatrice, temps si renommé des mœurs patriarcales, où tous les cœurs étaient confians, où tous les malheureux étaient recueillis, où tous les bannis étaient consolés! Dans ce temps primitif, qui fut l'âge d'or de nos premiers pères, jamais l'indigent n'implora vainement l'assistance de son semblable;

jamais le voyageur égaré dans sa route ne man-
qua d'un toit hospitalier : il s'abandonnait tran-
quillement à la main secourable de ses frères. La
bonté généreuse, la pitié tutélaire, sont aussi anciennes que le monde. L'homme fut bienveillant
avant d'être ami.

CHAPITRE II.

DE L'AMITIÉ.

Cette heureuse passion est fondée sur la sympathie naturelle et sur le besoin inné que nous avons de faire partager nos sensations pénibles ou agréables. La vie morale de l'homme n'étant qu'une suite de relations plus ou moins nécessaires à son bonheur, il aime à exister hors de lui et dans un être qui n'est pas lui. Il recherche alors l'individu qui lui est le plus analogue. Il veut que cet individu devienne, pour ainsi dire, sa propriété : il prétend disposer de ses penchans, de ses goûts, de ses volontés, de ses actions, et les faire tourner à son avantage.

L'amitié est une des plus nobles facultés de notre âme : c'est à la fois une des plus pures et des plus délicieuses dispositions de notre système sensible; c'est peut-être la seule passion dont l'excès ne soit pas condamnable. Elle n'est pas appuyée, comme on l'a cru, sur le besoin que nous avons de l'assistance de nos semblables, puisqu'elle se manifeste principalement à l'âge où nous pouvons nous passer des autres. Il peut certainement y avoir une amitié exempte de tout intérêt personnel.

Le sentiment de l'amitié se manifeste spécialement à une époque déterminée de la vie humaine; c'est précisément celle où l'homme commence à entrer dans le monde, où il travaille à son éducation, où il conçoit des projets, où il compose en quelque sorte son avenir. Un autre motif contribue alors à faire naître l'amitié, et à lui imprimer toute l'énergie dont elle est susceptible. Cet âge est celui de la confiance; notre âme, avide de relations, se plaît à s'identifier avec une autre, et à lui communiquer ce qu'elle éprouve. Il n'y a que le vieillard qui se retire en lui-même, et qui renferme mystérieusement ses pensées: l'amitié n'a plus rien qui l'attache; ce n'est plus pour lui qu'un échange de services, une reconnaissance plus ou moins vive qui s'établit d'après la multitude de ses besoins.

L'amitié doit être considérée comme une émanation nécessaire de l'instinct social; c'est une des affections les plus naturelles à l'espèce humaine. L'homme ne saurait ni souffrir ni jouir sans communiquer ses peines ou ses plaisirs. Ce genre de sympathie, cet échange réciproque d'un même sentiment, est si favorable à l'existence, que nous cherchons à le développer jusque dans les animaux. Par une suite de notre penchant irrésistible à chérir ce qui nous entoure, nous retenons dans nos demeures jusqu'aux habitans de l'air; nous voulons les fixer près de nous, changer leur naturel sauvage et les combler de bienfaits en les nourrissant de notre propre main. C'est par ce moyen que nous venons à bout de vaincre leur défiance; mais, lorsque nous emprisonnons ainsi les êtres qui ont le plus besoin de liberté, c'est moins pour les rendre esclaves que pour récréer nos yeux de leur présence, que pour les considérer dans leurs mœurs, dans leurs habitudes, et pour captiver, s'il est possible, leur amitié.

Il faut donc convenir que l'amitié est un besoin indépendant de tout égoïsme. La plus grande preuve que ce sentiment dérive d'une source plus pure que celle de l'intérêt personnel, c'est qu'il est des gens que l'on déteste involontairement, et qu'il serait avantageux de chérir. Il en est d'autres que l'on gratifie d'une tendresse qui n'est récompensée par aucun retour. Au surplus, les fondemens sur lesquels s'appuie cette passion diffèrent manifestement selon les âges. Dans les premiers temps de la vie, elle se nourrit de sa propre flamme; elle est pleine d'abandon et de dévoûment : ses élans sont

généreux autant que sublimes, et son héroïsme
est souvent comparable à celui de l'amour. Mais il
est une autre époque de l'existence sociale, où
l'homme met dans ses liaisons toute la réserve
de l'expérience ; l'amitié est alors plus prudente
et moins désintéressée : des liens de parenté, la
proximité des habitations, la conformité des goûts
et des pensées, la similitude des professions,
quelques bons offices rendus, des témoignages
d'obligeance, etc., suffisent pour la faire naître.
Nous portons quelquefois un grand attachement
à des personnes que nous n'avons jamais vues,
par la seule raison qu'elles sentent, qu'elles
pensent, qu'elles s'expriment comme nous. Les
mêmes malheurs, les mêmes aventures ouvrent,
dans certains cas, un commerce d'amitié entre
des individus qui auraient quitté la vie sans se
rechercher.

Pour se raffermir et prendre plus d'activité,
cette passion a besoin d'être traversée par des
obstacles, d'être exposée à des périls, d'être ci-
mentée par des épreuves ; il en est de ce sentiment comme de tous les sentimens légitimes ; c'est
la vertu qui le fait durer. Je dirai plus : l'amitié
doit tout mettre en commun, le bonheur, l'infortune, toutes les chances de la vie. Je ne connais
rien de plus touchant, et qui soit en même temps

plus mémorable que les paroles prononcées par
le docteur Dubreuil à son lit de mort. Ce médecin,
aussi éclairé que charitable, avait été, comme
l'on sait, un dieu bienfaisant pour tous les malades qui s'étaient confiés à ses soins. L'intérêt
qu'il inspirait avait conduit dans son appartement
une grande quantité de personnes de tout rang et
de toute condition. Les pauvres pleuraient dans
son antichambre. « Mon ami, dit-il à Pechméjà,
qu'il chérissait avec tant de tendresse, « il faut
« faire sortir tout le monde ; ma maladie est con-
« tagieuse ; il ne doit y avoir ici que toi. »

Dans l'enfance des sociétés, l'amitié a dû être
un sentiment bien plus énergique que de nos
jours. Quand l'empire des lois était sans vigueur
on cherchait une ressource plus sûre dans des
appuis particuliers. On augmentait la force individuelle par la présence d'un ami ; c'est ainsi qu'a-
gissaient les preux chevaliers du moyen âge. Le
même phénomène avait jadis été observé parmi
les Grecs, ainsi que le remarque très judicieusement le docteur Roussel, dans ses savantes recherches sur la nature des républiques anciennes.
On sait effectivement que chez ces peuples ce
sentiment était d'une énergie prodigieuse, et que
partout on lui avait consacré des temples. Qu'elle
était belle et noble cette législation à laquelle

Lycurgue donna pour base l'amitié! Le bataillon
sacré des Thébains n'était pas nombreux lorsqu'il succomba avec tant de gloire sous la pha-
lange macédonienne; mais le plus tendre lien réu-
nissait en un seul faisceau les jeunes soldats qui
le composaient; ce qui le rendait mille fois plus
redoutable.

L'ingénieux auteur que je viens de citer remarque, avec non moins de justesse que de discernement, que chez les Grecs l'amitié avait une physionomie analogue à celle de l'amour; qu'elle
s'attachait aux avantages extérieurs de la figure et
du corps; qu'elle naissait souvent des premières
impressions produites par l'organe de la vue, et
de certains rapports qui, pour être inexplicables,
n'en sont pas moins propres au développement
d'une sympathie mutuelle. Certaines dispositions
accessoires de l'âme, telles que l'orgueil, la vanité,
la prévention, des idées de conquête ou de préférence, lui donnaient un nouveau degré de violence. L'amitié avait ses ravissemens, ses illusions,
ses extases; et son enthousiasme pouvait d'autant
plus se soutenir à une certaine hauteur, que,
quoiqu'elle tirât sa première origine des sens, elle
ne pouvait être détrompée ou refroidie par eux.

Ce qui nous rend l'amitié si douce, dit un écrivain judicieux, c'est que nous trouvons en elle un sentiment qui nous loue ; les fruits de l'amitié semblent nous indiquer en effet toutes les qualités qui nous font rechercher de nos semblables. L'amitié ennoblit en quelque sorte notre existence ; l'homme s'enorgueillit d'être aimé.

J'ai parlé de certaines passions, telles que l'avarice et la vanité, qui semblent n'appartenir qu'à des individus doués d'une complexion faible et valétudinaire ; mais le sentiment de l'amitié suppose une énergie peu commune dans celui qui en éprouve toutes les émotions. Il y a quelque chose d'expansif et de courageux dans ce sentiment qui fait abjurer tout égoisme : c'est une vertu active autant que vigilante, qui partage les maux comme les biens de l'existence. Il n'y a en effet de véritable amitié que celle que rien n'arrête dans ses élans généreux, qui suit l'homme dans toutes les chances d'une aveugle fortune, qui ne se laisse ébranler par aucune considération, qui se prononce et ne cesse d'éclater au milieu des revers, qui est ardente à défendre et ingénieuse à consoler.

C'est, ce me semble, une erreur échappée à la plume de madame de Staël, d'avoir dit que l'amitié n'est point une passion, puisqu'elle n'ôte point à l'homme l'empire de lui-même. Elle s'est exprimée sur ce point autrement qu'elle ne sentait; car l'amitié, telle qu'on la voit se développer spontanément dans le fond des cœurs, est une inspiration forte, entraînante, irrésistible; elle est le résultat d'une morale intérieure, qui a son code, ses maximes, ses devoirs; c'est une faculté magnanime, inséparable d'une volonté ferme, instituée par la nature pour établir le commerce des âmes et pour embellir les destinées du genre humain.

Plutarque a fait un très beau traité sur l'amitié fraternelle : il nous représente ce sentiment comme un devoir sacré dans l'ordre social ; rien n'est plus triste en effet que de voir la guerre s'allumer entre des individus formés d'un même sang.

« Un frère est un ami donné par la nature »,

a dit un poëte de nos jours. On a souvent fait mention de l'attachement que Pierre et Thomas Corneille avaient l'un pour l'autre. On a aussi parlé de celui de l'académicien Chabanon pour son frère Maugris. Je citerai ses propres paroles : « Jamais, dit-il, mon tendre frère et moi ne « relûmes sans attendrissement ce que Montaigne « a écrit sur La Boëtie. Cet ami si cher, Montaigne « fut obligé de le chercher loin de lui; celui que

« je pleure, la nature l'avait mis près de moi; le
« même sang circulait dans nos veines. » Chabanon
rapporte lui-même qu'après un long éloignement il revit ce frère à Paris, et que leurs transports de joie tenaient du délire. Ils s'embrassèrent
avec une ivresse que rien ne peut retracer. Leurs
deux existences s'étaient, pour ainsi dire, iden-
tifiées. Il est vrai que leurs cœurs étaient vides de
tout autre sentiment, et que nulle autre passion
ne pouvait contre-balancer chez eux l'amitié fraternelle, qui est la plus honorable des relations
privées quand elle se montre indépendante de
tous les calculs de l'égoïsme. Je ne puis résister
au plaisir de citer un trait qui a été rapporté
dans plusieurs ouvrages, et qu'il faudrait traduire
dans toutes les langues. Un homme opulent, ayant
à se plaindre de la conduite de son fils aîné, légua
toutes ses richesses à son fils cadet. Quelque temps
après sa mort, celui qu'il avait chargé de sa malédiction se corrigea de ses écarts, et sa vie devint exemplaire. Son frère, ravi de son retour à
la vertu, profita, dit-on, de l'époque du premier
jour de l'an pour lui adresser ce billet mémorable : « Je vous renvoie le testament de notre
« père qui m'a fait don de tous ses biens. S'il eût
« prolongé plus long-temps sa carrière, vous au-
« riez eu, je n'en doute pas, une plus grande part
« à ses bienfaits. Je dois faire en conséquence ce

« qu'il aurait fait lui - même s'il eût été témoin
« de votre repentir : je crois remplir ses vues et
« honorer sa mémoire en vous restituant ce qu'il
« m'a laissé. »

On s'est imaginé, et l'on a écrit partout que le
sentiment de l'amitié ne pouvait s'établir qu'entre
des égaux ; mais cette assertion est journellement
démentie par ce qu'on observe. Si nous jetons
nos regards sur l'histoire de la nature humaine,
nous y voyons les personnages les plus éminens
appuyer en quelque sorte leur existence sur des
êtres qui leur sont inférieurs. Les hommes ne
séparent point dans leur souvenir Achille de
Patrocle, Alexandre d'Éphestion, Henri IV de
Sully.

Les âmes d'un ordre élevé, par l'effet d'une
tendance irrésistible, franchissent toutes les distances de convention, et s'engagent réciproquement dans une confiance plus ou moins intime.
Ceci est conforme aux vues conservatrices de la
nature, qui veut que la force s'allie constamment
à la faiblesse. Les rois ne sont donc point isolés
sur le trône. Ils peuvent goûter les émotions du
plus généreux des sentimens avec autant de sécurité que les autres humains. Ils ont même un
moyen certain de ne pas se méprendre sur le

choix de leurs amis ; il leur suffit de conserver ceux que leur a donnés l'infortune.

Gardons-nous toutefois de confondre un sentiment aussi pur et aussi délicat que l'amitié, avec un attachement frivole et passager que l'égoïsme inspire, et qu'un vain plaisir détermine. On a beau s'y livrer avec toute l'ardeur que donne le premier âge ; son exaltation tombe bientôt devant les moindres intérêts de la vie, et l'expérience arrive pour dissiper de trop mensongères illusions.

Plutarque dit avec raison qu'on peut souvent puiser dans les mœurs des animaux des leçons ou des exemples utiles pour la conduite des hommes. On remarque en effet que la plupart d'entre eux sont susceptibles d'une amitié vive. Nous retrouvons particulièrement toute la sublimité de ce sentiment moral dans quelques quadrupèdes employés journellement à nos travaux domestiques. Le chameau du désert, le coursier des villes, le bœuf qui trace les sillons de nos champs, l'âne qui porte le fardeau du pauvre, n'ont été jetés sur la terre que pour sympathiser avec nos misères, que pour mériter à chaque instant notre affectueuse reconnaissance. Le chien surtout est un présent du ciel ; et la nature prévoyante ne semble avoir varié sa taille, sa force, ses aptitudes, son instinct, que pour l'adapter à la multitude de nos usages, ainsi qu'à la diversité de nos besoins. Il n'y a que les peuples sauvages qui fassent peu de cas de cet animal incomparable, parce que les vertus de relation sont nulles pour eux, et qu'ils sont absolument livrés à l'empire des passions personnelles.

Le chien est le modèle, le véritable prototype de l'amitié. Chaque espèce se distingue par un attribut particulier, qui est, pour ainsi dire, un hommage rendu à ce noble et généreux sentiment. L'une est spécialement vouée à la garde des troupeaux, et le berger solitaire lui confie sans crainte ses plus chères espérances; l'autre veille autour de notre demeure, et nous donne la sécurité au milieu de nos immenses possessions : nous dormons sur la foi de son instinct vigilant et protecteur. Le chien fait tourner tous les jours au profit de l'homme les dons les plus rares dont la nature l'a comblé. Il cherche, il interroge, il suit prudemment les traces de la proie que poursuit l'avide chasseur ; on dirait que l'attachement qu'il porte à son maître aiguise en quelque sorte toutes les finesses de son odorat; il s'expose pour lui quand il s'agit de combattre les plus terribles habitans des forêts, et lui dévoue à chaque instant son infatigable intrépidité.

Mais considérons plutôt ces courageux animaux au milieu des glaciers du mont Saint-Bernard, prêtant assistance aux voyageurs qui s'égarent, les guidant au sein des ténèbres, leur créant des routes au milieu des torrens, à travers mille abîmes, et partageant avec les hommes les plus vénérés les soins périlleux d'une bienfaisance hospitalière. Voyez les chiens de Terre - Neuve s'élancer dans les flots, affronter le courroux des vagues, braver le déchaînement des vents et de la tempête, se réunir pour mieux résister au courant des fleuves, plonger dans les gouffres de la mer, et ramener vers la rive les malheureux naufragés.

Qui n'a pas entendu parler des chiens de la Sibérie ? Il semble néanmoins qu'on n'ait pas assez célébré leur intelligence, leur dévoûment, leurs services, leur générosité. Ces animaux servent à la fois pour les Samoïèdes de bêtes de somme et de bêtes de trait. Ils manifestent une étonnante vigueur, et transportent des fardeaux à des distances prodigieuses. On les attelle à des traîneaux. Plus lestes que nos coursiers, ils savent se frayer des issues au travers des routes

les plus escarpées ; ils ne font qu'effleurer le sol,
et passent rapidement sur la neige, sans jamais
l'enfoncer. Aussi sobres que laborieux, il leur
suffit, pour se nourrir, de quelques poissons
qu'on fait mariner et qu'on met ensuite en
réserve.

Mais, ce qu'il y a de merveilleux dans leurs habitudes, c'est qu'ils restent libres et livrés à eux-
mêmes durant tout le cours de l'été. Tant qu'on n'a
pas besoin de leur assistance, ils vivent de leur
seule industrie. Ce n'est qu'à un signal qu'on leur
donne, aussitôt après l'apparition des premiers
froids, qu'ils accourent affectueusement auprès
de leurs maîtres pour leur rendre tous les services dont ils ont besoin. Ils les dirigent pendant
les ténèbres de la nuit et au milieu des plus
terribles orages. Quand les Samoïèdes tombent
engourdis sur la terre chargée de frimas, leurs
chiens viennent les couvrir de leurs corps
et leur communiquer leur chaleur naturelle.
Mais que fait l'homme, si ingrat pour tant de
bons offices ? il attend que ces animaux soient
vieux, pour exiger leur peau et s'en revêtir.

Qu'il devient cher à l'humanité, cet être si pur,
si aimant, qui se rend ici-bas l'instrument de la
Providence ! Qu'on me désigne une qualité de

l'homme sensible qui ne soit pas son partage !
Le chien éprouve toutes les nuances de ce sentiment délicat, qui est une des premières félicités de
la vie. On le voit, dans un ménage bien ordonné,
témoigner des déférences pour tous les membres
de la famille, mais manifester une soumission
plus entière à celui qui en est le chef. Il n'abandonne jamais son maître ; et lorsque le malheur
a chassé tout le monde du domicile de l'indigent, cet incomparable serviteur de l'homme
se trouve encore là, pour se mettre de moitié
dans sa misère, pour émouvoir la compassion,
pour guider ses pas, s'il est aveugle, dans les rues
et les carrefours d'une cité vaste et populeuse.

Le chien surtout a le privilége de pouvoir
donner des regrets à ce qu'il affectionne. Il
s'attache aux restes inanimés qui reposent dans
le cercueil, et va s'ensevelir dans le même
tombeau. Enfin ces animaux ont un tel discernement en amitié, qu'ils épousent les querelles
de leurs maîtres ; et jadis, quand les blancs décla-
raient la guerre aux nègres, ces derniers avaient
aussi des chiens qui luttaient avec courage contre
les chiens de leurs ennemis toutes les fois qu'ils
les rencontraient.

En amitié le chien ne connaît point ces refroidissemens qui se remarquent si souvent parmi les hommes. La chaleur de la sienne est toujours au même degré. Les saisons de l'année n'influent point sur son humeur, qui est constamment égale. Le temps ne peut rien sur ses prédilections et sur ses préférences. Il a la mémoire des affections comme le courage de la fidélité. C'est en vain qu'après tant d'années de calamités et de souffrances, Minerve a vieilli les traits d'Ulysse pour le rendre méconnaissable aux yeux de ses implacables ennemis ; le vieux chien de son palais court à sa rencontre et meurt de l'excès de joie que lui cause l'arrivée d'un maître chéri.

Le chien est d'un naturel si constant, qu'il ratifie rarement le trafic que l'on veut faire de lui. Il revient toujours vers l'homme indifférent qui a eu la cruauté de renoncer à son commerce. Il a la religion de l'amitié. Il veut mourir près de celui qui l'a une fois adopté. Ne dirait-on pas que la Providence a prévu que nous pourrions être abandonnés par nos semblables, et qu'elle a voulu que l'homme trouvât du moins un ami à toute épreuve parmi les animaux qui l'environnent ?

CHAPITRE III.

DE L'ESTIME.

L'ESTIME est une sorte de tribut payé à un ensemble de qualités et de vertus propres à resserrer les nœuds de nos relations sociales. C'est une approbation morale donnée à tout homme qui fait un noble usage des talens qui le distinguent. Ce sentiment doit nécessairement appartenir à celui qui est fidèle à sa patrie, à ses engagemens, à sa parole, qui accomplit ses devoirs, qui respecte ses rapports et les rend profitables à ses contemporains. La justice, la bienfaisance, la générosité, etc., tels sont les attributs que l'on gratifie de l'estime publique. Mais cette récompense si désirable n'est pas toujours distribuée avec équité : souvent on la refuse au mérite modeste pour l'accorder à des succès frivoles, mais éclatans.

Ainsi donc, comme l'a dit très judicieusement Puffendorf, l'estime est aux personnes ce que le prix est aux choses. Comme, dans les coutumes de la vie civile, nous attribuons une valeur quelconque aux objets, pour les comparer avec exactitude dans nos échanges réciproques, de même nous avons recours à une sorte de quantité morale, ou, ce qui est la même chose, à l'estime, pour déterminer le cas particulier que nous devons faire des individus considérés les uns par rapport aux autres, pour assigner le rang qu'ils doivent occuper dans notre pensée, ainsi que le degré de préférence qu'il convient de leur accorder.

L'estime manifestée en faveur de tel ou tel individu n'est en conséquence que l'expression de la valeur morale que nous lui supposons, ou plutôt le témoignage du jugement que nous en portons dans l'intérieur de notre âme. Toutefois ce sentiment a moins de chaleur, et agit sur notre système sensible moins vivement que l'amitié ou l'amour. C'est une espèce de reconnaissance que nous professons individuellement ou en commun pour celui que ses services rendent utile à l'humanité.

C'est parce que l'estime résulte du prix que nous attachons aux qualités plus ou moins éminentes des hommes, qu'elle marque, en quelque sorte, les divers rangs qu'ils doivent occuper dans la carrière de la vie sociale. Malheureusement, ainsi que je l'ai déjà énoncé plus haut, les passions et mille besoins factices égarent la faculté que nous avons d'apprécier nos pareils, et nous rendent quelquefois injustes dans la répartition de ce sentiment. Mais, quand l'estime est le fruit d'une conviction profonde autant qu'éclairée, elle est le bien le plus précieux auquel il nous soit permis d'aspirer.

Le rang que nous occupons dans l'estime de nos semblables dépend beaucoup de l'opinion, qui maîtrise en général tous les esprits ; et personne n'ignore d'ailleurs combien est puissante l'influence de certains préjugés à cet égard. C'est ainsi que nous faisons peu de cas des personnes que leur indigence réduit à l'état de dépendance ou de servitude ; c'est ainsi que nous flétrissons par un dédain peu mérité une multitude de métiers ou de professions que nous regardons comme peu honorables, quoique nécessaires dans l'ordre social. Le sentiment d'approbation que les vertus excitent en nous varie d'ailleurs à l'infini suivant les usages, les mœurs et les habitudes des nations.

Nous estimons d'ordinaire l'homme qui sait ennoblir tous ses rapports sociaux, qui vit exempt de vices et d'imperfections, qui se dirige dans

toutes ses actions d'après des motifs irréprocha-
bles, celui enfin dont l'âme est forte et généreuse
sans calcul; car la véritable beauté de caractère
est indépendante de toute réflexion : tout ce qui
en émaue doit être spontané. L'estime ressemble
à la gloire : celle qu'on achète ou dont on s'empare par des subterfuges ne dure pas.

On a dit qu'il n'y avait point d'amour sans
estime : mais il y a au moins de l'estime sans
amour; car.il serait absurde de vouloir régler un
pareil sentiment sur le degré de plaisir que pourraient nous procurer nos rapports particuliers
avec nos semblables. Il est certainement des cas
où l'on admire un rival qu'on ne peut rabaisser, et
où l'estime devient un sentiment forcé autant
qu'involontaire. Je me souviens d'un littérateur
qui, se trouvant au spectacle, applaudissait avec
transport une scène qui lui paraissait admirable
dans l'ouvrage de son plus grand ennemi.

Qui croirait qu'il y a souvent beaucoup d'amour-
propre dans l'estime que nous manifestons pour
autrui? Rien pourtant n'est mieux prouvé que
cette assertion. Prenons pour exemple ce qui se
passe chez presque tous les savans. Le géomètre
ne s'apprécie jamais mieux qu'en se comparant à
un autre géomètre, le physicien a un autre phy-

sicien. Il y a plus, et l'expérience en fait foi ; nous sommes généralement très portés à jeter une sorte de discrédit sur un talent qui n'a aucune analogie avec celui dont nous nous croyons pourvus. C'est ce qui a fait dire à Vauvenargues que l'estime de nous-mêmes devance presque toujours celle que nous professons pour nos semblables.

CHAPITRE IV.

DU RESPECT.

Dans l'ordre social, le respect est l'aveu, exprimé ou tacite, de la prééminence que nous accordons à un autre individu sur nous-mêmes. Ce sentiment se manifeste par des signes extérieurs qui sont de pure convention. Souvent on le témoigne sans l'éprouver ; c'est alors une simple concession que nous croyons devoir faire à l'amour-propre des hommes. De là vient que ce mot se trouve dans presque toutes les formules de politesse.

Le respect ressemble quelquefois à la crainte, et l'on est presque toujours obligé de se restreindre dans les paroles qui servent à l'exprimer. C'est un sentiment grave et sérieux, qui prescrit à l'âme une sorte de réserve ; il n'est pas néanmoins sans quelque douceur quand il part d'une grande estime et quand c'est l'amitié qui se l'impose.

Le respect est un hommage rendu à une supé-

riorité quelconque. On le doit à la vertu , au
rang, à la naissance, à l'expérience, à la vieillesse, à la dignité paternelle. On ne peut s'empêcher de l'accorder à certains personnages illustres, alors même qu'ils sont tombés dans l'abaissement et le malheur. Combien de fois n'a-t-on
pas vu une multitude égarée rentrer dans la ligne
du devoir au seul aspect d'un homme vénérable,
quoique déchu du plus haut degré de la fortune
et de la grandeur ! Le vulgaire se prosterne
comme par instinct devant celui que ses perfections personnelles ont élevé au-dessus de ses
semblables.

Nous saluons avec respect les descendans des
grands hommes ; il est en effet naturel que nous
environnions de quelque honneur des familles
qui se sont maintenues avec un certain éclat pendant plusieurs siècles, ce qui suppose une longue
suite de services rendus à la société. Nous sommes
d'ailleurs portés à croire qu'un si beau sang n'a
pas dégénéré. On éprouve une sorte de respect
religieux pour la vieille épée de Charlemagne,
pour le fauteuil du grand Frédéric, pour l'appartement de Voltaire, pour la petite maison de
J.-J. Rousseau. Comment ne serions-nous point
affectés d'une manière analogue pour les restes
vivans d'un homme qui fut extraordinaire !

De là vient que, dans les états monarchiques, la noblesse réveille en nous des souvenirs qui nous intéressent. Si pourtant un individu sorti d'une tige illustre dément la hauteur de son origine par la bassesse de ses actions, il excite alors dans tous les cœurs le sentiment d'une profonde pitié. Il influe tristement sur notre âme, comme une ruine désenchantée d'un fameux monument.

Un des résultats les plus intéressans de la civilisation européenne est sans contredit de nous avoir inspiré du respect pour les femmes, et d'avoir fait ployer la force sous le doux empire des grâces. C'est la raison qui a dicté les sentimens que nous professons pour elles. Les lois de l'humanité ont dû nous prescrire de traiter ainsi des êtres qui ne pouvaient opposer une résistance réelle à nos volontés. On a en outre envisagé les désordres qui résulteraient d'un état où elles seraient contraintes de nous céder tout ce qu'il nous prendrait fantaisie de leur enlever. Nous avons alors fait intervenir l'honneur et toutes les réserves qu'il impose.

Chez le plus grand nombre des peuples, ce touchant intérêt se manifeste en quelque sorte de lui-même, et on en trouve des vestiges jusque dans les lieux étrangers à toute urbanité. Un

ardent missionnaire de la Terre sainte, M. l'abbé
Desmazures, a traversé des tribus d'Arabes ennemies sans autre escorte que celle d'une vieille
femme, à laquelle il donnait quelque argent pour
qu'elle voulût bien l'accompagner dans sa route.
Chez les Grecs de l'antiquité, ce même respect
était imposé par des lois sévères, et nul peuple
ne témoignait autant de déférence pour le sexe
qui a le plus de retenue et de modestie.

CHAPITRE V.

DE LA CONSIDÉRATION.

Ce qu'on nomme *considération* dans le monde social se compose de l'estime, du respect et autres sentimens honorables dont un homme a su entourer sa personne. Nul individu, quels que soient son rang, sa dignité, son âge, ne peut s'empêcher de l'accorder à celui qui en est digne. Tous les états, toutes les nobles professions de la vie civile donnent des droits à cette récompense, qui a pour avantage de ne point exciter l'envie, parce qu'on en jouit sans orgueil, et qu'on la perdrait bien vite, si l'on s'abandonnait sans réserve à l'aveugle ostentation d'un amour - propre désordonné.

Une considération bien méritée est la première fortune de l'homme; elle le conduit aux dignités, aux emplois qu'il peut exercer avec avantage : elle vaut mieux pour lui que la renommée; car les biens qui sont exempts de trouble et d'inquiétude sont, sans contredit, les plus précieux. Si la célébrité est le prix du talent, on peut dire que la considération est le prix du mérite individuel; elle suppose dans celui qui en jouit la réunion de toutes les qualités qui constituent l'homme sociable.

La considération ne s'applique point à la jeunesse, mais bien à l'âge mûr. En effet, l'homme qui entre dans le monde ne cherche communément à agir que par des impressions agréables; son but principal est de plaire. Mais, à mesure qu'il avance dans la carrière des relations, il est animé de l'ambition d'être utile à ses proches, à sa patrie, à tout un royaume; il fait dès-lors agir tous les ressorts de son esprit; il désire occuper des places où ses pareils puissent recueillir les fruits de sa maturité et de ses lumières, à se distinguer par des idées raisonnables et par le don de les exprimer. Quel est le but de tous ces efforts? C'est d'acquérir de la considération, récompense flatteuse qui émane d'un public éclairé, et que garantit l'intégrité de ses jugemens.

Les vertus qui font accorder la considération sont rares; de là vient qu'on y attache tant de prix : on l'obtient moins par les dons du génie que par les qualités éminentes d'un beau caractère. L'homme qui est universellement considéré est communément irréprochable dans sa vie publique. Il tient les rênes de ses passions, et ne les dirige que pour l'utilité de tous. On loue son désintéressement, son obligeance, sa droiture, sa probité inflexible : jamais il ne dévie des sentiers de la justice, *incorrupta fides.* Il y a autour de sa personne une sorte de magie qui fait que ses concitoyens sont saisis de respect à sa rencontre; car une considération bien acquise est un bouclier sur lequel s'émoussent tous les traits de l'envie et de la fureur.

Il en est de la considération comme de l'estime et de tous les autres sentimens qui honorent la condition humaine : elle est souvent usurpée par des hommes qui n'ont que le masque des vertus qui la donnent. L'homme qui se tient à une distance convenable de ses pareils, qui parle et se tait à propos, qui impose par la dignité de son maintien, par des manières décentes et distinguées, est souvent porté par les suffrages aux places les plus élevées de l'ordre social. Combien d'emplois importans ont été remplis par des individus qui n'avaient que l'art de dissimuler leur incapacité ! Il en est qui doivent beaucoup à leur façon de se vêtir, et à d'autres moyens qu'ils savent employer pour établir et conserver leurs rapports sociaux. L'homme qui choque le moins les amours-propres est souvent celui qui arrive avec le plus de sûreté à la considération personnelle.

Au surplus, la mesure des divers sentimens dont se compose la considération s'établit ordinairement d'après l'opinion commune. L'opinion est la pensée générale d'une nation ou d'un peuple sur les choses et sur les individus : elle est la somme des jugemens identiques d'après lesquels les hommes apprécient leurs semblables. On la représente avec tous les attributs de la souveraineté et de la puissance. On l'assimile à un torrent idéal auquel tout cède, et qui jamais ne rétrograde. L'opinion répare toutes les injustices du sort ; elle arrête toutes les usurpations ; elle subjugue tous les despotismes ; les tyrans sont contraints de la reconnaître et d'en suivre les pentes irrésistibles. L'opinion est le témoignage vivant de notre valeur personnelle ; elle nous met en paix avec nos égaux, comme la conscience avec nous-mêmes.

CHAPITRE VI.

——

DU MÉPRIS.

Si un individu qui a part à nos communes relations déroge à la dignité humaine, s'il foule aux pieds les lois adoptées de l'honneur, s'il se dégrade par des vices honteux, si une conduite abjecte le fait choir des rangs supérieurs de la société, il fait naître en nous un sentiment qui affecte désagréablement notre âme. C'est ce sentiment pénible qui prend communément le nom de *mépris*, sorte de flétrissure que nous infligeons à celui qui manque à l'instinct de relation, à celui qui viole ou qui méconnaît les devoirs que ses rapports lui imposent.

L'homme qui a encouru le mépris de ses égaux est moralement isolé; il n'a plus qu'une faible part aux bienfaits de l'instinct de relation. On évite sa rencontre, parce qu'il a rompu un pacte qui ne subsiste et n'est cimenté que par l'estime. L'homme méprisé est en quelque sorte séquestré dans une atmosphère dont il supporte douloureusement toutes les fâcheuses influences.

Le mépris est comme le fer brûlant dont on use pour noter d'infamie les criminels ; ses empreintes sont presque toujours ineffaçables. Ce sentiment est aussi utile que la haine dans les rapports sociaux. Où en serions-nous, s'il n'existait pas ! Comment punir les ingrats, les imposteurs, les traîtres, les avares, les calomniateurs ? Le mépris est un supplément que nous ajoutons à l'insuffisance des lois pénales, ainsi qu'au désir de la vengeance, qui est la passion la plus véhémente de l'homme.

Il est une foule d'actes dans la vie humaine sur lesquels nos lois n'ont aucune prise, et qui n'en doivent pas moins subir tout le mépris de l'homme de bien; il est une multitude de sentimens libres, et qui n'en sont pas moins exigibles pour la sûreté des rapports sociaux. L'instinct de relation se maintient par une multitude de procédés nécessaires au bonheur commun. C'est l'observation ou la violation de ces procédés qui concilie l'estime ou le mépris; car tout individu qui entre en relation avec ses semblables contracte l'obligation de s'en faire aimer, et d'exciter en eux le sentiment de l'ap-

probation, souvent même celui de la reconnaissance.

Le mépris vient humilier l'homme dans la passion la plus irritable de son être, qui est l'amour-
propre. On rencontre des individus tellement
déchus de leur dignité primitive, qu'ils sont réduits à se mépriser eux-mêmes. Ceux-là s'enveloppent des ombres du mystère, changent de
nom pour se rendre méconnaissables, vont même
dans d'autres contrées usurper souvent une considération dont ils sont indignes. Mais la plupart
d'entre eux languissent dans la honte, état pitoyable de l'âme, qui résulte de la conviction où
l'on est du blâme qu'on a mérité. Les regards de
l'homme sans reproche sont pour de tels êtres
un supplice sans fin.

Rien du reste n'est plus hideux à considérer
au sein du corps social que les manœuvres des
gens méprisés. Combien n'en voit-on pas qui cherchent à masquer leur déshonneur par le prestige
du rang ou de la fortune! Il en est qui se familia-
risent, pour ainsi dire, avec l'ignominie qui les
enveloppe. On les voit lutter contre des humilia-
tions méritées avec une audace qui leur procure
des triomphes momentanés. On en trouve enfin
qui, par un singulier subterfuge, cherchent à se

rapprocher des personnes estimables et justement considérées, s'imaginant qu'une portion de leur renommée va rejaillir sur eux.

Malgré la bizarrerie des jugemens humains, il y a toujours une sorte de justice dans la manière dont nous distribuons le mépris. C'est ainsi que nous avons recours à ce châtiment pour punir l'individu qui n'a pas su se laver de l'insulte qu'il a reçue. En général, nous nous indignons contre celui qui supporte l'outrage sans le repousser. Par une telle indifférence, cet homme se montre indigne de nos regards; nous ne saurions sympathiser avec sa bassesse; et pour peu que nous tenions à lui par quelques liens de parenté, nous préférerions apprendre son trépas plutôt que de le voir ainsi couvert d'opprobre et d'infamie.

La peine du mépris est souvent infligée d'après des lois trop promptement consenties par nos premiers pères, et sur lesquelles la raison nous dit qu'il faudrait revenir. C'est pour cela que nous les désignons sous le nom de *préjugés* dans le langage ordinaire. Mais sommes-nous toujours fondés à les combattre? Est-il facile d'en opérer la réforme, et de faire prendre de nouvelles habitudes à l'opinion? Cherchez à approfondir le plus grand nombre de ces maximes qui exercent un empire si puissant sur l'esprit des hommes, vous verrez que leur origine est intéressante pour la vertu; vous leur trouverez un fondement plus ou moins solide pour le maintien de l'ordre social. La plupart de ces préjugés ont été inspirés par le sentiment des convenances; c'est l'instinct commun qui les a dictés.

Le préjugé qui étend sur tous les individus d'une famille une partie de la honte attachée aux peines infamantes, tient sans doute à ce sentiment qui nous persuade que nos parens nous transmettent leurs qualités avec la vie. Ce préjugé, qui a toute sa force chez les peuples barbares et libres, auxquels la nature parle sans contradiction, doit en avoir peu dans les républiques et dans les gouvernemens monarchiques, où les lois, modérées par l'autorité du monarque, ne laissent aux sentimens et aux usages qu'une partie de leur empire. Cependant la raison et les lois doivent réunir leurs efforts contre certains sentimens même naturels, lorsqu'ils sont contraires à la félicité publique; il serait dangereux de favoriser leur développement.

Toutefois le préjugé des peines infamantes est

fondé sur des observations physiologiques que personne ne peut révoquer en doute; car il est certain, par exemple, que plusieurs altérations ou défectuosités morales sont transmissibles par hérédité. Ne voit-on pas des folies qui sont en quelque sorte un mal de famille? ne voit-on pas des postérités nombreuses manifester les mêmes penchans, se déshonorer par les mêmes vices, se distinguer par les mêmes vertus, briller par les mêmes talens? Ajoutez à cette cause naturelle la force de l'exemple et le pouvoir incompréhensible de l'imitation. Il serait peut-être du devoir du législateur de dédommager dans quelques cas ceux qui deviennent victimes des peines infamantes; mais je doute qu'il soit possible d'opérer l'extinction totale d'un tel préjugé.

D'ailleurs il est avantageux, dans le cercle de nos relations ordinaires, que les fautes graves contre la société ne soient pas tout-à-fait personnelles; il est utile de rendre jusqu'à un certain point les individus qui sortent d'une même tige solidaires les uns pour les autres. C'est en effet ce préjugé qui les force à se surveiller réciproquement, à s'entr'aider pour s'épargner des flétrissures. Il concourt plus ou moins directement à entretenir la pureté dans l'intérieur des familles, et à y conserver le dépôt sacré de l'honneur.

Si un homme provenant d'une race obscure acquiert tout à coup une somme considérable de gloire, tous ceux qui tiennent à lui par les liens du sang participent bientôt à la douce influence des rayons qu'il répand sur ce qui l'entoure; pourquoi ne voudrait-on pas qu'il en fût quelquefois de même pour le déshonneur? D'ailleurs quelle justice ne se plaît-on pas à rendre au fils d'un père avili, quand il se relève de la honte par des actions d'un grand éclat! Si l'opinion aime à punir, elle se plaît pareillement à venger, à réhabiliter ses victimes.

On pourrait toutefois composer un livre fort étendu sur les bizarreries de l'opinion, ainsi que sur les diverses manières dont elle inflige le mépris. N'est-il pas singulier, par exemple, qu'il n'y ait que le duel qui puisse nous laver de l'infamie d'un soufflet? N'est-il pas ridicule de voir, en jurisprudence criminelle, qu'il est plus honteux d'être pendu que d'avoir la tête tranchée? Les nobles et les patriciens de tous les temps avaient porté l'orgueil des priviléges jusqu'à vouloir qu'on inventât des supplices particuliers pour eux. Le principal motif de cette concession venait sans doute de ce qu'on croyait offrir un hommage, dans leur personne, à ceux de leurs ancêtres qui avaient rendu des services plus ou moins importans à la patrie.

L'homme convaincu du mépris qu'il inspire porte sur lui-même un regard épouvanté; le fardeau qui l'accable abat ses facultés intellectuelles; il n'a aucune assurance dans son maintien; il baisse les yeux et n'ose les porter sur son semblable : il est à chaque instant déconcerté par le sentiment involontaire de sa propre humiliation. Les muscles qui meuvent sa physionomie agissent d'une manière détournée : il est timide, défiant, confus autant que surpris des prévenances dont il est l'objet. L'homme qui en méprise un autre est, au contraire, tranquille comme tous les individus animés d'une passion froide. On observe dans ses regards, dans ses attitudes, cette dignité calme qui provient de la supériorité qu'il a tout à coup acquise sur son semblable.

L'homme flétri ne peut se promettre de longs jours; l'air qu'il respire semble lui être pernicieux comme celui des marécages : il a beau se roidir contre le châtiment que lui fait subir l'opinion, il ne saurait supporter autour de lui ce silence contempteur, qui est un des plus grands supplices de l'âme. Je dirai plus : entourez un assassin des plus douces affections domestiques; qu'il trouve une femme qui l'aime, que ses enfans lui prodiguent les plus tendres caresses, il n'est pas consolé, son cœur est de

glace ; le poison est dans toutes ses jouissances. Il
faut qu'il meure, parce qu'il a besoin de se faire
oublier. Il y a d'ailleurs quelque chose de sec et
de dénaturé dans les adieux qu'il fait à la terre; il
n'a jamais su vivre, comment voulez - vous qu'il
sache mourir?

CHAPITRE VII.

DE LA MOQUERIE.

La moquerie est un penchant qui a ses racines dans l'orgueil et dans la méchanceté de l'homme; elle est le résultat de cette joie cruelle que nous éprouvons à la vue des disgrâces qui peuvent affliger nos semblables. C'est une réaction de notre amour-propre contre des ridicules ou des défauts qui nous choquent. La moquerie est douce à exercer comme la vengeance.

Un philosophe a dit ingénieusement que la moquerie était l'épée de la femme. C'est en effet l'arme des faibles contre les forts; c'est la ressource des petits contre les grands; l'art d'en user est particulièrement départi aux rachitiques, aux bossus, aux boiteux, aux enfans et à tous ceux qui sont inférieurs par leur puissance physique. Les individus robustes et d'une stature athlétique ne se moquent de personne C'est une remarque qu'on peut faire dans les divers ordres de la société.

Le besoin de la moquerie est essentiellement le partage de l'espèce humaine. Il se manifeste chez les peuples mêmes qui n'ont atteint qu'un faible degré de civilisation. Les sauvages de la Californie tournaient en ridicule les missionnaires, lorsque ceux-ci prononçaient mal certains mots de leur langue. Qui croirait que les idiots ne sont pas exempts de cette habitude? Il y a quelques années qu'en traversant le mont Saint-Bernard, M. de Bonstetten, savant distingué de Genève, logea à Martigny, chez son ancien valet de chambre devenu aubergiste. Il lui demanda des détails sur les cretins dont ce village abonde. « Qui les connaît mieux que moi? répondit ce dernier; c'est devant ma maison qu'ils se rassemblent tous les jours; ils sont très gais, et leur conversation est fort animée. Ils se font une sorte de langage à l'aide de leurs cris et de leurs gestes, langage qu'ils entremêlent de quelques sons mal articulés. Ils ne cessent de se moquer des non-cretins, dont ils font le sujet continuel de leurs entretiens. » On voit, d'après ce fait, que la moquerie appartient au plus bas degré de la spiritualité.

Il suffit d'entendre ce qui se dit dans le cercle ordinaire de nos sociétés, pour s'apercevoir de la tendance qu'ont tous les hommes vers une médisance moqueuse que l'esprit assaisonne et rend plus ou moins piquante. Toutes les paroles proférées avec un ton persifleur se rapportent à des anecdotes vraies ou fausses sur tel ou tel individu; on fouille dans les replis les plus secrets de son âme; on recherche, on découvre, on publie ses actions privées; et la curiosité n'est mise en jeu que pour satisfaire cet instinct funeste dont il est difficile de se défendre. Le peuple même ne se soulage de ses chagrins, et ne se venge de ceux qui le gouvernent, que par de méchantes plaisanteries.

La malice humaine se repaît de scandale : tous les membres du corps social se combattent avec l'arme du ridicule. Les vengeances particulières s'exercent communément par ce déplorable moyen. Les enfans sont, pour ainsi dire, formés pour la moquerie; ils bégaient à peine, qu'on leur fait tenir des discours satiriques au moyen desquels ils sont un objet de joie pour tout le monde. Les femmes surtout, occupées à des travaux sédentaires qui n'entravent en aucune manière la conversation, aiguisent à chaque instant ce fer meurtrier; c'est toujours du prochain qu'elles s'entretiennent. On a beau avoir inventé pour elles les promenades, les jeux, les spectacles; c'est précisément dans les lieux où elles se trouvent en regard qu'elles se livrent avec plus d'abandon et de volupté au besoin continuel de la moquerie.

L'homme aime tellement à faire circuler ce poison, que, lorsque dans un discours, dans une conversation, on parle en général d'un vice, d'un travers, d'un ridicule, les auditeurs saisissent avec avidité tout ce qui peut prêter à des allusions particulières. On ramasse en quelque sorte le trait qui s'était perdu pour lui assurer une direction déterminée. Ainsi la moquerie est ce qui fait le supplice des relations sociales : elle met dans un état continuel de guerre les habitans d'une même ville, d'un même royaume, etc. ; elle entretient des rivalités entre les différens peuples ; elle perpétue les ressentimens.

En France, la moquerie s'exprime souvent par des chansons, genre d'escrime qu'on excuse, et qui laisse néanmoins des blessures profondes dans le fond des cœurs ; ses funestes refrains sont quelquefois très acérés : les chansons passent vite ; mais elles se répètent, et, par le secours de la rime, se reproduisent à volonté dans la mémoire. Cruelles interprètes de la malignité humaine, elles voyagent et se transportent à une distance infinie des lieux où elles ont pris naissance. Elles sont colportées par la jeunesse ; on est frappé de

leurs traits, sans savoir d'où ils partent. C'est par
elles que l'homme est atteint dans tous les rangs
et dans toutes les professions. Ces agressions poé-
tiques sont souvent suivies des plus tristes catastrophes. Le poison de la moquerie ressemble à
celui dont les sauvages se servent pour infecter
leurs flèches ; il laisse dans l'âme offensée les empreintes les plus douloureuses.

L'homme des villes a fait du plaisir de la moquerie un délassement pour ses fatigues journalières ; c'est ce qui a donné lieu à l'invention de
la comédie, aliment précieux pour la gaîté. La
moquerie est ici réduite en art : c'est un moyen
de correction qu'on fait tourner au profit de la
morale. On peint les ridicules avec une sorte
d'exagération qui amuse à la fois un grand nombre de spectateurs, en provoquant la convulsion
salutaire du rire, phénomène propre à l'espèce
humaine.

La comédie a pour objet de représenter les
vices et d'exposer les fautes que les hommes com-
mettent journellement dans l'exercice de leurs
relations, afin d'en préserver ceux qui écoutent.
Elle est destinée à réformer les mœurs, ou plutôt
les habitudes antisociales des hommes. C'est un
enseignement de la vie, un châtiment infligé à

divers ridicules par le ministère de la moquerie. Le mouvement dramatique qu'on donne à cette correction intéresse la société entière ; il sert à l'instruction commune. Ainsi donc la moquerie a un but moral et sérieux dans les productions comiques ; elle satisfait en outre un des besoins impérieux de notre nature, qui nous porte à plaisanter sur les travers d'autrui sans offenser la susceptibilité individuelle.

Considérée sous le rapport moral et dans le commerce ordinaire des hommes, la moquerie est un acte coupable par lequel on cherche à se donner un inférieur. On convertit l'individu dont on se moque en adversaire : nous signalons son côté faible, et nous nous applaudissons des avantages que ses défauts nous donnent sur lui. La moquerie suppose par conséquent l'absence de toute affection bienveillante. Observez l'homme qui a du penchant à railler les autres : à coup sûr, il est aussi présomptueux que malin : rire d'autrui, c'est vanter sa propre excellence.

Les hommes sont d'autant plus enclins à la moquerie, qu'elle sert à aiguiser leur esprit, à animer leur entretien, à faire applaudir leur conversation ; on l'a, du reste, rendue plus piquante en lui faisant subir une multitude de formes. Il en est une, par exemple, qui consiste dans un silence expressif, ou dans une simple inflexion de la voix ; souvent elle tient à la finesse de certains mots usités dans telle ou telle langue. Au surplus, sous quelque forme qu'elle se présente, elle n'en est pas moins une puissance que peu de personnes osent braver. On la redoute à un tel point, qu'on craint généralement de se mettre au-dessus de ce qu'on nomme le *qu'en dira-t-on*. Ainsi, dans le monde, les railleries de l'homme faible font le supplice de l'homme fort.

La susceptibilité française ne s'arrange point de la moquerie directe, et la vengeance suit toujours de près une pareille insulte. On connaît les affronts qui arrivent aux poètes satiriques, ainsi qu'à tous ceux qui se mêlent de tourner en dérision leurs semblables. Il est certain qu'il y a quelque chose de bas et de déloyal dans l'abus d'un art qui peut s'exercer contre des absens. Il existe des lois contre les calomniateurs ; il faudrait en établir contre ceux qui se font un jeu de la moquerie. La plupart d'entre eux manquent tellement de justice et de vérité, qu'ils s'irritent à l'excès, si on use à leur égard de justes représailles.

L'homme véritablement bon gémit des sottises d'autrui ; il n'y a que le méchant qui puisse se permettre d'en rire. En agir ainsi est tout-à-fait indigne d'une âme forte et vigoureusement trempée. Depuis que la moquerie, cette fille aînée de la vanité humaine, est devenue plus générale parmi les hommes civilisés, l'homme social a perdu sa force et sa dignité ; on a aboli le respect pour la morale sacrée, et on a profané ce qu'il y a de plus profond et de plus sérieux dans le cœur de l'homme.

On peut dire, en terminant ce chapitre, que les railleurs sont atteints d'une sorte de débilité morale, qui est, pour ainsi dire, de niveau avec la défectuosité de leurs organes physiques. En France surtout, la moquerie est exercée par des hommes médiocres et subalternes, dont la tête est tout-à-fait vide d'idées ; c'est le pays où les sots ont pris le parti de se moquer de tout ce qu'ils n'entendent pas : de là le discrédit jeté par l'opinion sur ceux qui s'attachent à déprécier leurs semblables. De quelque gaîté qu'ils assaisonnent leurs discours, ils se déconsidèrent dans l'esprit des hommes sensés. La plupart d'entre eux subissent le sort de ces bouffons ambulans dont le métier trivial est d'amuser le peuple, et qu'on n'aime à voir que sur leurs tréteaux.

CHAPITRE VIII.

DE LA PITIÉ.

La pitié est une affection sympathique qui se dirige avec plus ou moins d'énergie vers tous les individus souffrans ou malheureux : c'est le contrepoids de l'amour de soi, qui ne pouvait convenablement trouver sa place que dans un être sociable. Il est peu de sentimens qui honorent autant la nature humaine.

On a mal connu et mal déterminé les sources de la pitié dans l'économie animale ; elle n'est point l'effet d'un retour sur nous-mêmes, comme l'ont prétendu certains philosophes qui expliquent tout par la théorie de la personnalité ; mais il est évident que cette faculté sublime tient plutôt au besoin inné que nous avons de sympathiser avec les malheurs de nos semblables , et de faire partager le bien-être dont nous jouissons.

La pitié est un mouvement spontané de l'âme , une faculté native que nous sommes involontai-

rement enclins à exercer. Les hommes les plus
habitués à raisonner ne sont pas ceux qui sont
les plus portés à la compassion ; la réflexion est
souvent ennemie de ce doux sentiment. J'ai connu
un propriétaire opulent qui refusait de faire l'aumône parce qu'il avait profondément médité sur
l'ingratitude.

C'est par instinct et non par raison que l'homme
se montre compatissant : la pitié saisit inopinément son âme. La nature a un besoin insurmontable de ce sentiment, qui nous presse comme
celui de la faim ou de la soif. Madame Helvétius
passait dans une rue du village d'Auteuil ; elle
rencontra une paysanne glacée par le froid et
presque nue ; elle se dépouilla spontanément
d'une partie de ses vêtemens pour en couvrir
cette infortunée. Placez des hommes tout-à-fait
sauvages sur le bord d'un fleuve : qu'un enfant,
qu'une femme s'y laisse choir ! quel est celui
d'entre eux qui ne voudra pas lutter contre le
torrent ? quel est celui, qui, dans cette circonstance périlleuse, n'abjurera pas son égoïsme et
sa personnalité ?

La théorie de la pitié doit donc s'expliquer par
les lois de notre propre organisation morale ; nul
doute qu'elle ne soit inhérente à la constitution

particulière de chaque individu, et liée à la conservation de tous. Elle ne saurait provenir, comme on l'a si souvent prétendu, de la faculté que nous avons de nous placer, par l'effet de notre imagination, dans la même situation que ceux dont le triste sort nous intéresse. Il n'est pas vrai d'ailleurs que ce sentiment s'affaiblisse en nous quand nous avons la certitude de ne pas être atteints par les maux qu'endurent nos semblables. Parcourez les asiles du malheur, transportez-vous dans l'intérieur des hôpitaux, vous y observerez des infirmités sans nombre : les plus graves vous toucheront davantage; et pourtant ce sont celles dont il est à peu près certain que vous serez toujours garanti.

La pitié est plus ou moins vivement ressentie par les hommes de toutes les classes; mais il ne faut pas croire qu'elle soit, dans tous les cas, fortifiée par l'analogie des rangs que nous occupons dans la vie. Une telle assertion est contraire aux faits qui sont journellement observés. Les infortunes d'un roi n'ont aucun rapport avec celles qui nous accablent; et pourtant elles provoquent dans notre âme le sentiment de la plus grande commisération ; d'une autre part, les individus qui vivent à côté de nous, et dans une condition semblable à la nôtre, sont quelquefois ceux que nous plaignons le moins, quoique nous soyons menacés des mêmes malheurs.

Les relations de la pitié sont spécialement propres à l'homme. Quelques quadrupèdes, et surtout le lion, paraissent néanmoins en être susceptibles ; on a même vu des animaux dont la sensibilité avait été plus ou moins cultivée, exercer des actes de compassion dont notre intelligence s'étonne. Mais, dans l'espèce humaine, les mouvemens de cette faculté expansive sont infiniment plus nobles et plus pénétrans. Tous les malheureux de la terre sont placés sous l'égide de la pitié tutélaire. La nature prévoyante ne l'a convertie en passion que pour nous intéresser davantage aux maux d'autrui : elle ne pouvait compter sur les motifs précaires que fournit la raison, parce qu'ils eussent été rarement écoutés.

C'est surtout au sein des sociétés policées que cette passion se communique avec le plus de force et de vitesse ; de là vient que les auteurs de romans en font presque toujours le principal intérêt des situations qu'ils nous représentent ; nous lisons avec une sorte d'avidité les livres consacrés à la description des grandes catastrophes. Notre pitié s'attache même à des êtres qui ne sont plus, et nos âmes compatissantes errent autour du tombeau qui les a engloutis. Les peines attachées à la condition de l'homme tiennent en général notre sensibilité en haleine, et nous aimons mieux sympathiser avec les craintes qu'avec les espérances de nos semblables.

La pitié est un sentiment si énergique, qu'il est des circonstances où elle nous poursuit long-temps après que nous lui avons résisté. Il y a en nous comme une voix secrète qui nous reproche toute la dureté de notre âme : nous retournons alors, par une pente irrésistible, vers l'être mal-heureux que nous avions si cruellement délaissé, et nous nous plaisons à réparer les suites d'un injuste abandon.

On voit d'après cela que la pitié n'est pas aussi rare parmi les hommes qu'on le prétend. On trouve partout des orphelins; partout on rencontre des vieillards que les circonstances réduisent à la plus affreuse détresse; mais le hasard ou plutôt la Providence place toujours à côté d'eux un être bienfaisant pour les secourir. La nature a mis d'ailleurs dans la voix humaine des accens propres à émouvoir le cœur d'autrui et à conjurer l'infortune; il est des plaintes, il est des cris éloquens auxquels la partie affective de notre âme ne saurait entièrement se soustraire. C'est ainsi

que le monde se maintient. Il faudrait appeler la
pitié la passion conservatrice par excellence.

Les douleurs physiques excitent en général
beaucoup moins de pitié que les douleurs morales. Cette remarque est incontestable ; et il est
certain que nous apercevons journellement dans
les rues et les carrefours de nos cités des individus
couverts de plaies ou en proie aux maux les plus
hideux, sans éprouver la moindre émotion, tandis que nous pleurons amèrement sur des malheurs fictifs ou supposés, et que nous nous rassem-
blons devant un théâtre pour goûter en commun
le charme prolongé de la compassion ; c'est donc
le pouvoir de notre imagination qui grossit à nos
yeux ces infortunes mensongères, et qui fait que
notre âme en est profondément affectée.

La pitié étant un sentiment relatif à la conservation de l'espèce, il est évident qu'elle doit se
montrer plus active chez les jeunes gens destinés
à la soutenir que chez les vieillards qui sont près
de s'en séparer. Il est également démontré par
l'observation que les femmes sont spécialement
accessibles à ce doux sentiment, parce que le
sort de l'existence individuelle semble leur être
plus particulièrement confié. Les physiologistes
remarquent enfin que la pitié se montre plus

vive toutes les fois qu'elle se manifeste entre deux personnes d'un sexe différent. Ceci tient à l'influence réciproque que l'homme et la femme exercent l'un sur l'autre, influence dont il sera question quand je traiterai de l'instinct de reproduction.

Nous sommes susceptibles de concevoir le sentiment de la pitié pour des êtres mêmes qui n'appartiennent point à notre espèce. Toutefois est-il vrai de dire que nous prenons une part plus vive aux souffrances de ceux qui se rapprochent le plus de nous par les caractères physiques de leur organisation. C'est ainsi que nous sommes plus fortement émus par le cri des quadrupèdes que par le cri des oiseaux ; c'est ainsi qu'on se détermine plus volontiers à tuer un poisson, un insecte, qu'un animal à sang chaud. M. de Malouet, dans son *Voyage à la Guyane*, fait mention d'une chasse faite aux singes par les Indiens. Il dit que dans cette circonstance il se trouva tellement ému par les plaintes de ces animaux blessés, qu'il donna l'ordre de faire cesser le feu. Ce qui le pénétrait surtout de compassion, c'étaient les gémissemens des femelles portant leurs petits sous leurs bras pour les soustraire au danger. Elles parlaient une langue qu'on n'entendait pas, mais qui semblait retracer à la fois la fureur, l'indignation et les angoisses du désespoir. La ressemblance éloignée du singe avec l'espèce humaine contribue beaucoup à accroître le sentiment de la pitié ; et, pour me servir de l'expression de M. de Malouet, elle paraît en quelque sorte la commander.

La pitié n'est point un sentiment aveugle comme celui de l'amour, et il y a toujours une sorte de justice dans la répartition que l'on en fait. Elle ne se porte guère que sur les individus qui en sont dignes. Ce ne sont point les scélérats qui l'inspirent : par les crimes qu'ils ont pu commettre, ils n'excitent plus notre sympathie ; ils se sont en quelque sorte séparés de la nature humaine.

En général, quand on sollicite notre compassion, nous avons grand soin de nous enquérir quel est le caractère, quelles sont les vertus des personnes qui cherchent à nous intéresser en leur faveur. Ceux qui nous implorent font aussitôt une description plus ou moins étendue des droits qu'ils ont à notre bienfaisance. Nous cherchons nous-mêmes à justifier nos largesses, à motiver en quelque sorte les services que nous rendons. L'impression de la pitié est d'ailleurs d'autant plus énergique que l'individu qui l'excite est plus ou moins recommandable par ses vertus et sa moralité.

Le sentiment de la pitié s'exprime souvent par des larmes. Ce symptôme se manifeste principalement quand nous sympathisons avec la douleur morale ; la douleur physique peut néanmoins le déterminer, si elle a lieu chez des individus qui tiennent à nous par les liens du sang. Ajoutons que la nature attache une sorte de bonheur à l'exercice de cette passion ; car elle a voulu que l'homme trouvât une satisfaction dans un devoir même qu'elle lui impose.

La pitié est du reste, de toutes nos jouissances, celle qu'on peut regarder comme la plus vraie et la plus naturelle ; nous penchons de nous-mêmes vers la miséricorde et la bonté. C'est l'instinct de relation qui inspira le premier homme lorsqu'il donna du pain à son semblable. Dans la suite, on fit de cet acte un devoir social auquel tous les malheureux se confient ; car la terre est peuplée de mendians qui trouveront toujours à vivre tant qu'il y aura parmi ceux qui l'habitent une ombre de civilisation. Au surplus, ainsi que je l'ai déjà énoncé plus haut, la pitié est un sentiment qui dérive si bien des lois de l'organisation humaine, que ceux qui, par corruption, refusent d'y obéir, allèguent toujours des prétextes pour se faire excuser ; ils imputent d'ordinaire aux personnes qui les sollicitent des vices ou des défauts qui les rendent indignes de leur assistance.

La pitié est un sentiment si légitime, qu'elle vient faire valoir ses droits jusque dans le sanctuaire de la justice. Chez les Romains, un accusé avait la faculté de parcourir les rangs de l'assemblée pour émouvoir la compassion du peuple, aussitôt que la trompette avait sonné l'ouverture des comices, et qu'on allait prononcer sur son sort par centuries : le coupable prenait alors une humble contenance ; sa tète était couverte de cendres ; on faisait suivre le vieux père, les petits enfans, l'épouse désolée, pour mieux apaiser la colère publique. On entendait bientôt les murmures de la pitié au milieu des flots de la multitude, et déjà les cœurs étaient émus avant que l'orateur se fît entendre.

La pitié est, comme toutes les autres facultés de l'âme, susceptible d'affaiblissement et d'altération ; le spectacle continuel de l'ingratitude de l'homme finit par concentrer les affections, et par empêcher tout mouvement expansif qui tendrait à les répandre. Le grand exercice de cette faculté a d'ailleurs des inconvéniens graves ; et ceci est

fondé sur une loi du système nerveux, qui s'é-
mousse par la fréquence des mêmes impressions.
On remarque aussi que les grands désastres, qui
font ressortir et prédominer l'égoïsme, peuvent
également affaiblir les sources de la pitié, et diminuer sa généreuse activité.

On voit d'après cela pourquoi l'homme s'est
fait un cœur d'airain contre l'infortune, pourquoi
il ne craint pas de se revêtir en quelque sorte d'un
bouclier pour résister à la plainte et aux gémissemens. Les malheureux le savent si bien, qu'ils
ont réduit en art le don naturel d'implorer la
pitié de leurs semblables ; il n'est pas de ruse à
laquelle ils n'aient recours pour la surprendre. Les
uns tiennent des discours plus ou moins persuasifs,
et cherchent à nous attendrir par des pleurs, des
prières, des supplications ; ils donnent à leur
voix des inflexions propres à nous convaincre
et à nous toucher ; les autres simulent des infirmités dont ils ne sont pas même menacés : telles
que ces maladies convulsives qui portent simultanément dans notre âme la commisération et
l'effroi. Plusieurs d'entre eux cherchent à gagner
le cœur en jouant des airs, avec plus ou moins
d'habileté, sur des instrumens de musique ; c'est
le stratagème des aveugles. Comme la faiblesse
exerce un grand empire sur la pitié, les femmes

indigentes font étalage de leurs enfans pour mieux mettre en jeu cette disposition du principe sensitif. On en voit même qui se couvrent la tête d'un voile pour chanter sous ce déguisement, et solliciter l'intérêt des passans par l'attrait du mystère.

La pitié doit être considérée comme partie intégrante de l'ordre social. On y voit les hommes mettre en commun leurs infortunes, et se prêter des secours mutuels pour lutter ensemble contre la maladie et la destruction. Un des plus nobles effets de l'instinct de relation, est de réunir dans le même lieu un grand nombre d'individus, pour qu'ils puissent s'assister les uns les autres, et se protéger de leurs facultés réciproques. La société devient alors une providence sous les auspices d'une pitié généreuse et conservatrice.

Ainsi, la pitié est une sorte de religion établie dans le fond de nos cœurs, ou plutôt c'est celle de nos affections qui nous rapproche le plus de la divinité, et c'est aussi celle qui charme le mieux tous les rapports d'une vie malheureuse et tourmentée, puisqu'elle convertit en jouissance le plus saint des devoirs. Que deviendrait une nation où l'on pourrait ériger en maxime cette sécheresse de l'âme qui nous rend insensibles au cri de l'infortune !

Je dirai plus; la pitié a souvent quelque chose de surnaturel chez les peuples civilisés par une grande vertu. Quand les élémens sont bouleversés, quand la terre est ébranlée jusque dans ses entrailles, les animaux se dispersent par la frayeur ; ils prennent la fuite en désordre, sans rien concerter pour leur conservation mutuelle ; mais les hommes se rapprochent par une attraction aussi invincible que généreuse ; ils se cherchent et s'assistent dans tous les détails de leur vie privée. On les voit appliquer leur réflexion prévoyante et toutes les mesures réparatrices aux plus grandes catastrophes de la nature.

Aucune calamité n'est certainement comparable à celle qui vint engloutir Lisbonne dans ses fondemens. Les habitans crurent à cet instant funeste que la terre était anéantie, et que l'univers allait rentrer dans le chaos. Cependant les prêtres, les médecins, les chefs de police, les officiers de justice, etc., s'élancèrent spontanément sur ce vaste théâtre de la désolation et du désespoir. Les mouvemens d'une pitié sublime se manifestèrent dans ce lieu tout couvert des ombres de la mort. Les femmes surtout se firent remarquer par des prodiges de courage et de dévouement : elles cherchaient les victimes au milieu des décombres, transportaient les malades dans les maisons qui

n'avaient pas été renversées, pansaient les blessures, distribuaient des alimens. Un rayon de la
miséricorde divine semblait empreint sur le front
de ces messagères du ciel ! On se demandait comment la bonté de l'âme pouvait imprimer à de si
faibles bras une puissance incompréhensible. [1]

Aujourd'hui surtout, le sentiment de la pitié
est plus universellement appliqué. Depuis que
les ressources de notre industrie s'accroissent
de toutes parts, la bienfaisance s'est en quelque
sorte identifiée avec la législation, et nulle part,
comme en France, elle ne s'exerce avec plus de
zèle et d'utilité ; malheureusement la paresse
trouve quelquefois son compte dans cette extension des bienfaits de la civilisation, qui semble
avoir imprimé à l'homme un caractère plus noble
et plus dévoué.

[1] Le même dévouement fut admiré en 1772, dans la nuit du
29 au 30 décembre, à l'Hôtel-Dieu de Paris, lorsque cet établissement devint la proie des flammes. Toutes les religieuses hospitalières se sacrifièrent pour sauver les malades; l'une d'entre elles, à
peine âgée de vingt ans, transporta hors du foyer de l'incendie
près de trente vieillards, hors d'état de fuir pour se dérober au
danger commun. Tout cela s'opérait pendant que le feu traversait
les planchers du bâtiment, pendant que le comble et la char-
pente tombaient avec le fracas le plus épouvantable, pendant que
les couvertures et mille autres matières embrâsées s'élevaient dans
les airs par la force du vent, et illuminaient la capitale d'une clarté
sinistre. Cette personne, que la vertu rendait si forte et si courageuse, se nommait Marie-Anne Martin, dite *la Mère de la Présen-
tation*, morte, il y a dix ans, supérieure de l'hôpital Saint-Louis.

Qui n'admirerait toutefois ces asiles publics où
la pitié appelle de toutes parts la vieillesse et le
malheur, ces secours prodigués sans relâche aux
classes inférieures de la société ? « Je voudrais,
« s'écriait M. de Montyon, l'un de nos plus fer-
« vens philanthropes, que tous les hospices de
« charité fussent transformés en autant de palais,
« et qu'il n'y eût de luxe que pour les pauvres ;
« je voudrais que tout malheureux, recueilli la
« veille dans les plus humbles habitations, se ré-
« veillât le lendemain sous les lambris dorés d'une
« bienfaisance inépuisable : que rien ne fût épargné
« pour entretenir dans sa nouvelle demeure une
« chaleur douce et vivifiante ; que des fontaines
« de marbre lui apportassent une onde pure pour
« étancher sa soif ou pour laver ses blessures ; je
« voudrais enfin qu'il fût promené dans des jar-
« dins délicieux, dans les bosquets les plus frais,
« et qu'il y respirât sans cesse le parfum des plantes
« salutaires. »

Qui le croirait ? celui qui prononçait d'aussi
nobles paroles était avare et parcimonieux pour
lui-même ; il se refusait journellement les jouissances qu'il procurait aux autres dans les plus
tristes situations de la vie. Toujours mal vêtu,
n'usant que des alimens les plus grossiers et les
plus vulgaires, il se couchait sur un mauvais gra-

bat, prenant à peine quelques précautions pour se garantir des rigueurs du froid. Il avait l'air de n'être ici-bas que le gardien ou plutôt le dispensateur du riche patrimoine qui lui était échu. On croyait voir en lui un de ces soldats hospitaliers qui se vouaient jadis à la conservation ainsi qu'à la défense des êtres souffrans.

L'histoire de cet incomparable philanthrope suffirait sans doute pour détruire l'opinion de ceux qui font dériver la pitié de l'intérêt personnel. Il y a manifestement quelque chose de spontané et d'involontaire dans l'exercice de ce sentiment, qui n'a pas toujours besoin d'être sollicité pour se maintenir dans toute sa force. Souvent même, par une disposition singulière de notre système sensible, nous accourons avec empressement auprès d'un malheureux qui ne demande rien, et nous détournons les yeux de celui qui nous implore. Quelle pitié profonde n'éprouvons-nous pas à la vue des enfans abandonnés, qui sont incapables d'apprécier par eux-mêmes toute l'étendue de leur misère ! Un des grands bienfaits de la Providence est de nous faire sympathiser avec tous les êtres que le malheur accable. Dieu a voulu que la faiblesse intéressât la puissance, et il a donné aux pleurs le privilége d'attendrir l'âme et de désarmer la férocité.

LES PESTIFÉRÉS

DE VILLEFRANCHE,

OU

HISTOIRE DU MAGISTRAT POMAIROLS.

PRÉAMBULE HISTORIQUE.

Si j'avais eu pour but de donner une histoire complète et détaillée de la peste de Villefranche d'Aveyron, j'aurais insisté davantage sur ses symptômes physiques, et sur toutes les circonstances particulières qui signalèrent ce triste et mémorable événement ; mais je ne me suis proposé que de faire ressortir les principaux traits d'humanité qui éclatèrent en cette occasion, et d'en faire un épisode pour le chapitre de la Pitié.

J'ai lu à peu près toutes les descriptions des maladies pestilentielles qui ont ravagé le monde à diverses époques de la civilisation ; il me semble qu'il n'en est aucune où le courage de l'homme se soit autant honoré. Je dirai plus : tous les personnages qui figurent dans cette déplorable histoire ont une physionomie particulière que le génie des arts devrait célébrer.

Jean de Pomairols était véritablement un de ces hommes extraordinaires que la Providence semble envoyer pour consoler la terre de ses désastres et suspendre le cours des calamités humaines. Mais, si on admire d'un côté la noble conduite de cet immortel magistrat, de l'autre on applaudit avec transport à la reconnaissance de ses concitoyens, qui affranchirent de tout impôt la maison de plaisance habitée par leur bienfaiteur. Une pareille récompense devait être décernée par une ville qui elle-même avait obtenu, dès les premiers temps de sa fondation, les priviléges les mieux mérités (1).

La peste de Villefranche est un véritable drame, qu'il suffit d'exposer dans toute son étendue, pour y faire compatir le lecteur. La terreur s'accroît sans cesse au milieu de cette suite de revers et de douleurs désespérantes : situation affreuse de la vie humaine où les hommes ne puisent dans l'air qu'une pâture infectée, où ils ne se rapprochent que pour s'insinuer réciproquement des germes de mort !

Peu d'épidémies ont été aussi meurtrières que celle dont je vais offrir la relation, puisque, sur une population de douze mille hommes, huit mille perdirent la vie (2). L'effroi qu'inspire un pareil sujet semble néanmoins s'adoucir par l'apparition d'un magistrat aussi éclairé que courageux, qui répare tous les maux à l'aide de sa prudence et de sa fermeté ; par celle de ce pieux père Ambroise qui descend d'une colline avec un troupeau de chèvres pour allaiter les enfans que la peste venait de rendre orphelins. Des consuls qui veillent sans relâche, des médecins qui se dévouent, des prêtres qui se consacrent, des dames d'une condition élevée qui se transforment en autant de gardes-malades, des riches qui se dépouillent en faveur des pauvres, des citoyens qui cèdent leurs possessions et leurs demeures, forment autant de tableaux qui jettent le plus grand lustre sur la condition humaine et la rehaussent à ses propres regards.

La faveur accordée à Jean de Pomairols par ses compatriotes est unique dans les annales des temps, et les services par lesquels il l'avait méritée dans une circonstance des plus douloureuses donnent un grand intérêt à l'histoire de Villefranche d'Aveyron. L'affranchissement des impôts dont il jouissait fut continué jusqu'en 1794, quoiqu'en 1790 les descendans de ce magistrat, pour se conformer au décret de l'assemblée constituante, qui voulait que toutes les propriétés supportassent désormais l'imposition foncière, eussent demandé la suppression de ce privilége accordé à leur trisaïeul par délibération de la commune, le 16 février 1629. Ajoutons que ce fut avec regret que les habitans de Villefranche virent s'éteindre une distinction qui perpétuait leur gratitude envers un homme dont les bons et généreux offices avaient été si profitables à la patrie.

Il faut le dire à sa louange : la famille honorable et sans tache dont il s'agit dans cette relation était digne d'un pareil bienfait; car les citoyens de Villefranche avaient constamment trouvé en elle des appuis généreux dans les oppressions injustes qu'ils avaient eues à supporter. Plusieurs de ses membres s'étaient déjà rendus très recommandables dans les guerres contre les huguenots, par leur piété, leur droiture et leur intrépidité. On n'a point oublié la noble conduite de Durrieu, de Toulongeac et de Durant de Pomairols, tous trois magistrats et beaux-frères, qui se sacrifièrent pour maintenir dans toute sa pureté la religion de leurs pères ; le souvenir de leur dévouement sera toujours conservé dans les fastes de notre cité reconnaissante. (3)

Après ces détails préliminaires, nos lecteurs ne seront peut-être pas fâchés de trouver ici quelques renseignemens historiques sur la cité de Villefranche, qui est digne du plus grand intérêt à cause du caractère particulier de ses habitans. En effet, cette ex-

cellente ville s'est toujours distinguée par ses
vertus hospitalières. Il n'est pas un étranger
qui, après l'avoir habitée, ne lui donne les plus
vifs regrets en la quittant. Dans tous les temps
elle a été surtout très attachée à nos rois :
à l'époque de la Ligue on l'appelait *la Ville
fidèle*. Elle avait un présidial que Louis XIV
nommait son petit parlement. Commerçante
et laborieuse dans la paix, elle devenait tout
à coup guerrière quand il fallait défendre sa
religion et son souverain légitime.

Villefranche avait mérité les faveurs que
son nom rappelle, par son courage et ses
protestations énergiques toutes les fois qu'on
avait voulu lui faire subir un joug étranger.
C'est son rare dévouement pour la dynastie
de France qui lui fit accorder une multitude
de franchises et de priviléges (4). Je me fais
gloire de consigner dans ce préambule un

trait héroïque qui honore à jamais notre bonne et intéressante cité. Voici comment les historiens nous l'ont transmis. En 1364, après la mort du roi Jean, ses habitans furent sommés de venir jurer obéissance et fidélité au roi d'Angleterre dans la petite ville de Rignac. Ils prirent dès-lors le parti de lui députer deux citoyens d'un courage universellement reconnu : c'étaient Pierre Polier, premier consul, dont la noble famille se maintient encore si honorablement dans le midi de la France, et Guillaume de Garrigues, qui remplissait alors la charge de juge-mage. Ceux-ci partirent incontinent; mais, voyant qu'on exigeait d'eux un serment pur et simple, sans conditions ni restrictions, ils le refusèrent avec une fermeté toute romaine. On résolut d'abord de les condamner à mort. Toutefois, après une mûre délibération, ils obtinrent la permis-

sion de retourner chez eux pour y prendre
des dispositions plus favorables à leur intérêt ; mais, à peine arrivés, ils ne firent
qu'exhorter leurs concitoyens à la résistance.
Ils eurent même le courage d'aller redire
aux commissaires anglais qu'ils préféraient
s'exposer à tous les supplices plutôt que de
trahir leur roi légitime. Polier eut sa grâce,
à ce qu'on assure, tandis que l'infortuné magistrat Guillaume de Garrigues fut attaché
à la queue d'un cheval, et traîné jusqu'à
Villefranche, où le prince de Galles se rendit
en personne pour contraindre la ville à la
soumission.

Un tel acte de magnanimité ne pouvait
étonner personne, quand on songe que cette
ville s'était peuplée, presque à sa naissance,
d'une multitude de chevaliers qui, pour la
plupart, avaient coopéré aux entreprises

généreuses de la Terre-Sainte ; la bravoure,
la loyauté, s'étaient religieusement maintenues chez leurs descendans. Toujours incapables de manquer à l'honneur, ils devaient
repousser avec indignation les propositions
humiliantes de l'étranger. Leurs cœurs ne
battaient que pour la défense de leur pays.
Cette valeur chevaleresque était même devenue chez eux un attribut tellement héréditaire, que deux siècles plus tard, on rencontrait souvent dans nos campagnes des
guerriers laboureurs qui traçaient les sillons
de leurs champs portant l'épée au côté et la
croix de Saint-Louis à la boutonnière de leur
habit. Pendant le jour, ils ne se séparaient jamais de leurs vaillantes armes ; le soir, ils les
suspendaient au chaume de leur toit rustique.
C'est ainsi qu'ils conservaient la dignité de
leur noble origine, et qu'ils ne croyaient jamais y déroger.

La cité de Villefranche mériterait un historien, puisqu'au milieu des guerres et des dissensions elle a toujours gardé la pureté de ses principes ; à quelque époque qu'on l'ait attaquée, elle a pu être soumise, mais jamais vaincue. Si je ne craignais de m'écarter trop de mon sujet, je rappellerais encore une circonstance non moins fameuse que la précédente ; c'est celle de 1480, où elle fut concédée par Louis XI, sous le titre de comté-pairie, à Frédéric d'Aragon, prince de Tarente, fils puîné de Ferdinand Ier, roi de Sicile, qui avait épousé sa nièce, Anne de Savoie. Les réclamations des habitans furent si vives, qu'ils prétendirent que le roi n'avait pas le droit de les mettre hors de sa main au préjudice de leurs priviléges, dont l'un portait expressément que Villefranche serait inséparablement unie au domaine de la couronne de France. Ils poussèrent même l'excès de leur mécontentement jusqu'à fermer les portes de leur ville aux officiers du nouveau seigneur. Ce ne fut que par la force que le prince de Tarente parvint à se faire reconnaître pour leur souverain. Il est d'ailleurs constant que Louis XI fut obligé d'interposer plusieurs fois son autorité pour les ramener dans les bornes d'une obéissance dont ils s'écartaient à chaque instant. C'est ainsi que Villefranche s'indignait de la servitude ; la tranquillité ne se rétablit dans son sein que lorsque le roi légitime vint terminer sa longue désolation.

Mais Villefranche n'est pas seulement recommandable par toutes ses courageuses résistances et par sa vieille fidélité pour ses rois ; dans tous les temps on a vanté son amour pour les lettres, de même que son ardeur à profiter des lumières de la civilisation, sans jamais en prendre les vices. On trouve dans le recueil des manuscrits du président Doat des lettres de Julien, évêque de Sabine, cardinal du titre de saint Pierre - aux - Liens, grand-pénitencier du pape en France, par lesquelles, suivant le pouvoir à lui donné par Sixte IV, il ordonne aux abbés de Locdieu, Beaulieu, et au prévôt de Villefranche, de conserver dans ladite ville l'école qui s'y trouvait depuis un grand nombre d'années, et où l'on enseignait la grammaire, la logique, les beaux-arts, même la musique; et d'en choisir le recteur. On disait, à cette époque comme aujourd'hui, qu'instruire l'homme, c'était l'améliorer. Ainsi, quand la lumière des sciences vacillait en Europe, son flambeau se conservait dans une petite ville presque ignorée du reste de la France. (5)

D'après le goût que la cité de Villefranche

a constamment manifesté pour la culture des connaissances humaines, il n'est pas surprenant qu'elle ait vu naître dans son sein des hommes doués de tous les genres d'instruction et de gloire. C'est dans ses murs qu'a reçu le jour l'illustre Polier, premier chevalier de l'ordre du Coq, qui rendit les services les plus signalés dans les guerres contre les Anglais, sous le commandement du comte de Toulouse. A ce beau nom dont la France s'honore, il faut joindre celui de Pons de Gautier, seigneur de la forteresse de Domairan, l'un des plus vaillans capitaines des croisades. Dans des temps plus modernes, c'est à Villefranche que naquit le maréchal de Belle-Isle, petit-fils de l'infortuné Fouquet, surintendant des finances, dont la disgrâce a été si célèbre. Il paraît, du reste, que cette illustre famille n'était point étrangère à la province du Rouergue, et personne n'ignore que c'est encore à Villefranche que madame Fouquet, mère du surintendant, bisaïeule du maréchal, femme d'une rare piété, fit imprimer un ouvrage qui a pour titre : *Recueil de recettes choisies, expérimentées pour la guérison des maladies, etc.* Enfin la même ville a produit deux hommes aussi distingués par la beauté de leur caractère que par les qualités de l'esprit et de l'âme : le docteur Dubreuil, savant médecin, et Pechméja, auteur du roman de *Télèphe*. Leur tendre amitié fit époque à Paris et dans la petite ville de Saint-Germain-en-Laye, où ils passèrent leurs derniers jours, et où ils moururent à peu de distance l'un de l'autre. Il ne faut pas oublier Valadier, leur contemporain, écrivain modeste, qui voulut vivre dans l'obscurité; mais qui dans la conversation était un modèle d'amabilité et de grâce (6).

Ainsi donc Villefranche n'est pas seulement glorieuse de ses actions, elle l'est de ses souvenirs. Dans les mêmes lieux où elle est située, il y avait jadis un couvent considérable de Templiers. On y remarque encore les vestiges des grottes où ils allaient se reposer. Leurs biens furent donnés dans la suite à l'ordre de Malte ; de là vient que postérieurement les acquéreurs de ces biens payaient aux commandeurs de cet ordre des rentes qui n'ont été abolies qu'à l'époque de la révolution française.

Il est d'autres faits qu'il serait peut-être intéressant de reproduire. M. Lacabane, jeune jurisconsulte, aussi intéressant par sa modestie que par sa vaste érudition, a bien voulu faire sur les antiquités de Villefranche des recherches curieuses, desquelles il résulte que cette cité avait jadis une importance qu'elle a perdue de nos jours. Le danger qu'il y avait, dit-il, de voir les soldats anglais des compagnies qui désolaient le pays, enlever, dans le transport qui s'en faisait ailleurs, les matières d'argent qu'on retirait des mines de la province, porta le duc d'Anjou à faire convertir, sur les lieux mêmes, ces matières en espèces courantes.

Ce prince, par lettres du mois de décembre 1371, confirmées par Charles V, établit en conséquence un hôtel des monnaies à Villefranche. On voit dans ces lettres que cette ville est qualifiée de lieu fort, considérable et antique : *et etiam quòd est locus fortis et magnus, notabilis et antiquus.* Villefranche n'a plus ses richesses ni ses anciennes ressources : mais la bonté de ses mœurs lui est restée, mais elle est toujours dans un pays où la nature est puissante et féconde : nul doute qu'on ne tirât un grand parti de sa situation , si les circonstances la favorisaient.

Revenons à cette peste mémorable , qui est l'objet spécial de ce préambule historique. C'est surtout pendant cette longue calamité qu'on aime à voir les principes de la plus pure morale dénués de toute spéculation et de tout intérêt privé. Chaque individu s'y honore par les résolutions les plus courageuses. Au sein d'une catastrophe qui tend à dégrader toutes les âmes, jamais les lois inflexibles du devoir ne furent un instant suspendues ; rien n'interrompait la marche des sentimens les plus généreux. Aucun homme n'aurait voulu commettre une mauvaise action pour prolonger de quelques jours son existence : nulle part l'égoïsme ; partout les émotions secourables de la pitié. Certes, on est glorieux d'appartenir à l'espèce humaine, quand on contemple ces penchans estimables, ces mouvemens forts et passionnés que la nature inspire, que la religion conduit et sanctifie. Il n'y a que les fausses vertus qui s'éteignent au milieu des malheurs publics : celles qui dérivent d'une source divine n'en brillent que davantage, quand elles sont à l'épreuve de l'adversité.

NOTES.

(1) C'est Raymond de Saint-Gilles, comte de Toulouse, qui jeta les premiers fondemens de la cité de Villefranche. Ce grand et pieux guerrier, immédiatement après la publication de la première croisade par le pape Urbain II, dans le concile de Clermont, eut occasion de traverser le Rouergue. Il allait, dit-on, à l'abbaye de la Chaise-Dieu, en Auvergne, pour implorer le secours de saint Robert, son patron, aux reliques duquel il avait une dévotion singulière. Il était accompagné d'un certain nombre de chevaliers qui devaient partager ses périls dans son pélerinage en Palestine. Il fut frappé d'une agréable surprise à l'aspect d'un site particulier qu'il remarqua sur les bords de l'Aveyron, et qu'il jugea très propre à l'emplacement d'une ville. Cédant alors à sa première inspiration, ainsi qu'aux instances de plusieurs gentilshommes du pays, tels que les Gautier, les Morlhon, les Polier, etc., il ordonna de construire en ce même endroit une *bastide*, comme on s'exprimait alors. Toutefois, son prompt départ pour la Terre-Sainte l'empêcha de donner suite à son projet, et cette *bastide* ne fut long-temps qu'un simple bourg. Mais, en 1252, Alphonse, comte de Poitiers, et frère de Saint-Louis, l'agrandit considérablement, et l'éleva au rang de ville ; de là vient que plusieurs auteurs le considèrent comme en étant le véritable fondateur. C'est à

tort d'ailleurs qu'il est dit dans les *Fastes consulaires de Ville-*
franche, que ce n'est qu'à son retour du concile de Clermont
que le comte Raymond remarqua et détermina la situation
de la cité qu'il voulait établir, puisqu'il est historiquement
prouvé que ce prince n'assista point à ce concile. Il se con-
tenta d'y envoyer des ambassadeurs pour annoncer au pape
Urbain II que lui et ses principaux vassaux avaient pris la
croix et faisaient leurs préparatifs de départ. J'ai, du reste,
sous les yeux un excellent mémoire de M. Lacabane, où tous
ces points d'érudition sont parfaitement discutés.

(2) Voici l'inscription qui constate cette grande mortalité,
et qu'on lisait alors sur le mur oriental du couvent de Sainte-
Claire :

Hic ad octo millia civium francopolitanorum corpora sepulta
jacent, qui, anno 1628, ab initio maii ad finem septembris,
peste urbem depopulante, è vivis erepti sunt. Horum sepultura
his muris circumdata est anno 1630, consulibus Petro Po-
mairols, regis conciliario, ac ejusdem in provinciâ ruthenensi
quæstore, Claudio de Bruyères, doctore medico, Dominico
Alcouffe et Joanne Rivière, procuratoribus.

Bene precare, viator.

Il est utile que l'on sache que Pierre de Pomairols, mentionné dans l'inscription ci-dessus rapportée, n'est pas celui
dont il s'agit dans la relation que je vais donner de la peste
de Villefranche. Le magistrat qui rendit les plus grands ser-

vices pendant la durée de cette désolante épidémie, est Jean
de Pomairols, juge criminel au sénéchal et présidial de Villefranche. Pierre de Pomairols était du reste pareillement un
homme très recommandable ; il était receveur pour le roi
dans le bas pays de Rouergue, et fut élu premier consul. Si
je fais cette remarque, c'est pour relever une inexactitude
qui se trouve à ce sujet dans les Mémoires de l'abbé Bosc.
Au surplus, les meilleures annales que l'on puisse consulter
sur l'histoire de notre ville, sont celles qui se trouvent entre
les mains de M. Drulhe, adjoint à la mairie depuis beaucoup
d'années ; je dois à ce respectable citoyen un témoignage public de gratitude pour les faits intéressans qu'il a bien voulu
me communiquer. J'ai obtenu aussi des renseignemens précieux de M. Rolland, magistrat très honorable, attaché au
tribunal de Rodez ; de M. Dufour, jeune avocat qui commence
sa carrière avec distinction, à Villefranche, et de M. Auzouy,
habile médecin de Rignac, dont la famille honorée est en
possession de l'art d'Esculape depuis le règne de Henri IV.

(3) Durant de Pomairols, martyr de la plus noble des
causes, fut indignement massacré dans les guerres des huguenots contre les catholiques. Le corps de cet illustre citoyen,
qui est un des aïeux de celui dont il sera question dans la
peste de 1628, fut redemandé et obtenu par les habitans
de Villefranche. Il fut porté avec grande pompe à l'église des
religieux Augustins, et inhumé dans la chapelle de Saint-
Nicolas, où se trouvait le tombeau de ses pères. Ce grand

citoyen avait un frère porte-cornette dans la compagnie d'hommes-d'armes du capitaine Vabergues. Le petit-fils de Durant de Pomairols eut plusieurs enfans dont l'aîné suivit la carrière de son père, et deux autres prirent celle des armes. L'un y mourut jeune ; l'autre devint lieutenant-colonel du régiment des chevau-légers de Choiseul-Gouffier, et fut tué en 1672 devant la ville de Mastricht que les Français assiégeaient. En outre, cette famille constamment honorée a fourni un nombre considérable d'officiers de tout grade, blessés ou morts au champ d'honneur : dix-sept d'entre eux ont été décorés de la croix de Saint-Louis.

(4) Les principaux priviléges jadis accordés à la cité de Villefranche par lettres du duc d'Anjou, datées du mois de mai 1369, confirmées par celles du mois de juin 1370, sont les suivans :

1°. Villefranche sera inséparablement unie au domaine de la couronne ;

2°. Les coutumes et priviléges qui lui ont été donnés par les rois de France, et les autres seigneurs de cette ville, sont confirmés ;

3°. Villefranche sera le siége (ainsi qu'elle l'avait été par le passé) du sénéchal, du juge majeur et du trésorier royal de la sénéchaussée du Rouergue ;

4°. Les consuls de Villefranche sont seuls juges civils et criminels de cette ville et de ses dépendances ;

5°. Les consuls de cette ville pourront instituer quatre

sergens qui porteront des bâtons aux armes du roi et de la ville, et qui exécuteront les ordres qui leur seront donnés de la même manière que les sergens royaux ;

6°. Pendant dix ans les habitans de Villefranche seront exempts de tous impôts ;

7°. Pendant dix ans la ville et les habitans de Villefranche seront exempts des droits de francs-fiefs, qu'ils paieront cependant, s'ils acquièrent des justices, des châteaux et des hommages, etc.

Il serait trop long de faire l'énumération des autres franchises et priviléges dont jouissait Villefranche, et qui lui furent long-temps conservés.

(5) Je dois consigner ici, comme un titre de gloire, une pièce tirée d'un manuscrit de Doat, qui prouve que Villefranche avait une école publique dans les temps les plus anciens de son existence :

Tertio nonas augusti 1481.

Julianus miseratione divinâ episcopus Sabinensis, cardinalis sancti Petri ad Vincula nuncupatus, Domini nostri papæ major pœnitentiarius in Franciâ et nonnullis aliis regnis, provinciis et dominiis apostolicæ sedis legatus; venerabilibus in Christo patribus Locidei et Belliloci monasteriorum abbatibus ac dilecto nobis in Christo præposito ecclesiæ beatæ Mariæ Villefrancæ Ruthenæ diœcesis, salutem in Domino. Cùm intentæ considerationis indagine perscrutamur, quod per litterarum studia viri suscrescunt scientiis conditi, nominis quoque divini, necnon catholicæ fidei cultus protenditur, ac omnis conditionis humanæ prosperitas adaugetur; votis illis gratum libenter præstamus auditum, per quæ singulis studio hujusmodi quærendo Christi fidelium opportunitatibus consuli valeat, et studio ipsa potioribus fulto cultoribus continuo suscipiunt incremento; cùm itaque sicut exhibita nobis nuper pro parte dilectorum nobis in Christo consulum et communitatis oppidi Villæ Francæ, ruthenensis diœcesis, petitio continebat à tanto tempore de cujus initio et contrario hominum memoria non existit, in dicto oppido solemnis et particularis schola in quâ scholares et pueri ejusdem oppidi ac confinium illius, in grammaticali, logicali, musicali, et aliis artibus ac scientiis, laudabiliter erudiri, et instrui, ac ab eodem tempore rector sive magister ejusdem scholæ à consulibus prædictis, et pro libito ipsorum eligi, et removeri consueverunt, constituta et hactenùs observata extiterit; pro parte dictorum consulum nobis fuit humiliter supplicatum, ut deinceps ipsam scholam inibi continuari faciendi, et rectorem ipsius scholæ eligendi, et removendi, ipsique rectori in dictâ scholâ pueris et scholaribus existentibus de præsenti et deinceps advenientibus per se, vel alium, grammaticam, logicam, musicam et alias artes hujus modi legendi et docendi; salaria moderata recipiendi, et scholares ac pueros prædictos, si in aliquo deliquerint, corrigendi, et alia faciendi et exercendi, quæ ad regimen scholarium pertinere noscuntur eisdem consulibus, et rectori pro tempore existentibus licentiam et facultatem concedere dignaremur. Nos itaque, qui humanæ conditionis eruditionem nostris potissimè temporibus adaugeri peroptamus.

hujusmodi supplicationibus inclinati, discretioni vestræ auctoritate apostolicâ nobis concessâ per litteras sanctissimi in Christo patris et Domini nostri Domini Sixti, divinâ Providentiâ papæ quarti, quarum transumptis, *idem Dominus noster fidem decrevit indubiam adhiberi mandamus; quatenùs vos, vel duo aut unus vestrûm, si est ità, scholam prædictam continuari faciendi, et rectorem ipsius scholæ eligendi, et removendi, rectorique pro tempore existenti in dictâ scholâ pueris et scholaribus existentibus de præsenti et deinceps advenientibus per se, vel alium, grammaticam, logicam, musicam et alias artes prædictas legendi et docendi, ac salaria moderata recipiendi, et pueros ac scholares prædictos, si in aliquo deliquerint, corrigendi, et alia faciendi, et exercendi, quæ ad regimen scholarium pertinere noscuntur, eisdem consulibus* rectoribus, *et rectori pro tempore existentibus, ordinarii loci et alterius cujuscumque super hoc licentia minimè requisita, licentiam et facultatem concedatis, et nihilominùs dictis consulibus et rectori pro tempore existentibus in præmissis assistentes non permittatis eos per quempiam super præmissis in aliquo molestari seu perturbari, etc., etc., etc. Datum Avinioni anno incarnationis dominicæ millesimo quadringentesimo octuagesimo primo, tertio nonas augusti, pontificatûs ejusdem domini nostri papæ anno decimo.*

(6) Villefranche n'est pas la seule ville du Rouergue qui ait produit des hommes recommandables. Dans tous les temps, cette province a été fertile en esprits de l'ordre le plus élevé

et d'un mérite universellement reconnu. Il serait trop long de consigner ici la liste de ceux qui ne sont déjà plus, et dont toutes les biographies font mention. Je me borne à parler de ceux qui vivent. C'est en effet cette contrée qui a vu naître l'éloquent évêque d'Hermopolis, auquel on doit d'avoir régénéré toute la jeunesse de France par les trésors de son enseignement, et de lui avoir communiqué les plus généreuses inspirations; M. de Bonald, écrivain fécond, original, qui a ramené la philosophie à sa destination la plus sublime, à ce qu'elle exprime véritablement, à l'amour de la sagesse et de la vertu; M. Laromiguière, qui s'est montré si clair et si lumineux dans sa profonde analyse des sensations et des idées; M. Valette, professeur au collége de Saint-Louis, qui, jeune encore, brille déjà par l'élévation autant que par la pureté de ses doctrines; M. Monteil, auteur d'une excellente topographie du département de l'Aveyron; M. Planard, dont les ouvrages dramatiques ont été justement applaudis; M. le président de Gaujal, historien du Rouergue, qui s'est rendu cher à sa patrie par le digne monument qu'il vient de lui élever; le respectable abbé Périer, instituteur des souds-muets ; M. le baron Capelle, qui joint à une connaissance étendue des lettres et des arts des talens si remarquables pour l'administration des affaires publiques; M. Dubruel, député fidèle et constamment courageux, qui, dans les temps les plus difficiles, a rendu des services signalés à la religion; M. le marquis de Bournazel, dont le beau caractère et la loyauté toute française rappellent si bien les vertus antiques de ses aïeux ; M. de Galy, évêque de Carcassonne ; M. de Morlhon, archevêque d'Auch ; M. l'abbé Mazars ; M. l'abbé Carrière ; M. Auguste Auzouy, devenu en si peu de temps l'un de nos plus savans légistes ; M. le général Higonet ; M. le comte de Monstuéjouils, neveu de l'estimable abbé de ce nom , qui fut si cher à Louis XVIII ; M. le comte Maurice Mathieu ; MM. de Séguret, Clausel de Coussergues, de Lauro, Rodat, Cabrières, Monseignat, Foulquier ; M. Girou de Buzaraingues, auquel on doit plusieurs Mémoires très intéressans sur l'économie rurale ; M. Vaïsse de Villiers, auteur de plusieurs écrits qui ont obtenu des distinctions honorables ; M. le vicomte de Corneillan , M. le comte Dulac, et M. de Campmas, administrateurs devenus si chers à la cité de Villefranche par tout le bien qu'ils y ont opéré, etc. Il est d'autres noms que je pourrais citer, parce que ceux qui les portent ont pareillement contribué à rétablir l'ordre dans les idées morales.

J'ajoute qu'on a eu tort d'avancer que les Rouergats ont plus d'aptitude pour les sciences que pour les beaux-arts, puisque la musique a été cultivée par eux depuis un temps immémorial ; s'ils ont négligé la sculpture et la peinture, c'est parce qu'ils ont manqué de maîtres. Toutefois les belles médailles de M. Gayrard et les paysages de M. Richard prouvent qu'ils ont à un très haut degré le talent de l'imitation. Dans des lieux où la nature parle avec tant d'énergie, il est impossible qu'on n'ait pas le sentiment de tout ce qu'elle peut inspirer.

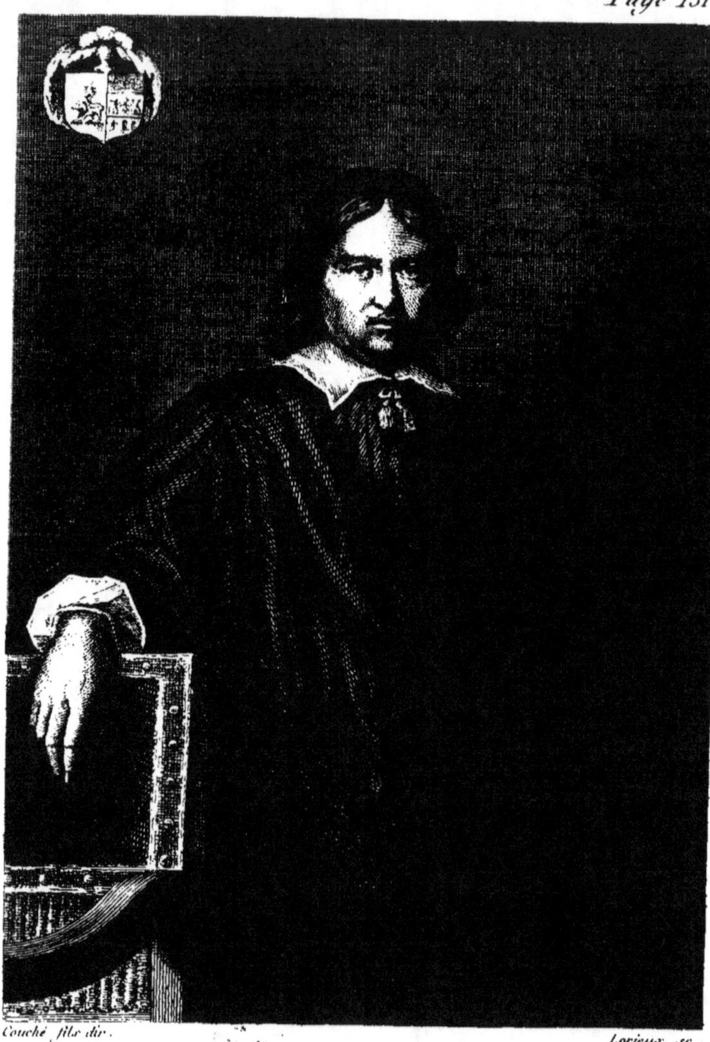

Le Magistrat Jean de Pomairolle.

LES PESTIFÉRÉS

DE VILLEFRANCHE,

OU

HISTOIRE DU MAGISTRAT POMAIROLS.

(*Fig.* v.)

En France, il est beaucoup de provinces où l'on n'a besoin ni de livres ni de chroniques pour rappeler les faits qui peuvent intéresser une ville, un bourg, un hameau ; les traditions ne s'y perdent jamais, à la faveur des entretiens du soir. Il n'est pas un vieillard qui, pour gagner le sommeil ou charmer les ennuis de la veillée, ne raconte à ses enfans l'histoire complète de leur pays. Ces derniers suivent l'exemple de leurs prédécesseurs. Quand on altère un récit dans une famille, on le rectifie dans une autre. C'est ainsi que tout se confie au souvenir ; c'est ainsi que tout se conserve et se transmet religieusement dans des lieux où tous les cœurs sont vrais, où toutes les mémoires sont fidèles.

Je me propose de consigner ici un de ces événemens extraordinaires tel qu'il m'a été communiqué dans ma jeunesse, et dont une population entière pourrait garantir l'authenticité. Il prouvera qu'au sein des calamités les plus désastreuses, l'humanité s'élève parfois jusqu'au dévouement le plus héroïque ; que l'amitié, l'amour maternel, la piété filiale, etc., perdent rarement leurs droits ; que, dans les cas les plus désespérés, tous les sentimens généreux qui distinguent l'homme des animaux combattent avec une énergie digne d'admiration. Thucydide fait lui-même cette remarque, lorsqu'il nous trace le tableau de cette peste fameuse qui pénétra dans Athènes par le Pirée, et qui résista à tout l'art d'Hippocrate.

On a beaucoup écrit sur les divers fléaux qui ont désolé le monde; mais on n'a presque rien dit de la maladie pestilentielle qui jadis dépeupla Villefranche d'Aveyron, et dont les détails sont si touchans ; ces détails sont comme relégués dans de vieux manuscrits, ou dans les registres de cette intéressante cité. Un seul auteur contemporain, Durand de Monlauseur, observateur exact et qui mériterait plus de renommée, a publié un court manifeste qu'on retrouve encore dans les bibliothéques de nos anciens châteaux. (1)

J'ai recueilli pour mes lecteurs les principales circonstances de cette déplorable histoire. On verra que, lorsqu'il s'agit de détourner un grand malheur, la pitié, cette faculté instinctive du cœur humain, source intarissable de mille biens, est plus efficace que toutes les lois. Il n'y a que les passions qui soient communicatives. La prudence même, si elle veut se faire écouter avec fruit, doit emprunter leur secours ; il faut imiter la nature, qui nous intéresse aux maux de nos semblables par un sentiment aussi doux qu'il est irrésistible.

Villefranche, qui fut le siége de l'affreuse peste dont je vais parler, est une cité peu étendue, mais fort agréable par sa position. Elle est bâtie au confluent de deux rivières, dont le cours rapide n'est point sans quelque charme pour l'observateur (2). Elle est contenue dans une vallée riante, autour de laquelle s'élèvent des collines fertiles qui semblent la préserver des orages et des autres calamités atmosphériques. La Suisse, tant préconisée par ceux qui la visitent, n'offre pas de site plus pittoresque ni de paysage plus attrayant. La vue se repose surtout avec volupté sur la jolie plaine du Radel, dont l'Aveyron baigne les bords et rafraîchit la verdure. Cette plaine est voisine d'un coteau où rampent des vignes fécondes que les habitans cultivent avec gaîté. Les brouillards

viennent rarement troubler ce beau ciel,
et les vents n'y soufflent que pour le pu-
rifier.

L'intérieur des murs de la ville renferme
une multitude d'ouvriers diligens qui s'exercent sur différens métaux, comme matière
première de leur travail. Le bruit des mar-
teaux qui rendent le cuivre malléable anime
cette population naturellement vive, affable
et spirituelle. On y fabrique aussi des toiles
qui sont d'une utilité précieuse pour l'économie domestique et pour la marine. La cité
de Villefranche est fameuse, dans cette
contrée méridionale de la France, par ses
bosquets, ses jardins, ses prairies, ses ruis-
seaux, ses colombiers, ses fêtes, ses processions, son urbanité. Dans la saison de l'été,
quand les nuits sont éclairées par la pleine
lune, on rencontre souvent de joyeux vigne-
rons qui parcourent les rues en fredonnant
dans leur patois des chansons dont ils sont
eux-mêmes les inventeurs. (3)

Ce fut en 1628, dans le mois d'avril, que la peste vint semer l'épouvante parmi les habitans de Villefranche. On assurait alors que cette maladie arrivait du septentrion, et qu'elle avait successivement parcouru Saint-Flour, Aurillac, Cahors, Figeac, d'où elle se propageait vers le midi, et principalement vers la belle contrée du Languedoc. Cette année, du reste, fut tristement signalée par une multitude de fléaux épidémiques qui éclatèrent presque en même temps dans plusieurs villes de l'Europe.

Quand nous sommes accablés d'un grand malheur, il semble que nous nous soulagions de son poids en le rapportant à quelque cause manifeste. Les astrologues, qui étaient encore très nombreux au commencement du dix-septième siècle, ne manquèrent pas d'attribuer ce terrible phénomène à l'apparition d'une comète qui eut lieu à cette époque et qui devint l'objet de toutes les conversations.

La contagion dont il s'agit ressemblait d'ailleurs à ces pestes de l'antiquité dont les historiens nous ont laissé des tableaux si hideux et si effrayans. C'était un égarement frénétique du cerveau, un feu dévorant qui gagnait les entrailles après avoir vivement affecté la tête, une soif brûlante qui contraignait les malades à s'échapper de leur lit pour aller en chancelant s'abreuver à des sources impures, un frissonnement convulsif de tous les membres ; souvent une impuissance absolue de se mouvoir, une paralysie de tout le système sensible ; des sensations étranges et toujours importunes, des angoisses déchirantes qui simulaient les effets sinistres des poisons les plus redoutés, des anxiétés qui semblaient suspendre la respiration. La peau de ces infortunés était souillée par des taches livides et par d'autres signes horribles que la plume se refuse à décrire. La fièvre ardente qui les consumait altéra, chez la plupart d'entre eux, le cours régulier de la raison. Presque aussitôt des maux fantastiques vinrent se joindre à tant de maux réels : les terreurs les plus vives s'emparèrent de tous les esprits ; durant la nuit les malades étaient agités par des rêves sinistres, et se croyaient voués à la colère céleste.

On peut même ajouter que ce délire glaçait d'effroi tous les spectateurs ; je ne connais rien de plus lamentable que de voir des êtres que l'on chérit, livrés tout à coup à tous les désordres d'une imagination aliénée, ne plus reconnaître la voix de leurs proches, ne plus répondre à leur empressement ; mieux vaudrait trouver son ami glacé par le froid de la mort. Or, ce symptôme fatal se présenta fréquemment dans la peste de Villefranche : un jeune homme était vivement épris d'une belle personne qui le payait d'un tendre retour ; la contagion épidémique attaqua l'amant, qui guérit par les soins éclairés qu'on lui prodigua ; mais, à l'époque de son rétablissement, il ne put reconnaître celle qui était depuis long-temps promise à ses vœux. Il passa les restes d'une trop longue vie dans un état de stupeur et dans une pitoyable imbécillité.

Mon intention n'est point de rapporter ici tous les affreux symptômes qui signalèrent la marche de ce fléau dévastateur : l'unique objet de cette relation est de rappeler quelques circonstances qui développèrent dans toute leur énergie les plus nobles sentimens qui puissent honorer l'espèce humaine. Je veux, en quelque sorte, ressusciter la gloire d'un magistrat modeste, qui, dans les temps les plus désastreux, puisa ses lumières dans son cœur, et rendit à sa patrie des services que la renommée aurait dû préconiser avec plus d'éclat ; je veux raconter ce qu'il mit en œuvre pour tempérer des maux qui sont au-dessus de tout pouvoir humain, et pour réparer les effets de la destruction. Au milieu d'un danger public, on aime à voir l'homme de bien lutter courageusement contre l'infortune. Quand tous les cœurs sont resserrés par la crainte, on admire avec transport ces âmes privilégiées qui conservent leur flamme et leur chaleur. Ce spectacle console des crimes de l'égoïsme et de la corruption de l'humanité.

Ainsi que la lèpre, la peste est un mal jusqu'ici invincible. Elle ressemble à ces ouragans qui déracinent les arbres, à ces vastes incendies dont aucun effort ne saurait triompher. On peut comparer ses prompts et inévitables ravages à ceux qui résultent des autres grandes catastrophes de la nature, tels que les tremblemens de terre, les éruptions volcaniques, les trombes, les éclats du tonnerre, les inondations, les longues sécheresses, les chaleurs immodérées, les froids excessifs, la nielle qui prive les arbres de leurs fruits, les charbons des végétaux, les épizooties, les famines, la multiplication funeste de certains insectes, etc.

Les jours de peste ressemblent aux jours de justice du Créateur; des villes entières sont ensevelies et comme frappées par un trait invisible. Au milieu de ces calamités déplorables, l'homme tourne vainement ses regards vers le ciel; il n'aperçoit dans les airs aucune trace de la colère de Dieu. Les vents se taisent; le soleil répand ses rayons sur la nature entière. La foudre n'a pas grondé; aucun météore menaçant ne s'est montré dans l'espace; les jours ne sont pas moins purs que de coutume; les nuits ne sont pas moins douces; les fleurs brillent; la nature étale ses plus riches productions; et pourtant l'homme succombe de toutes parts; les douleurs succèdent aux douleurs; l'homme seul gémit quand tous les animaux sont dans la joie; pour lui seul, le cours de la providence semble momentanément suspendu.

Depuis long-temps on aurait dû prévoir l'arrivée de la peste dans Villefranche; car plusieurs villes d'alentour en étaient déjà

infectées. Ce fut un homme décédé presque
subitement qui causa les premières alarmes ;
sa maison fut aussitôt fermée par ordre supérieur et signalée au peuple comme un lieu
infect. Insensiblement la contagion se pro-
pagea ; plusieurs personnes perdirent la vie ;
on constata leur genre de mort par une visite des gens de l'art ; on ensevelit leurs corps
avec des précautions infinies ; leur cercueil
fut traîné jusqu'au cimetière avec de longues
cordes auxquelles se trouvaient attachés des
crocs de fer. Tous les citoyens étaient con-
sternés ; la cloche n'annonçait plus que des
funérailles.

Il arriva à Villefranche ce qu'on avait
remarqué à Milan et dans d'autres lieux ;
plusieurs personnes ignorantes s'obstinaient
à ne pas croire à la contagion. Un incident
particulier excita surtout une grande ru-
meur parmi le peuple : une jeune fille était
morte de la peste sans avoir voulu révéler
son mal ; l'un des magistrats ordonna aussitôt

la visite du corps et la clôture de la maison : cette détermination rigoureuse déplut à la multitude. Un homme dans la vigueur de l'âge, mais aussi imprudent que téméraire, dominé par une aveugle fureur, s'approcha avec des paroles menaçantes; il se promenait avec une agitation extraordinaire; il prétendait que la peste n'était nulle part et que l'on voulait décrier la ville; toutes ses expressions étaient offensantes pour l'autorité.

Dans une semblable conjoncture, il suffit souvent d'un individu pour troubler toute l'harmonie du corps social; les oisifs ne cherchent que des prétextes pour se livrer à la rébellion et méconnaître le frein du devoir; les séditions grossissent comme les nuages. On remarquait, principalement dans les rues du quartier le plus infecté, des groupes de vieilles femmes qui vociféraient comme des furies; les mendians s'attroupaient; leurs murmures confus et les haillons de leur indigence produisaient sur les spectateurs l'impression la plus douloureuse; le tumulte allait toujours croissant; on avait déjà menacé les jours du médecin délégué pour constater le nombre et la situation des pestiférés; déjà même les ordres des consuls avaient été méprisés : il ne faut point un esprit vulgaire pour ramener le calme au milieu de tels désordres.

A cette époque vivait un des citoyens les plus recommandables que Villefranche ait jamais possédés; je veux parler de Jean de Pomairols, conseiller du roi et juge criminel au sénéchal et siége présidial du Rouergue. Cet homme, incomparable dans l'art de gouverner les âmes, n'eut qu'à se montrer; sa noble figure, sa réputation, l'ascendant de ses vertus, suffirent pour intimider les plus turbulens. « Mes amis, leur dit-il, le fléau qui nous accable vient du ciel! si vous voulez que Dieu nous pardonne, éloignez-vous à l'instant et laissez-vous diriger par des magistrats qui vous aiment. » A ces simples paroles, l'émeute se dissipa. Depuis cet instant, Pomairols devint en quelque sorte le dieu protecteur de cette commune, et tous les cœurs lui furent acquis ; le salut de la ville entière fut confié à ses bons soins.

Sur ces entrefaites, il s'était formé à Villefranche un conseil pour délibérer sur les précautions sanitaires : ce conseil se composait de citoyens choisis dans les trois ordres de la société. Les sages mesures qu'il adopta auraient dû servir de modèle dans tous les lieux de la France où le fléau se manifestait. On commença d'abord par suspendre toutes les relations qui pouvaient devenir dangereuses ; on plaça des archers à toutes les portes de la ville, pour en interdire l'entrée aux personnes suspectes. Tout individu atteint de la peste ressemble à l'ennemi du genre humain ; on le fuit quand il est vivant ; on a horreur de ses dépouilles quand il est mort ; on abandonne aux flammes tout ce qui a pu lui être de quelque usage.

On refusa en conséquence de recevoir les marchandises, particulièrement les étoffes qui pouvaient servir de réservoir à l'infection ; on ne laissait passer que les comestibles, tels que le pain, le froment, les viandes fraîches, les légumes, le vin, les fruits, et l'huile de noix dont on fait une grande consommation dans le pays, pour éclairer l'intérieur des maisons et préparer les alimens ; le vinaigre surtout était devenu un objet très recherché des malades, et qu'on se procurait à tous prix. On n'osait ouvrir les lettres qu'après les avoir préalablement imprégnées de cette liqueur purifiante.

Un des premiers soins de ce conseil de salubrité fut aussi d'arrêter le vagabondage, en séquestrant tous les mendians dans les maisons des riches qui s'étaient retirés à la campagne. Quelques uns d'entre eux furent employés pour nettoyer les rues ou pour d'autres travaux relatifs à la santé publique ; ce qui était d'autant plus nécessaire, que la ville nourrit chaque année une quantité immense de pourceaux dont la chair est très employée dans les usages économiques.

Afin de mieux intercepter les communications funestes, on ferma le palais de justice, ainsi que les églises, où tout le monde se rendait pour y trouver un refuge et implorer la miséricorde du Créateur ; on empêcha pareillement les réunions qui avaient lieu sous les quatre arceaux qui environnent la grande place. Des quarantaines furent ordonnées ; on ne se parlait qu'à la fenêtre ou à travers des palissades ; on se saluait affectueusement, mais à une certaine distance. Cette contrainte continuelle n'était pas un des moindres supplices des habitans, qui sont naturellement affables et communicatifs. L'homme du Midi fait son bonheur de la vie de relation ; il est doué d'une activité expansive qu'il lui est bien difficile de concentrer.

Pendant que d'habiles magistrats veillaient

à la sûreté de la ville, la générosité publique s'exerçait dans tous les sens. Pomairols donnait son linge, ses provisions et jusqu'à ses meubles pour soulager les indigens. Le conseiller Vaïsse, le chanoine Destampes, venaient offrir leurs maisons et leurs jardins pour en faire un asile aux pestiférés; d'autres citoyens s'empressaient de céder à la commune des propriétés qui pouvaient convenir dans cette fâcheuse circonstance; les prêtres, les religieux de divers ordres, accouraient également pour faire hommage de leurs services et porter leurs consolations aux affligés.

Le courageux Durand de Monlauseur se multipliait en quelque sorte comme la maladie; même au sein des ténèbres de la nuit, il allait exercer sous les plus humbles toits sa fonction périlleuse; son ardeur infatigable créait à chaque instant de nouveaux secours; et quand ses efforts étaient impuissans, il ralentissait du moins le cours de

l'horrible contagion en isolant ses victimes.
Laval et Bruyères se signalèrent par des
prodiges de zèle. Le médecin Rivière, vieillard impotent, mais qui n'avait aucune infirmité de l'esprit, ne voulut point que ses
derniers momens fussent inutiles à la patrie;
il se fit transporter sur une chaise au milieu
des pestiférés pour les assister de ses conseils.

Des femmes vertueuses vendaient leurs
bijoux pour les transformer en aumônes,
s'occupaient à faire des quêtes, préparaient
des bouillons pour les pauvres. On se souvient dans le pays que l'une d'entre elles,
née dans un rang très élevé, voulut adopter
un enfant que la peste avait privé de sa
mère ; on ajoute que Dieu lui fit la grâce de
le sauver, et qu'elle le conserva au milieu
de sa propre famille comme un dépôt sacré.
Un vieillard célibataire légua tout son bien à
deux orphelins qui avaient éprouvé le même
malheur. Les exemples de dévouement se
multipliaient de plus en plus.

Il serait difficile de décrire toutes les scènes touchantes d'amitié, de compassion, qui eurent lieu à cette époque; l'égoïsme et l'avarice ne se montraient guère dans une ville où les mœurs avaient conservé toute leur simplicité première : on remarqua même quelques familles ennemies que la pitié réconcilia par les services mutuels qu'elles eurent occasion de se rendre. Il y avait cette différence, relativement à ce qu'on avait observé dans les autres pestes, qu'ici tous les citoyens étaient sans défiance et qu'ils voulaient tous se secourir.

Durant la peste d'Athènes, les gens de la campagne venaient se réfugier dans la ville; durant celle de Villefranche, tous les gens de la ville se réfugiaient à la campagne. On a eu tort néanmoins d'avancer que les personnes riches s'étaient séparées des pauvres : c'est l'usage dans tout ce pays, que la classe aisée de la population passe une bonne partie de l'année dans ses métairies pour y surveiller les travaux rustiques ; et l'on était alors dans la belle saison. D'ailleurs, en partant, les propriétaires laissèrent leurs maisons ouvertes aux indigens. La crainte qu'ils éprouvaient ne fut donc en aucune manière nuisible à leurs concitoyens. Il faut même dire à leur louange qu'ils s'étaient totalement détachés de leurs biens pour les prodiguer aux familles pauvres, sur lesquelles le fléau s'était particulièrement appesanti : le malheur est comme la mort ; il rapproche toutes les conditions. D'une autre part, c'était une scène non moins touchante de voir les villageois exercer leur bienveillante hospitalité envers tous ceux qui fuyaient le théâtre de l'épidémie; ils allaient dans la campagne leur cueillir la sauge, la menthe et autres plantes odoriférantes auxquelles on attribuait alors une vertu préservative contre le mal pestilentiel.

Au milieu de cette ville désolée, deux hommes s'élevaient comme deux divinités tutélaires, Pomairols, dont j'ai déjà fait mention, et le père Ambroise, religieux de l'ordre de Saint-François, dont je ferai connaître plus bas les vertus et le sublime caractère. Tous deux bravaient les dangers, sans jamais quitter leur poste ; on admirait la prudence et l'intrépidité du premier, l'âme généreuse et compatissante du second. Pomairols conservait les propriétés de tous ceux que la crainte avait forcés de prendre la fuite ; mais le père Ambroise était, pour ainsi dire, une providence pour tous ceux qui étaient présens ; il les soutenait par ses exhortations. Ces deux hommes semblaient s'être partagé le domaine de la bienfaisance ; pendant que Pomairols chassait les malfaiteurs qui profitaient des désordres publics pour piller les maisons et usurper les dépouilles des morts, l'esprit du Seigneur semblait s'être réfugié dans le cœur du père Ambroise ; le magistrat intimidait les méchans ; le prêtre les convertissait.

Les services de Pomairols sont connus ;

son nom vit dans le cœur de ses concitoyens, et dans le monument qui perpétue la mémoire de ses bienfaits. Personne n'ignore que ce magistrat est d'autant plus digne de louange, que par ses soins éclairés la police fut beaucoup mieux faite à Villefranche qu'à Marseille, où la peste fit, à la même époque, des ravages extraordinaires. Mais il n'est pas inutile d'apprendre à mes lecteurs ce qu'était le père Ambroise, dont on a tant loué les vertus charitables, sans jamais les récompenser, sans doute parce que son royaume n'était pas de ce monde. Il semble du reste que des hommes qui ont déjà fait abnégation de tous les intérêts terrestres soient plus propres que d'autres à secourir les affligés.

Le nom du père Ambroise n'a point été mentionné dans les fastes de Villefranche; il n'est question de lui que dans un ancien manuscrit, qui fut long-temps conservé dans les communautés de sa profession. On y assure qu'il avait été militaire, et qu'avant d'embrasser l'état monastique, il était chevalier de l'ordre de Saint-Lazare, ordre si recommandable par le souvenir de ses bonnes actions, et qui figure avec tant de gloire dans les annales de l'humanité malheureuse. C'est la première des milices qui furent consacrées à la pitié; protectrice des lépreux, elle recueillait des malades que la société repousse, et que la honte environne.

Ainsi donc, par dévouement autant que par état, ce bon père Ambroise avait dès long-temps endurci son cœur et son âme à toutes les fatigues de la vie. Toujours calme et serein au milieu des plus violentes tempêtes, il voyait la mort sans effroi. Soutenu par Dieu, il payait à peine un tribut au sommeil. Il était doux, pacifique, bienfaisant comme la religion qui le guidait; le peuple le rangeait déjà parmi les saints. Les magistrats l'envoyaient partout où ils voulaient calmer la turbulence des oisifs qui se rassemblaient dans les lieux publics; la charité, qui pour

tant d'autres n'est qu'un devoir, s'était transformée chez lui en un zèle ardent qui le dévorait. Il se porta dans tous les lieux infectés,
et ne contracta jamais la peste ; il paraissait
invulnérable, et spécialement protégé par
la Providence.

On dit aussi que le père Ambroise était
doué d'une instruction peu commune, et
qu'il la développa avec quelque succès dans
une occasion si douloureuse. Rien n'égalait son activité ; sa pitié inépuisable pré-
sidait à tous les besoins. Pour neutraliser
le fléau, il fit allumer des feux comme on
l'avait pratiqué jadis dans la peste d'Athènes.
On mit en usage les fumigations avec des
baies de genièvre et autres substances odo-
rantes ; il regardait les frictions avec l'huile de
noix comme un des plus puissans préservatifs.

Ce fut le père Ambroise qui donna l'idée
de faire nourrir par des chèvres un certain nombre d'enfans que la peste venait

de priver de leurs mères. Quel spectacle plus attendrissant que celui d'une multitude d'orphelins étendus sur une chétive paille, et recevant à chaque instant du lait de ces impatiens animaux, que des femmes charitables étaient occupées à contenir ! (4)

Je pourrais citer d'autres faits qui prouveraient l'inépuisable philanthropie de ce vénérable religieux. Au quartier du Pech, on entendait des cris dans une maison obscure et qui tombait de vétusté ; c'étaient deux enfans qui, trop jeunes pour discerner la mort d'avec la vie, se lamentaient vainement, depuis plusieurs heures, auprès du corps inanimé de leur mère. Nul des habitans n'osait approcher de ce foyer pestilentiel. Mais l'intrépide père Ambroise ne balança point à pénétrer dans ce cloaque infect, pour ramener au jour ces victimes infortunées.

Il faut pourtant le dire à la gloire de Villefranche : Pomairols n'était pas seulement secondé par le père Ambroise. Le conseil de salubrité, dont nous avons parlé plus haut, se composait d'hommes si pieux et si charitables, que rien n'avait été négligé pour diminuer la somme des maux qui pesaient sur notre malheureuse ville. J'ai déjà dit qu'un membre du présidial avait offert sa maison et son jardin spacieux; que d'autres particuliers avaient également donné leurs maisons pour recueillir les malades; car personne n'ignore que l'isolement des pestiférés est d'une nécessité indispensable, pour borner la propagation du mal. L'emplacement dont on fit choix était d'autant plus commode, qu'il était voisin de l'antique ruisseau de la Bodomie, dont les eaux vont se perdre dans l'Aveyron; c'est là que de pauvres femmes, la tête couverte de leur feutre noir, venaient, à tous les momens du jour, laver le linge et les vêtemens qui devaient servir aux personnes atteintes de l'épidémie.

L'établissement formé par le conseil pouvait exister à part, sans aucune communication avec le reste de la ville. Non seulement on y avait construit des chambres particulières pour recevoir les individus infectés; mais chaque ordre de gens utiles à la conservation des autres y occupait un logement séparé. On y avait établi des boulangers, des bouchers, des cuisiniers pour apprêter les vivres, des serviteurs pour les distribuer, jusqu'à des parfumeurs pour désinfecter les dépouilles des morts et tous les objets qu'on croyait susceptibles de recéler quelque principe de contagion. On y voyait aussi des officiers chargés de faire la police, et un greffier qui enregistrait les hardes des malades, afin que rien ne fût dérobé. Tous ces employés vaquaient à leurs fonctions avec autant d'assiduité que de zèle. On avait réservé des logemens pour les médecins dont la présence était constamment nécessaire, ainsi que pour les pharmaciens qui préparaient les breuvages et exécutaient les prescriptions. Les religieux de Saint-François s'y étaient introduits par charité pour consoler les agonisans; aucun genre de secours n'avait été négligé. Non loin de là se trouvaient le cimetière (5) et les hommes de peine vulgairement désignés sous le nom de *corbeaux*, destinés à purger la ville de ses cadavres. Enfin les convalescens avaient à part leur infirmerie et leurs promenades. Ils pouvaient y faire leur quarantaine pour la sécurité de leurs concitoyens.

Dans les divers quartiers de la ville, on avait institué des personnes pour s'informer de tous les malades qui étaient nouvellement atteints par la peste. A peine les premiers symptômes s'étaient manifestés, qu'on les amenait dans l'établissement par ordre des magistrats. Ce qui étonne, c'est que les habitans d'une petite ville aient manifesté autant de prudence, dans un siècle où l'hygiène publique était si peu avancée. Je ne crains pas de le dire: une

institution si sagement conçue pourrait servir de modèle pour tous les pays qui sont
encore en proie à cette contagion meurtrière.

Toutefois, malgré la sagesse de ces précautions, plusieurs individus qui se trouvaient atteints de la peste s'obstinaient à
cacher leur mal. On avait beau les menacer
de la prison ou d'autres peines afflictives,
ils résistaient à toutes les ordonnances. Les
amis ne voulaient jamais se quitter ; les
liens du sang ne pouvaient se rompre ; aucune fille ne consentit à abandonner sa
mère. Certains malades entraient même en
fureur quand on venait à les découvrir ;
ils prétendaient que leur transpiration serait interceptée, si on les enlevait de leur
domicile. Ils inventaient mille prétextes pour
ne point obéir à la volonté des magistrats ;
ils disaient hautement qu'on ne cherchait
sans doute qu'à les faire mourir plus vite :
tant ils étaient aveuglés sur ce qui pouvait
leur être salutaire !

On fit afficher des proclamations, mais elles furent sans utilité. Pour ne pas se séparer de leurs proches, la plupart des habitans préféraient languir dans de mauvaises huttes où l'air circulait à peine : personne n'ignore combien il est difficile de détruire les préjugés du peuple, et de le délivrer de ses pernicieuses habitudes. Vainement on promettait aux pauvres du bouillon, de la viande, tous les soins de propreté ; il était impossible de les persuader. Ils préféraient le danger, la misère ; ils se révoltaient même contre les archers qui voulaient les entraîner de force. Il est vrai que, dans beaucoup de circonstances, Pomairols n'avait qu'à paraître, tout rentrait dans l'obéissance. Le père Ambroise achevait de convaincre les plus mutins. Ce vénérable religieux, au déclin de ses ans, ressemblait à saint Vincent de Paul ; il pénétrait tous les cœurs par ses paroles consolatrices.

Cependant la contagion s'étendait de plus

en plus, et l'alarme était universelle. Comment peindre la désolation qui règne dans une ville de pestiférés? comment retracer la terreur profonde des habitans, le découragement de l'industrie, l'interruption des travaux journaliers, le désespoir des ouvriers auxquels on n'ose confier la moindre tâche, le cours de la justice suspendu, le commerce interdit, les marchés déserts, les temples fermés et les prêtres réduits à prier dans les rues, la séparation des familles, tous les liens de relation relâchés! Quand la peur isole les citoyens, les occupations manquent aux pauvres, et les riches restent sans serviteurs; aucun laboureur n'osait apporter ses denrées à Villefranche. Quelques villageois se présentaient par intervalles devant ses portes; mais ils s'en retournaient glacés d'épouvante dès qu'ils apercevaient le drapeau funéraire, qui flottait sur les tours de la ville et sur le clocher de la principale église. La famine menaçait le peuple; l'espérance avait éteint son flambeau. (6)

Dans ce temps si fertile en événemens funestes, combien d'individus moururent sans obtenir une larme, un regret de leurs contemporains ! On aurait eu moins à gémir sans doute, si la peste n'était tombée que sur des hommes dégoûtés de la vie par le poids des années; mais elle enlevait une jeune fille et laissait subsister un vieillard aveugle ; on remarqua même, dans cette déplorable circonstance, que tous les gens robustes étaient promptement moissonnés, tandis que les goutteux, les paralytiques, étaient épargnés.

Le fléau dévastateur planait d'ailleurs sur tous les âges, sur toutes les conditions ; et vers le milieu de l'épidémie, la dépopulation fut si considérable, qu'il n'y avait plus de fossoyeurs pour faire la sépulture des morts. On trouva un jour, dans le cimetière de la Bodomie, une femme errante, qui tenait dans ses bras le cadavre de son enfant ; elle suppliait le gardien de ce triste lieu de lui prêter assistance pour creuser la terre, et y déposer une si chère dépouille : elle implorait ce service avec autant d'instance que si elle eût sollicité une aumône. Son humble contenance, son attitude suppliante, fléchirent cet homme, qui l'aida dans ce douloureux ministère.

Je l'ai déjà dit plus haut, aussitôt qu'une maladie pestilentielle se manifeste dans une contrée, la première pensée du peuple est d'en rechercher les causes dans les altérations des objets qui frappent immédiatement ses sens : on voit alors naître et s'accréditer les opinions les plus extravagantes ; on se flatte de tout expliquer. C'est ainsi qu'on vit autrefois les Romains attribuer la peste qui, sous le règne de Marc-Aurèle et des Antonins, ravagea l'Europe et l'Asie, à une misérable cassette qu'un soldat avait trouvée dans le temple d'Apollon lors de la prise et du pillage de Séleucie par Lucius Vérus ; les historiens prétendent que ce soldat, ayant eu l'imprudence d'ouvrir cette cassette qui était d'or. et qui ne contenait

que quelques secrets ridicules des anciens
Chaldéens, il en sortit une vapeur méphy-
tique qui porta en tous lieux la destruction.
C'est ainsi qu'on lit dans Forestus, écrivain
d'ailleurs très recommandable, que la peste
qui se déclara en Hollande dans le seizième
siècle, et qui s'étendit principalement dans
le territoire d'Egmont, fut occasionnée par
une baleine qu'il avait vue lui-même venir
échouer sur le rivage, et qui s'y était putré-
fiée. A Villefranche, on rapporta le fléau au
passage d'une comète, ainsi que je l'ai déjà
fait remarquer en commençant cette relation ;
aussi le peuple ne cessait de consulter les
astrologues.

Il est des faits qu'on n'ose revêtir de la
dignité historique. Il n'est pas néanmoins
inutile de consigner ici qu'il y avait, à l'époque dont je parle, des femmes du peuple,
qu'on accusait d'avoir fait un pacte avec le
démon, et de flétrir, d'un souffle infernal,
tous les actes importans de la vie, de ma-

nière à leur imprimer une malheureuse fatalité. Cette superstition tenait à l'ignorance
du temps. Les femmes qu'on prétendait être
coupables de sortilége, finissaient par s'en
croire atteintes, et spéculaient souvent sur
la terreur que pouvait inspirer leur présence
ou leur médiation. Toutes les personnes dont
l'existence paraissait mystérieuse, étaient
soupçonnées d'un pareil crime. Rien n'égalait
l'effroi que répandaient les prétendues sor-
cières dans les environs de Villefranche ; il est
facile de croire à la magie, quand on voit tant
de victimes frappées par une puissance surnaturelle. Aussi nos paysans épouvantés di-
saient-ils que notre malheureuse cité avait sans
doute mérité la malédiction du ciel, et que
la main de Dieu s'était appesantie sur
elle.

On a souvent remarqué qu'il n'y a plus
de guerre parmi les hommes, quand ils sont
aux prises avec la nature. Le résultat ordinaire d'un fléau aussi grand que celui de la

peste est de suspendre la méchanceté humaine. Il y avait néanmoins, dans ces temps malheureux, un malfaiteur avide descendu en France des montagnes de la Savoie ; je veux parler du brigand Barleti, qui suivait le théâtre de l'épidémie, comme les vautours les champs de bataille. Il profitait des désastres publics pour s'introduire dans les maisons désertes ou mal gardées. Il s'était ligué avec une troupe de compagnons féroces qui vivaient dispersés, mais qu'il ralliait au besoin pour le pillage. On éprouvait une frayeur insurmontable toutes les fois qu'on entendait parler de ce voleur insigne, qui était d'une taille gigantesque, et que les archers n'avaient jamais pu atteindre. Barleti connaissait d'ailleurs mille détours pour se dérober à la poursuite des tribunaux, et ses crimes restaient impunis. Il se risquait rarement, quoiqu'il fût d'une inconcevable intrépidité ; il ne s'arrêtait jamais dans les hôtelleries. Enfin, après avoir si long-temps trompé la vigilance des magistrats, il trouva

la mort sur le théâtre même de ses for-
faits. On assure qu'il contracta la peste
par le contact de quelques étoffes de laine
dont il s'était emparé ; et ce qu'il y a de plus
extraordinaire dans la destinée de ce misérable, c'est que, dans la maladie qui termina ses jours, il reçut les soins les plus
touchans de quelques religieuses dont il avait
spolié le couvent quelques mois auparavant.
Cet homme avait causé de grands soucis à
tous les habitans de la province du Rouergue. La Providence en fit justice. (7)

On prétend qu'à la peste de Milan les habitans ne voulurent point supprimer les divertissemens du carnaval, et que la plupart
d'entre eux se livraient encore à des satur-
nales sur le bord de la tombe. Il n'en fut
pas de même à Villefranche ; la tristesse était
dans tous les lieux, et on n'eut à gémir d'aucun trait d'immoralité. Un sentiment unique agitait tous les citoyens, c'était celui de
la pitié ; ils se sacrifiaient les uns pour les

autres. Pomairols surtout prêchait d'exemple. « Mourons, puisque Dieu le veut, s'écriait le père Ambroise ; mais espérons en lui jusqu'à la fin. » Un jour ce bon religieux fit aux habitans une grande exhortation près du cimetière de la Bodomie : « Mes bons frères, leur disait-il, sachons nous résigner au milieu des périls qui nous menacent : le jour de demain ne nous appartient pas. La vie est un fleuve qui se tarit par le malheur aussi-bien que par les années ; vainement nous voudrions en prolonger le cours. Celui qui a chanté, celui qui a pleuré, doivent arriver en même temps au bout de la carrière ; heureux qui se détache de bonne heure de ce qu'il doit quitter ! L'homme ici-bas est réduit à se consoler de tout, même de sa propre mort. » Ainsi parlait le père Ambroise ; on adressait ensuite des prières à saint Charles Borromée, qui est le patron des pestiférés, comme saint Lazare est celui des lépreux. Aucun habitant de la ville ne maudissait la Providence : chacun d'eux attendait son sort sans faire entendre le moindre murmure.

Ce qui prolongea la durée de la peste, fut la croyance où était le peuple qu'on pouvait impunément communiquer avec les malades ; ce furent les relations que voulaient toujours conserver les personnes rapprochées par les liens du sang et de l'amitié. Il y avait, par exemple, une jeune fille qu'on voulait amener de force aux infirmeries, parce qu'elle était atteinte du charbon ; mais sa mère la tenait étroitement embrassée, en disant qu'il était barbare de vouloir la priver de son enfant. L'habitude, d'ailleurs très louable, qu'ont les habitans de la ville de se faire mutuellement des présens à des époques déterminées de l'année, de se prêter des meubles dans toutes les occasions, de s'assister réciproquement de leurs récoltes et provisions particulières , rendait encore plus facile la communication de la maladie. Aussi les magistrats avaient-ils la plus

grande peine à empêcher ces libéralités
charitables et fraternelles. Le père Ambroise séparait avec bonté ceux qu'il trouvait occupés à s'entretenir dans les rues ;
il blâmait leur imprudence ; il ne cessait
de leur dire qu'ils exposaient la ville
aux plus grands dangers, en étendant
le foyer de l'infection : qu'on ne s'étonne
donc pas si l'épidémie, qui avait d'abord
marché très lentement, fit ensuite beaucoup
de progrès ; en sorte que, sur la fin du mois
de juin, il n'y avait pas un seul quartier de
la ville où elle n'eût pénétré.

Enfin, cette peste dévorante, qui s'était
déclarée au mois d'avril, et dans la saison
la plus tempérée de l'année, diminua sensi-
blement dès le commencement d'août, à
l'époque ordinaire des plus fortes chaleurs,
au point que le quinzième de ce mois, jour
de la fête de l'Assomption, il n'y avait plus
un seul malade dans la ville. Comme les
habitans avaient adressé beaucoup de vœux

et de prières à la Vierge, à l'occasion de ce grand fléau, ce fut à son intercession qu'ils attribuèrent leur délivrance. Bientôt tous les fugitifs retournèrent dans leurs maisons; le présidial reprit ses séances; l'industrie et le commerce rentrèrent dans toute leur activité.

Le spectacle le plus doux, dont puissent jouir des hommes qui ont été long-temps en proie au fléau dévastateur de la peste, est sans contredit celui où ils voient tout à coup l'épidémie cesser ses ravages. On dirait que les cieux sont apaisés, et que la fin du châtiment arrive. Le sommeil revient consoler les hommes; l'habitant respire en liberté; il est comme s'il venait d'échapper au naufrage. On recommence les travaux des champs; on cueille les fleurs; on sème le grain. Tous les sentimens généreux de l'âme reprennent leur énergie; partout cesse l'isolement; toutes les langues se délient pour faire éclater les transports de la joie la plus vive. Les mères sont dans un ravissement inexprimable ; leurs embrassemens leur sont rendus.

On remarquait néanmoins sur tous les visages l'expression des regrets, et cette profonde mélancolie qui succède toujours à un grand désastre; car il n'y avait pas un seul individu dont le cœur n'eût été déchiré par les plus douloureux sacrifices. C'était en vain que le père Ambroise prêchait et prodiguait ses consolations sur une terre punie par le ciel ; tous les souvenirs étaient remplis d'amertume, et les habitans de Villefranche retournaient d'autant plus difficilement à la gaîté, qu'on apprenait de toutes parts que les mêmes malheurs pesaient sur les pays voisins.

Cependant Pomairols, à la sollicitation de ses concitoyens, s'était rendu à la campagne, pour s'y délasser de ses pénibles travaux ; mais il n'avait pu y jouir d'une tranquillité convenable ; car il fallut encore qu'il travaillât à faire exécuter les ordonnances du roi, et qu'il prît une part active à ce qui se passait loin de lui. On venait l'obséder jusque dans sa retraite ; on assiégeait toutes les avenues de son jardin , pour le consulter ; du fond de sa solitude il apaisait encore des discordes ; d'une autre part, la reconnaissance attirait chez lui une multitude de personnes. On accablait d'éloges cet homme incomparable, auquel il n'a manqué que d'être sur un plus grand théâtre, pour acquérir une célébrité européenne ; car il avait tout en partage pour être en semblable occasion le modèle des magistrats. On admirait surtout en lui la prévoyance dans le conseil, la circonspection, une vigilance de tous les instans, la bonté, le désintéressement, la résignation qui triomphe des maux de l'humanité, un courage insurmontable , une âme toujours supérieure au danger, et qui met à profit toutes les ressources. On assure que les ministres du roi approuvèrent

singulièrement sa conduite et l'excellence de
ses réglemens.

Pomairols prit enfin le parti de rentrer à
Villefranche, où son arrivée fut un vrai jour
de fête pour ses concitoyens, qui accouru-
rent au-devant de lui. Les bénédictions des
pauvres furent la récompense de toutes ses
peines. On jeta des fleurs sur son passage;
dans les contrées méridionales, c'est un
grand signe de joie que de parer l'intérieur
des cités avec la verdure des campagnes; on
avait planté des arbres dans les rues. Cette
réception tempéra un peu le deuil et l'affliction des habitans. Après des malheurs si
grands, c'est un besoin, pour le cœur humain, de revenir aux émotions douces qui
rattachent à la vie. Un an s'était écoulé sans
que l'hymen eût une seule fois consacré les
nœuds de l'amour; les premiers mariages furent célébrés, et, sur la fin du mois de sep-
tembre, la population se livra avec transport à tout ce que la vie de relation peut

avoir de plus attrayant et de plus enchanteur.

La procession qui fut faite en action de grâces de la cessation du fléau ressemblait beaucoup à celles qui avaient eu lieu sous Louis XI et sous Henri II à la suite de deux pestes non moins mémorables par leurs ravages (8). On renouvela le vœu particulier d'après lequel les consuls de Villefranche, parés de la robe rouge, devaient se rendre tous les mois dans la chapelle de Notre-Dame des *Treize-Pierres* pour y célébrer l'office et y faire chanter les louanges du Créateur. Cette pieuse solennité mériterait une description particulière. Les prêtres sortirent des temples, escortés par tous les fidèles; leurs mains étaient armées de flambeaux, dont la lumière a toujours été regardée comme le symbole de la présence divine. Les membres du chapitre et des diverses corporations, les religieux des divers ordres, portant les reliques des martyrs de la foi chrétienne, y assistèrent et parcoururent les rues avec les pieds nus.

Les spectateurs affluaient, sans toutefois déranger l'ordre et l'harmonie de la marche. Ils se pressaient autour du dais, où se trouvait en habits pontificaux l'évêque Bernardin de Corneillan, l'un des prélats les plus recommandables du temps (9). Cette procession fut particulièrement remarquable par la quantité de pénitens qui y parurent revêtus de longs sacs, comme les anciens Ninivites. On y vit surtout une confrérie de pèlerins qui s'était formée sous les auspices de saint Jacques de Compostelle, dont l'église a subsisté jusqu'à nos jours. La pompe de cette cérémonie ne doit pas surprendre ; car, dans le Midi, la religion n'a point cet aspect sombre et mélancolique qu'elle manifeste dans les pays du Nord. Son culte extérieur est une fête continuelle ; tout y respire l'allégresse et le bonheur. Aussi vient-elle s'associer à tous les actes, à toutes les situations

de la vie ; naissances, mariages, funérailles,
elle préside à tout, et toujours avec son cortége ordinaire. Elle couvre de fleurs la tombe
et le berceau ; alors même qu'elle accompagne l'homme de la terre au ciel, elle fait
entendre une musique qui, en éloignant de la
pensée ce que la mort a d'horrible, n'y laisse
plus voir que l'état d'un paisible sommeil.

Les services de Pomairols avaient été profitables à un grand nombre de citoyens ; la
reconnaissance devait être publique. C'était
un vieil usage à Villefranche que toutes
les réunions communales étaient d'avance
notifiées au peuple au son de la trompette : un homme s'arrêtait à tous les coins
de rues pour proclamer à haute et intelli-
gible viox ce qui pouvait toucher à l'intérêt
général. On annonça par cette voie une assemblée à laquelle tous les notables se rendirent. L'un d'eux prit la parole pour prouver
combien il était important de récompenser
le zèle et le courage qu'avait montré le juge

criminel dans cette funeste épidémie. Il rappela avec l'accent d'une éloquence passionnée tout ce que venait d'exécuter ce vertueux magistrat pour garantir les propriétés de chacun de ses concitoyens, la manière dont il avait exposé ses jours, sa conduite pleine d'honneur, son loyal dévouement qui avait surmonté tous les obstacles. En effet, il est remarquable que pendant cette longue désolation, Pomairols n'avait pas quitté un seul instant la ville, quoiqu'il n'eût cessé de voir la mort autour de lui dans la personne de ses domestiques, dont plusieurs avaient été victimes de la peste. Il est constant qu'il avait conservé le bien des familles, assisté les pauvres, soumis les rebelles et déconcerté les manœuvres des méchans. L'orateur ajouta en conséquence qu'il fallait consacrer le souvenir de tels bienfaits par un monument durable : des applaudissemens unanimes sanctionnèrent cette proposition.

Il fut donc délibéré que la cité de Villefranche laisserait à la postérité un témoignage authentique de sa reconnaissance, en exemptant de tout impôt et redevance les possessions dont Pomairols jouissait dans toute l'étendue de son ressort, qu'elle s'obligerait à les payer pour lui, et que cette faveur s'étendrait sur ses descendans en ligne directe ; on ordonna de plus que cette mémorable décision serait gravée sur une plaque de bronze ; et pour donner encore une plus grande publicité au sentiment de gratitude qui animait toute l'assemblée, on arrêta que le portrait de Pomairols serait placé dans l'hôtel-de-ville, avec une inscription qui rappellerait à la postérité les services éminens rendus à la patrie par un magistrat si recommandable. (10)

Telle est l'histoire fidèle d'un événement qui jeta le plus grand deuil sur les anciens jours de ma patrie ; je l'ai racontée d'après les traditions les plus authentiques. Ce n'est point par des fictions qu'on parvient à émouvoir le cœur de l'homme; c'est par des scènes véritables, telles qu'elles se sont passées dans l'intérieur de la vie humaine. Nous sommes naturellement portés à nous placer dans des dispositions tragiques, et à faire passer dans le fond de nos âmes tous les tristes sentimens qu'ont éprouvés nos aïeux. Nous aimons à nous attendrir sur la destinée de ceux qui ont été victimes d'un sort ennemi. Après tant d'années, nous nous affligeons encore de leurs peines, et nous répandons les plus douces larmes; nous conservons religieusement dans nos souvenirs les impressions douloureuses qu'ils nous ont laissées.

L'effroi moral que nous causent de tels récits a d'ailleurs un autre avantage : il nous apprend à n'apprécier le monde que ce qu'il vaut ; et, comme de toutes les créatures l'homme est celle qui offre le plus de prise au malheur, il n'est peut-être pas inutile de lui présenter, par intervalles, le tableau de sa fragilité sur la terre. Nul d'entre nous ne voudrait de la vie, s'il savait d'avance à quelles conditions l'Éternel nous la donne, combien ses jouissances sont fugitives, et surtout avec quelle rapidité ce vain fantôme se dissipe. Comment se défendre d'une profonde mélancolie, quand on songe que nos relations ne sont que d'un jour, et qu'il n'existe aucun objet aimé dont on ne se sépare?

Nous voguons ici-bas sur une mer chanceuse, où toutes les passions nous poussent comme des vents contraires. Avons-nous pénétré dans la science, les erreurs nous attendent; sommes-nous comblés des dons de la fortune, mille illusions nous éblouissent; avons-nous travaillé pour le repos de notre vieillesse, des pirates viennent nous ravir le fruit de nos labeurs! Les hommages, la gloire, la prospérité, tout cela ne fait qu'assembler des regrets : heureusement que Dieu nous attend!

NOTES.

(1) Il y a plusieurs manuscrits sur la peste de Villefranche qui m'ont été communiqués; mais je ne connais qu'un seul opuscule, imprimé en vieux français, lequel a pour titre : *Manifeste de ce qui s'est passé en la maladie de la peste à Villefranche de Rouergue, avec quelques questions curieuses de cette même maladie*, par M. Durand de Monlauseur, docteur en médecine en ladite ville, etc. Tolose, 1629. L'auteur de cette dissertation s'y plaint beaucoup d'un charlatan nommé Buisson, qui fit payer à un prix exorbitant un prétendu parfum de santé, dont il se disait l'inventeur. Il s'exprime avec amertume contre des abus qui occasionnèrent à notre ville des frais inutiles, sans être en aucune manière profitables à la santé publique.

(2) Quiconque dans ses voyages a vu les bords de l'Alzou, et surtout l'endroit où les vagues écumeuses de cette petite rivière viennent s'unir à celle de l'Aveyron, ne peut s'éloigner qu'à regret. Il serait difficile de trouver un site plus frais et plus enchanteur. Les arbres y étaient jadis surchargés d'inscriptions que l'aspect de ce délicieux paysage inspirait à ceux qui venaient s'y promener. Que manque-t-il à ces aimables lieux pour avoir autant de renommée que la fontaine de Vaucluse? Un Pétrarque pour les chanter.

(3) Il faut lire l'intéressante description que donne de Villefranche l'un de nos écrivains les plus ingénieux, M. de Jouy, de l'Académie Française, dans son *Ermite en Province*. Consultez aussi le travail que M. Monteil a publié sur le département de l'Aveyron. Cet ouvrage est écrit avec autant d'exactitude que d'agrément.

Aujourd'hui surtout la cité de Villefranche est devenue un point de mire pour tous les hommes laborieux, qui cherchent à captiver ou à ressaisir la fortune. L'exploitation des mines qui l'avoisinent semble lui donner une physionomie nouvelle. Quelques grands capitalistes s'y rendent, et ne manqueront pas d'y faire des bénéfices considérables, quand on aura donné aux travaux commencés l'extension qu'ils méritent. Si les lumières s'y concentrent, si on y multiplie les ouvriers, et si on agrandit leur instruction en les soumettant à des études particulières, qui apprennent à interroger le sol, nul doute que Villefranche n'acquière une certaine importance ; nul doute que beaucoup d'étrangers ne viennent un jour saluer son industrie et vivre de sa prospérité. M. le comte d'Arros, préfet du département, a ouvert des communications nouvelles; les ressources de notre pays ont pris un grand développement par son habileté administrative. On ne doit pas moins d'éloges à M. le comte Dulac, qui, par sa présence et la nature de ses fonctions influe directement sur les opérations importantes qu'on vient d'entreprendre.

(4) M. Berthon a représenté la scène touchante des chèvres

amenées par le père Ambroise sur la place de Villefranche, dans un petit tableau, qui est un véritable modèle en son genre. Il faut espérer qu'il voudra bien multiplier par la gravure cette heureuse production de son beau talent. M. Berthon a aussi contribué à la perfection typographique de cet ouvrage, par deux vignettes de sa composition ; sous ce point de vue, il partage ma vive reconnaissance avec M. Bergeret, peintre toujours inspiré, qui a si bien reproduit l'enthousiasme de la *servante Marie* ; avec M. Arsenne, auquel je suis redevable de l'ingénieuse allégorie qui sert de frontispice à mon livre ; avec M. Dévéria, dessinateur plein de verve; avec MM. Robert-Lefèvre et Constant-Desbordes, artistes non moins justement renommés, dont j'aurai occasion de parler ailleurs.

(5) En 1636, le cimetière de la Bodomie fut donné aux frères ermites de Saint-Antoine pour y bâtir une petite retraite à leurs frais. Ces moines pieux avaient choisi de préférence ce lieu pour ne s'y nourrir que de la pensée de la mort. Toutes les processions s'y arrêtaient, et les orphelins sauvés par le père Ambroise allaient y prier tous les ans pour les huit mille victimes du fléau pestilentiel.

(6) C'est surtout dans le mois de juillet que le désordre et la mortalité furent à leur comble. Les consuls allèrent tenir leurs assemblées à la campagne; on institua alors des pro-consuls, qu'il est bon de nommer ici, parce qu'ils se montrèrent intrépides : ce furent les sieurs Alary. Ségui et Gardes;

les deux derniers moururent de la maladie. On établit aussi un capitaine de santé, et le choix tomba sur l'avocat Delcros, homme plein d'éloquence, de zèle et d'énergie. Il n'avait été nommé pour remplir cette pénible tâche que pendant l'espace de quinze jours. Mais comme le danger allait toujours croissant, et que tous les fonctionnaires avaient disparu, il ne voulut pas quitter son poste. Il servit jusqu'au moment où il succomba sous la violence du mal. Pomairols l'avait électrisé par son exemple.

(7) Le brigand Barleti était monté sur un cheval qui semblait partager ses inclinations féroces, et qui le dérobait à toutes les recherches par la vitesse de sa course. Vainement on avait dépêché des cavaliers sur tous les chemins pour parvenir à l'atteindre. Il se cachait et prenait ses repas dans les bois avec tous les aventuriers qui s'étaient associés à ses terribles dévastations.

(8) En 1463, sous le règne de Louis XI et le consulat des sieurs Soulages, docteur, Bernard Rouzies, Brenguié-Baudis et Bernard Syrven, il se manifesta une épidémie qui emporta quatre mille habitans, c'est-à-dire plus de la moitié de la population d'alors. En 1558, sous le règne de Henri II, il y eut encore une peste qui fit périr cinq mille personnes. La ville fut entièrement abandonnée de ses habitans, et il fallut y en appeler de nouveaux. Le parlement de Toulouse fut obligé de rendre un arrêt pour faire rentrer à Ville-

franche les officiers du siège présidial et de la sénéchaussée, qui s'absentaient continuellement sous prétexte de la contagion.

(9) Personne n'ignore que la noble famille de Corneillan est d'une très haute illustration. Elle a fourni plusieurs prélats à l'Église, parmi lesquels il faut surtout distinguer celui qui occupait le siége de Rodez pendant la peste de Villefranche. Bernardin de Corneillan n'était pas seulement un évêque très éclairé en matière de religion, c'était un homme d'état très estimé de Louis XIII, et qui rendit beaucoup de services à son pays. Il obtint du roi que les états du Rouergue continueraient de s'assembler pour déterminer, selon l'usage, la répartition et la levée des impôts.

(10) Le portrait dont il s'agit dans la délibération de la commune de Villefranche, prise le 16 février 1629, fut placé dans la principale salle de l'hôtel-de-ville. Il est de la grandeur de sept pieds d'élévation sur quatre de largeur. L'écusson de la ville s'y trouve réuni avec celui de Pomairols. Voici l'inscription qui décore le bas du portrait :

Talis erat qui me funestis cladibus ictam
Sustinuit præsens et in ipsâ morte refecit.
Quàm nunc illa manet magnæ pietatis image
Parva! sed ad seros major ventura nepotes.
Si quid amor patriæ, si quid benefacta, juvatis.

On voit dans le cadre du même tableau, et au-dessus de

la tête de Jean de Pomairols, un phénix renaissant de ses cendres, avec ces mots, *durat et lucet*. Nous avons aussi obtenu de M. Broquère, peintre fort distingué, qui fait le plus grand honneur à l'académie de Toulouse, un portrait de ce magistrat qui mérite l'approbation de tous les connaisseurs, et qu'on s'est empressé de faire graver.

Presque toutes les familles dont les ancêtres ont signé la délibération qui concerne Pomairols existent encore dans notre ville ou dans son voisinage. Tels sont les d'Ardenne, les Maritan, les Durrieu, les Bruel, les Reynaldi, les Borelli, les Gaillardi, les Cabrol, les Rouziés, les Valadier, les Rolland, les Resseguier, les Colonges, les Rivière, les Delbreil, les Cardailhac, les Gailhard, les Redolin, les Murat, les Albaret, les Cayrou, les Astruc, etc. Cette inauguration fut faite avec autant de pompe que de solennité. Tous les citoyens avaient l'air de conclure un pacte de famille. Des larmes de joie coulaient de tous les yeux. Rien ne manquait à cette scène touchante, qui avait pour objet de célébrer la résurrection de la patrie.

CHAPITRE IX.

___

DE L'ADMIRATION.

L'ADMIRATION est un mouvement physiologique de l'âme qui se manifeste en nous à l'aspect d'une haute perfection ; c'est une sorte de sympathie presque toujours inattendue pour celui qui l'éprouve. Elle le saisit inopinément, et, pour ainsi dire, à son insu ; de là vient qu'elle se dirige surtout vers ce qu'on nomme le *sublime* dans les beaux-arts. Cette passion a nécessairement pour objet les choses merveilleuses de la nature.

Toutes les fois que l'organe de nos perceptions est frappé par des objets ou des phénomènes dont il ne peut démêler ni le mécanisme ni la nature, l'âme est saisie d'un sentiment agréable qui s'entretient par l'ignorance où nous sommes des vraies causes de ce que nous voyons ou de ce que nous entendons. Ainsi, comme on l'a dit souvent, une chose que nous jugeons admirable n'est souvent qu'une sensation nouvelle inexpliquée. Cette faculté, source des plus vifs plaisirs, est presque toujours altérée ou anéantie chez les mélancoliques, les hypocondriaques ; et ce désenchantement ajoute à l'horreur de leur situation.

Les peuples qui sont hors de la sphère de la civilisation admirent particulièrement les prodiges de la force physique ; quelques sauvages de l'Amérique méridionale se font une ceinture avec les dents des ennemis auxquels ils ont ôté la vie, ce qui ajoute à l'espèce de considération dont ils jouissent dans leurs tribus. Mais chez les hommes dont l'esprit a subi une certaine culture, ce sont les résultats intellectuels qui obtiennent de préférence le sentiment de l'admiration ; nous sommes généralement plus frappés des perfections de l'esprit que de celles du corps, sans doute parce qu'elles sont moins accessibles à notre analyse. Les beautés morales excitent une surprise plus profonde ; elles saisissent l'âme à l'improviste, et l'entraînent par un mouvement indéfinissable.

Le sentiment de l'admiration s'attache surtout aux effets prompts et inattendus, plutôt qu'aux choses long-temps cherchées et élaborées ; son feu nous pénètre spontanément. L'orateur qui nous charme est toujours celui qui sort des routes

communes et produit des émotions qu'on n'avait
pas prévues. C'est moins l'éclat ou le faste de ses
paroles qui nous entraîne, que la hauteur ou les
traits rapides de sa pensée.

L'admiration donne les mêmes jouissances que
l'enthousiasme ; il est des âmes disposées par leur
nature à tous les plaisirs qu'elle procure, et qui
aiment à s'exalter sans cesse par ce doux et
ineffable sentiment. L'admiration prolongée peut
conduire à l'extase silencieuse : c'est alors que
toutes les idées accessoires s'évanouissent ; une
seule et grande idée envahit le système sensible
et l'absorbe dans son entier.

Il est probable que le sentiment de l'admiration n'est point étranger aux animaux ; car plusieurs d'entre eux paraissent l'éprouver à un
très haut degré. La femelle du rossignol écoute
chanter le mâle avec une disposition qui la porte
sans doute à partager son amour ; tous les oiseaux doués d'une ouïe exquise et délicate,
apprennent les airs qu'on leur fait entendre par
le secours des serinettes et des autres instrumens.
Ils en répètent avec exactitude tous les tons,
tous les accens, toutes les inflexions. Il n'est pas
difficile d'apercevoir le ravissement dans lequel
les plonge cette mélodie inconnue.

Les plaisirs admiratifs semblent provenir spécialement de tout ce qui nous donne les idées de
l'espace et de la grandeur, ainsi que de tous les
objets dont nous ne saurions atteindre ni mesurer
les bornes. C'est ainsi que l'admiration qui
s'adresse à Dieu est à chaque instant entretenue
par le spectacle de l'univers. Elle a inspiré l'éclat
et la pompe de tous les cultes qui célèbrent journellement sa toute-puissance.

Tout ce qui sort des sensations coutumières
de la vie, tout ce qu'on a peine à comprendre
est propre à produire le phénomène de l'admiration. C'est l'opinion habituelle des poètes qui
se livrent à la composition de l'épopée ; c'est
aussi celle de nos prosateurs modernes qui semblent donner la préférence au genre romantique.
Partout où la nature se montre à la fois sauvage
et imposante, partout où elle offre à l'œil du
spectateur des montagnes élevées, des rochers
sourcilleux, des précipices profonds, des fleuves
rapides, des arbres gigantesques, notre âme est
frappée par ce mouvement soudain de notre
existence, auquel vient se mêler parfois un sentiment d'épouvante ou de mélancolie. Les ruines
d'un majestueux édifice produisent un effet analogue, en nous laissant apercevoir les traces des
changemens opérés par le pouvoir des siècles

ainsi que les vestiges de leur ancienne magnificence.

Il est donc des circonstances où, comme l'a
dit un ingénieux philosophe, l'admiration agit
sur notre âme comme une espèce de terreur;
l'homme éprouve surtout ce genre particulier de
sensation lorsqu'il se trouve un instant sur le
sommet des monts les plus élevés de la terre.
C'est alors que ses organes sont, pour ainsi dire,
subjugués par tous les points de vue dont il s'environne. Dans cette contemplation vague et solitaire, l'imagination est effrayée autant qu'éblouie
par la multitude des tableaux, par la puissance
des contrastes, par l'illusion des perspectives.
Placez-vous sur ce vaste et majestueux promontoire; portez vos regards sur ces rochers immenses qui bordent une mer en fureur; écoutez
l'horrible fracas des ondes qui viennent s'y briser,
et de ces masses énormes qui se détachent par la
violence des tempêtes; suivez le cours de ce
torrent dont les eaux jaillissantes font autant de
bruit que le tonnerre; saluez ces pics escarpés
qui semblent ne sortir du sein des flots que pour
aller se perdre dans les nues; osez approcher de
ces écueils, de ces gouffres qui s'entr'ouvrent pour
engloutir les vaisseaux qui s'y confient; observez
les luttes de tous ces grands cétacés qui s'agitent

dans des abîmes sans fond ; entendez les cris d'alarme de ces oiseaux aquatiques qui semblent en accord avec les scènes désastreuses de l'Océan, vous serez frappé d'une terreur profonde ; mais rien ne pourra affaiblir votre admiration pour l'Être des êtres qui a imprimé tant de puissance à la nature, tant de merveilleux à ses créations. Votre esprit trouvera un charme inépuisable dans ces surprises inattendues qui sont un des plus grands plaisirs de la vie ; dans ce sentiment de l'infini qui nous distingue de tous les animaux ; dans ces conceptions suprêmes qui ne connaissent aucun obstacle, qui affranchissent l'âme de toute entrave et la font voguer dans l'immensité.

Envisagée dans les rapports habituels de la société, l'admiration est une des plus douces émotions par lesquelles nous puissions agiter notre âme. Dans les grandes villes, n'est-ce pas une observation intéressante pour le physiologiste que celle de cette multitude d'individus qui luttent à la porte de nos spectacles, qui se précipitent dans les foules pour jouir plus tôt du plaisir de l'admiration ? On ne court avec tant d'empressement au théâtre que pour y exalter son imagination, que pour y chercher des sensations nouvelles, que pour y réveiller des souvenirs, etc. Ce plaisir convient à toutes les conditions, à tous les rangs, à tous les âges ; on dépense son or pour en jouir.

L'admiration est un sentiment que l'on se confie réciproquement et qu'on aime à goûter en commun ; quand ce mouvement .physiologique est simultanément communiqué à une multitude d'hommes rassemblés, il est une des plus délicieuses jouissances dont l'âme puisse se pénétrer. Il arrive même que, toutes les fois que ce mouvement s'empare d'une grande assemblée, si un seul individu, déterminé par un motif particulier, refuse d'obéir à l'entraînement de la sympathie générale, il subit aussitôt le blâme ou l'improbation des assistans.

Dans la représentation des pièces dramatiques, cette passion exhalante ne peut long-temps se contenir ; et les spectateurs sont bientôt contraints d'exprimer hautement leur gratitude pour celui qui imprime un si doux ébranlement à toutes les âmes. Les applaudissemens volontaires ou arrachés spontanément à ceux qui écoutent. portent dans le cœur de l'homme admiré un sentiment délicieux qui est la récompense de ses efforts, et dont il jouit avec toute l'étendue de son amour-propre. Ce bruit salutaire agit même comme un heureux stimulant pour son organe

intellectuel ; il semble accroître les forces de son
entendement, et son ivresse augmente en raison
du grand nombre d'individus qui partagent cette
approbation générale et simultanée.

On a déjà vu que l'admiration peut se mêler
à d'autres passions et agir de concert avec
elles dans l'économie animale ; c'est ainsi qu'on
la voit s'unir à la compassion dans les catastrophes les plus déplorables. On aime à savoir
comment un grand homme est parvenu à se
soustraire aux dangers qui menaçaient son
existence et sa haute fortune ; ces deux sentimens
mettent aussitôt notre âme dans une situation qui
offre un double intérêt. Nous bénissons la Providence qui l'a protégé ; nous triomphons avec son
courage, et nous sympathisons avec sa victoire.

L'admiration des hommes prend des directions
analogues aux circonstances politiques, aux progrès des lumières, à ceux de la civilisation. On
la voit souvent abjurer ses premiers plaisirs et se
détourner, pour ainsi dire, de ses anciennes lois.
Il arrive parfois que des hommes d'un esprit
inventif et d'un génie extraordinaire viennent
servir de guides à leurs semblables et fournir
des points de vue nouveaux pour l'admiration.
Ils amènent des différences dans la manière de

sentir, et opèrent les plus grands changemens dans notre nature morale. D'une autre part, combien d'hommes paraissent dans des siècles qui ne sont point à leur niveau, et dans lesquels ils ne peuvent ni être entendus, ni être admirés !

Quelle que soit la source de l'admiration éprouvée, ses phénomènes sont d'un avantage infini pour l'homme civilisé. J'aurais pu, en effet, considérer ici ce sentiment comme la source première de tous les grands progrès de l'esprit humain ; car c'est par elle que nous apprécions tous les miracles des arts, tous les prodiges de la méditation et de la pensée ; cette faculté augmente la vie intellectuelle et morale ; elle agrandit la sphère de toutes les conceptions. L'homme s'admire sans cesse dans la contemplation de l'homme ; le bonheur qu'il éprouve est accompagné d'une sorte de fièvre qui remplit l'âme et l'identifie, en quelque sorte, avec tous les illustres personnages qui l'ont précédé dans la carrière de la vie.

Ajoutons que le charme particulier qui dérive de ce doux sentiment fait souvent oublier toutes les rigueurs de la destinée humaine. On assure que Michel-Ange, devenu aveugle sur la fin de sa carrière, s'approchait des beaux monumens, et que, promenant ses mains savantes à leur surface, il se procurait encore des momens d'extase et de ravissement. Un auteur très estimable, et connu à Paris par ses nombreux travaux sur la métaphysique, le malheureux Lasalle, accablé sous le poids des ans, et contraint par l'indigence de venir réclamer mes soins à l'hôpital Saint-Louis, oubliait sa misère par la lecture des anciens, dont il était idolâtre. Un jour je m'approchai de son lit pour le consoler : « Je n'ai perdu aucun des attributs de mon être, me répondit-il en me montrant les œuvres d'Homère ; je suis toujours jeune, puisque je conserve jusqu'à mon dernier jour le bonheur de sentir et la faculté d'admirer. »

CHAPITRE X.

DE L'ENTHOUSIASME.

Par enthousiasme, il faut entendre cet état d'exaltation de l'âme, qui nous dirige constamment et avec force vers le même objet. On est subjugué par une idée fixe que l'on embrasse et que l'on chérit avec transport. Cette passion est contagieuse : elle agit souvent sur une grande masse d'individus ; elle se communique parfois à des cohortes innombrables, et marche à la manière des épidémies.

L'enthousiasme est une puissance qui met tous les hommes en sympathie, qui fait palpiter simultanément tous les cœurs en les agitant de la même pensée. C'est une véritable fièvre de l'âme, ou plutôt c'est le feu du ciel descendu en elle pour l'embraser ; de là tant de nobles délires qui nous entraînent.

Il faut avoir Dieu en soi pour analyser ce transport céleste, cette agitation ardente de tout le système sensible. C'est peut-être la force morale qui a le plus influé sur les révolutions politiques du globe. Elle imprime en effet à la volonté humaine une énergie incompréhensible, qui fait tout entreprendre et tout achever. Ce que le génie conçoit, l'enthousiasme le propage. On peut s'avancer par la raison; mais on s'élève par l'enthousiasme.

Les poètes ont comparé l'enthousiasme à une flamme qui tend à remonter vers le ciel d'où elle est émanée; qui s'élance et s'agrandit sans cesse dans le vague de l'infini. Si elle s'affaiblit, c'est quand elle est parvenue dans les régions les plus élevées; souvent même c'est pour renaître et pour éclater encore avec plus de violence.

On s'achemine à l'enthousiasme par l'admiration; c'est la faculté des âmes puissantes et privilégiées. Semblable au torrent qui s'accroît par les digues mêmes qu'on lui oppose, cette passion triomphe de tous les obstacles; elle frappe, subjugue, et soumet tout à sa domination; elle laisse en tous lieux sa divine empreinte. L'enthousiasme est l'élan d'une âme méditative, qui se berce dans le merveilleux, et qui cherche les modèles de la perfection idéale au milieu des éclairs d'une inspiration surnaturelle.

Quelle est noble et belle cette disposition de notre être, qui donne à l'âme plus d'intelligence pour comprendre, plus d'éloquence pour émouvoir, plus de tendresse pour aimer ! L'Esprit-Saint descendu sur les apôtres est le symbole de cette faculté suprême, que les hommes appliquent à tous les genres de spéculation et de pensée. Les poëtes ne se livrent jamais à leurs compositions sans demander aux Muses mythologiques ce feu pénétrant et spontané, qui féconde les sujets les plus arides. Toutes leurs invocations sont fondées sur le besoin qu'ils ont de cette passion inspiratrice.

Il faut entendre Pindare gratifié par Hiéron d'une lyre d'or, et rassurant les peuples contre les éruptions de l'Etna ; le poëte, qui s'est élancé par l'enthousiasme, est comme l'aigle qui goûte une sorte d'ivresse dans ces flots de lumière au sein desquels il se balance. Le délire qui l'enflamme est pour lui un don des dieux ; il laisse une magie immortelle dans tous les lieux qu'il a célébrés ; il attache une multitude d'idées sublimes à une montagne, à une caverne, à un fleuve, à un ruisseau.

Il y a quelque chose de prophétique et de sacré dans les effets inexplicables de l'enthousiasme ; c'est par son secours que l'homme s'élève sans cesse vers Dieu, et qu'il parvient, en quelque sorte, à s'initier dans les profonds mystères de son existence. Tout ce qu'il y a de grand et d'auguste dans cet univers, c'est l'enthousiasme qui le révèle ; l'enthousiasme fait en un jour ce que la raison fait en plusieurs siècles.

Mais ce qu'il y a de plus merveilleux dans cette sorte de vie toujours ardente et toujours passionnée, ce sont ces accords, ces alliances généreuses, qui s'établissent entre les esprits, souvent même entre des individus placés à la distance d'un pôle à l'autre, pour se pénétrer des mêmes désirs, pour se rattacher à la même bannière, pour vouer le même culte à la même opinion.

L'esprit humain est naturellement porté à s'exagérer sa puissance ; il se flatte sans cesse de traverser les limites de la nature. L'homme trouve une sorte de volupté à porter la conviction dans l'âme de son semblable, à exercer sur sa croyance un empire inconnu. Ce penchant à l'exaltation se rencontre jusque dans les dernières classes du peuple ; les pâtres, les cultivateurs, particulièrement ceux dont la vie est solitaire et contemplative, se croient en commerce avec les esprits célestes ; c'est le besoin d'exciter l'étonnement, qui a créé les magiciens, les prétendus devins, etc. Ces remarques méritent d'être approfondies. Les visionnaires ne sont que des penseurs égarés, qui cherchent à agrandir le champ de la réflexion, à imprimer plus de mouvement à la volonté.

Le langage ordinaire est insuffisant pour retracer les émotions sublimes de l'enthousiasme. Cette passion entraînante et victorieuse est au-dessus du dialecte commun. C'est dans l'inspiration poétique que l'homme religieux, par exemple, cherche des images dignes de l'immensité de l'Éternel et de la stabilité de son sanctuaire; il appelle à son secours, comme les Hébreux, toutes les métaphores puisées dans la considération du monde extérieur. La contemplation de la nature semble lui communiquer ce superflu d'activité morale qui lui assure tant d'empire sur ses semblables. L'âme émue s'exprime par des paroles cadencées : c'est alors que la mémoire lui est plus fidèle, et qu'elle met, pour ainsi dire, ses trésors à sa disposition.

Mais la musique vient concourir encore avec plus de puissance aux communications de l'enthousiasme. Cet art divin fortifie l'admiration et nous arrache en quelque sorte à la terre; il exalte tous les sentimens de la vie. Il n'en est point qui soit plus propre à faire éclater la sympathie et à provoquer l'effusion des larmes; les malheureux en usent pour obtenir la pitié. D'autres hommes empruntent ses accords pour allumer le courage; la voix des capitaines n'est jamais plus terrible et ne se fait jamais mieux entendre des soldats que lorsqu'elle est précédée du bruit des clairons et des trompettes; des sons qui frappent l'air avec véhémence dissipent la crainte en absorbant la réflexion; ils électrisent toute l'existence. La musique agit pareillement par des impressions plus douces sur le système sensible. On a souvent dit que l'ouïe était le sens de l'amour : je l'appellerais volontiers le sens de l'enthousiasme, parce qu'il sert en quelque sorte de route à tous les genres de prestige et de séduction.

Parmi les phénomènes physiologiques qui prennent leur source dans l'enthousiasme, aucun sans doute n'est plus remarquable que celui de l'improvisation. Ce talent magique, dont on s'étonne, n'est que la faculté propre à certains hommes d'exalter à volonté l'organe spécial de la pensée, de manière à lui faire concevoir et exprimer, plus ou moins rapidement, un certain nombre d'idées sur un sujet indiqué, souvent même sur des matières tout-à-fait étrangères aux méditations habituelles de celui qui parle. On se souvient de l'étonnante harangue que récita le poète Gianni sur les vaisseaux lymphatiques, en présence du célèbre Mascagni, dont les découvertes sur cet objet ne sont connues que par un petit nombre de savans. Tous les beaux vers d'Homère ont été, dit-on, produits dans l'un de ces momens inspirateurs où se trouve parfois le système sensible. Il paraît même que l'action de l'âme, artificiellement excitée, rencontre souvent des résultats intellectuels qui ne lui seraient jamais suggérés dans le calme de la solitude et d'une froide réflexion.

Les gestes, les regards, le son de la voix, les accens, etc., contribuent à faire valoir les paroles prononcées par les improvisateurs, et ajoutent singulièrement à l'effet qui en résulte. L'enthousiasme les pénètre d'une sorte de fureur ; leurs yeux brillent d'un éclat insolite. Il est digne d'observation qu'ils s'expriment avec plus de facilité dans une assemblée nombreuse que dans un petit auditoire ; ajoutons qu'ils deviennent plus éloquens à mesure qu'ils avancent dans leur sujet, et que la plupart d'entre eux sont agités d'une émotion si extraordinaire, qu'ils tombent dans une sorte d'évanouissement aussitôt qu'ils ont terminé leur discours et que l'inspiration les abandonne.

Au surplus, tous les esprits ne sont point également appelés à cette élévation intellectuelle qui fait apercevoir d'un coup d'œil toute la sphère de la pensée humaine ; cette flamme immortelle qui constitue l'enthousiasme, est étrangère au plus grand nombre d'hommes, dont la plupart languissent ici-bas dans l'abaissement et les misérables intérêts de la vie commune. On la reconnaît néanmoins aux symptômes extérieurs qui l'accompagnent. Examinez cet ardent apôtre d'une religion consolatrice ; la gloire de ses entreprises éclate, pour ainsi dire, jusque dans ses attitudes et dans son maintien ; toutes les vertus sont dans son âme ; toute son âme est dans ses yeux. On lit aisément dans l'expression imposante de sa physionomie la grande pensée qui le fait agir. Sa bouche respire la douce confiance, l'entière résignation, la bonté touchante, la patience inaltérable, l'indulgence infinie, le généreux pardon. Rien ne résiste d'ailleurs à l'entraînement de son caractère. On dirait que l'homme inspiré par l'enthousiasme a les attributs de l'astre du jour ; sa présence seule échauffe et vivifie tout ce qui l'environne.

CHAPITRE XI.

DE LA RECONNAISSANCE.

La reconnaissance est un sentiment inné de l'organisation, à l'aide duquel nous rendons à un bienfaiteur, par nos actions, ou du moins par nos souhaits, ce que nous en avons reçu. Malheureusement, il en est de ce mot comme de beaucoup d'autres qu'on prononce trop souvent dans la société. Il est devenu si banal, qu'on l'emploie à chaque instant dans de simples formules de politesse, sans en apprécier la force ni la valeur.

La reconnaissance est un sentiment mixte ; c'est le souvenir d'un bienfait, accompagné du désir de s'acquitter. Quand on veut bien définir les sentimens moraux, on questionne souvent les sourds-muets de naissance, parce qu'ils sont mieux initiés que nous dans les secrets du langage et de la vraie signification des mots. Ce sont eux qui ont dit que la reconnaissance était la mémoire du cœur. Il ne faudrait pas conclure de là que les ingrats manquent de mémoire; cette faculté de l'intelligence fait au contraire leur plus grand supplice.

Le sentiment de la reconnaissance a besoin de se répandre toutes les fois qu'il agite vivement le système sensible. Ce besoin lui est commun avec presque tous les autres mouvemens de l'âme qui se rattachent à l'instinct de relation ; mais, lorsqu'il est profond et sincère, il éclate mieux par des actions que par de vaines paroles. La reconnaissance n'est point d'ailleurs une affection de longue durée ; on l'a très judicieusement comparée à un fer rougi par le feu; sa chaleur s'évapore à mesure que l'on s'éloigne de l'époque où l'on a reçu le bienfait.

La reconnaissance n'en est pas moins l'un des sentimens les plus nobles et les plus élevés de la nature humaine ; elle tient à une perfection intérieure de l'âme, que la civilisation se plaît à perfectionner. Elle est l'indice d'une moralité pure, qu'on cherche à développer chez tous les hommes. Dans la plupart de nos livres, on aime à récréer les jeunes imaginations par la peinture touchante de cette heureuse disposition de notre âme. Elle est quelquefois la source de l'intérêt de nos drames; on la met en scène comme l'amour,

et on lui donne sur nos théâtres toute l'approbation due à un mouvement de l'âme qui est aussi
noble que généreux.

Mais la reconnaissance n'est pas seulement une
affection destinée à rapprocher deux individus qui
se rendent quelques bons offices dans le commerce
de la vie ordinaire. C'est un lien plus ou moins
étendu, à l'aide duquel des familles d'hommes
se rattachent et tiennent les unes aux autres au
sein de la société.

C'est quelquefois un sentiment universel qui
est simultanément éprouvé par tous les membres
d'une nation ; de là vient que nous trouvons une
sorte de bonheur à voir récompenser un homme
qui a bien mérité de la patrie, et qui s'est signalé
par des services publics ; nous sanctionnons en
quelque sorte par notre approbation la couronne
qu'on lui décerne, et nous partageons la satisfaction générale. Nous ressentirions la plus vive peine,
si les chefs qui président aux destinées du gouvernement manquaient de justice à son égard.

Il n'y a, comme on le voit, rien d'acquis et de
factice dans ce sentiment, qui émane, comme
l'amitié, de l'instinct irrésistible de nos relations
sociales. Les sauvages même n'ont point été dis-

pensés de ce devoir moral que la justice impose.
La reconnaissance est aussi pour eux un besoin
primitif de leur organisation. Si, chez l'homme
civilisé, elle n'était souvent altérée par l'orgueil
et la vanité, elle serait la plus douce de nos impulsions naturelles.

CHAPITRE XII.

DE L'INGRATITUDE.

Qui eût pu le penser et le prévoir? La reconnaissance, cet attribut divin de l'organisation, ce sentiment pur et délicat que la nature aurait dû rendre ineffaçable, a eu aussi sa part dans la corruption sociale. L'ingratitude est venue désenchanter l'âme du bienfaiteur. Elle a détruit ou profondément altéré ces rapports d'estime, d'obligeance et d'amitié, qui sont le fondement de toute relation dans l'espèce humaine. L'ingratitude indigne le cœur ; l'examen de l'homme moral n'offre aucun vice qui soit plus affligeant et plus odieux.

L'ingratitude n'est point une passion ; c'est un état négatif, une apathie coupable de l'âme ; c'est une infirmité du cœur ou une altération défectueuse de notre système sensible ; c'est presque toujours le résultat de la vanité en révolte contre cette espèce de suprématie que le bienfaiteur exerce sur celui qu'il oblige. Les ingrats ne méritent aucun pardon ; ce sont eux qui, en se multipliant, ont rendu la générosité si rare sur la terre.

Il ne faut pas toutefois que les gens de bien se lassent de secourir l'infortune. « L'ingratitude ne décourage point la bienfaisance, dit un profond écrivain [1] ; mais elle sert de prétexte à l'égoïsme. » Cette pensée n'a besoin d'aucun commentaire physiologique ; car on est généreux par l'entraînement de son instinct. Ce n'est donc que par système ou par dépravation qu'on résiste si souvent aux inspirations natives du caractère.

Pourquoi crier contre l'ingratitude? dit un célèbre philosophe ; c'est contre l'orgueil qu'il faut exhaler ses plaintes, puisque nous lui devons cette hideuse maladie. L'homme qu'on oblige, ajoute-t-il, s'imagine toujours qu'on n'a pas fait pour lui ce qu'il méritait, et le bienfaiteur croit à son tour avoir fait plus qu'il ne devait. Mais l'orgueil n'est pas la seule passion qui ferme l'âme à tout sentiment de reconnaissance ; on est ingrat par avarice ; on est ingrat par ambition : l'amour

---

[1] Maximes et réflexions sur divers sujets de morale et de politique, par M. le duc de Lévis.

même, ce premier bonheur de la vie, ne fait-il pas rompre les pactes les plus sacrés?

D'autres écrivains ont voulu excuser les ingrats en calomniant les bienfaiteurs; ils ont prétendu que ces derniers n'agissaient le plus souvent que par spéculation ou par amour-propre. Une assertion aussi générale est un outrage à l'espèce humaine; car l'homme naît avec un penchant heureux, qui est indépendant d'aussi vils motifs; lorsqu'il n'est point déchu de sa loyauté primitive, il est mu à chaque instant par le besoin impérieux de se consacrer à ses semblables. « Celui qui, en donnant, prévoit et brave l'ingratitude sans néanmoins cesser d'être généreux, est le seul homme qui mérite le nom de bienfaiteur, » dit un de nos meilleurs moralistes. [1]

[1] Telle fut aussi la maxime de Lamoignon de Malesherbes :

Lamoignon, ton nom seul vaut un panégyrique,

a dit un de nos poètes, qui a célébré cet immortel magistrat par les vers les plus dignes et les plus touchans. (*Poëme sur le dévouement de Lamoignon-Malesherbes*, par D. C.) De nos jours, on rencontre parfois de ces âmes actives et désintéressées qui s'agitent sans cesse pour alléger les peines d'autrui; le grand homme que je viens de citer semble même revivre dans son honorable postérité; quand on fréquente les membres de sa vertueuse famille, quand on est témoin de tous les actes par lesquels s'honore leur bienfaisance silencieuse, on croit voir l'ombre de Lamoignon planer encore sur les malheureux comme l'étoile de l'espérance.

Il est donc criminel celui qui manque à l'instinct des relations sociales, celui qui marche en sens contraire des inclinations douces et bienveillantes que la nature lui a données. L'homme coupable d'ingratitude doit être comparé à l'homme qui refuse d'acquitter les dettes qu'il a contractées ; il mérite les mêmes peines : il a violé le contrat de relation ; il a pris le temps et le crédit de son bienfaiteur ; il en a usé tout à son aise. Ne doit-il pas payer ce qu'il a reçu par des sentimens ou par des offices analogues ?

Remarquons néanmoins que celui qui sent tout le prix d'un bienfait doit aussi sentir tout le poids de la reconnaissance ; car, comme je l'ai déjà dit, l'homme qui oblige son semblable acquiert sur lui une espèce de supériorité qui blesse le cœur humain. Une âme libre peut se cabrer à l'aspect d'un tel joug, sans qu'on puisse précisément lui imputer le crime d'ingratitude. Il vaut donc mieux penser au contraire que ses scrupules proviennent de ce qu'elle apprécie toute l'étendue de sa dette. D'autres âmes, non moins délicates, peuvent craindre qu'un service important ne vienne rompre cette égalité qui fait le charme et la vie d'une liaison. Qui ne sait pas d'ailleurs que les bienfaiteurs se paient quelquefois avec usure de leurs propres mains ?

Les victimes de l'ingratitude excitent du reste un intérêt plus vif que celles qui sont en butte à un malheur ordinaire. Nous éprouvons communément pour ces personnes un sentiment qui se compose de l'estime plus ou moins grande qu'elles nous inspirent, et de cette pitié naturelle qui nous fait participer aux maux de nos semblables. L'idée de leur perfection morale et les principes de justice dont nous sommes imbus allument alors dans nos âmes une vertueuse indignation.

Plus nous considérons le rang et les qualités particulières du bienfaiteur, plus nous sommes courroucés contre l'ingrat ; de là vient que le meurtre d'un souverain qui fut aussi bon que juste, ou celui d'un père sensible et généreux, font frissonner d'épouvante les hommes les moins compatissans. Qui a pu lire sans éprouver ces douloureuses émotions l'histoire des filles du roi Léar, qui, après s'être enrichies de ses dépouilles, l'ont livré à tout le dénûment, à tous les besoins de la vieillesse? Il y a quelque chose d'auguste et d'imposant dans le caractère de cet infortuné monarque, alors même qu'il va mendier son pain de village en village ; si les élémens, si les injures des saisons viennent l'assaillir au milieu des forêts désertes qu'il est contraint de traverser, il ne murmure point contre la destinée. « Vents, s'écrie-t-il, vous pouvez mugir sur la tête d'un roi malheureux ; la reconnaissance ne vous a point liés à mon sort ; ce n'est pas de moi que vous tenez votre empire. »

J'en ai dit assez, je pense, pour démontrer que les torts de l'ingratitude peuvent enfanter les plus grands coupables. Il faut bien que cette monstrueuse imperfection de notre être soit un crime, puisque celui qui s'en est souillé n'ose interroger son âme sans éprouver un amer déplaisir ; puisqu'il expie à chaque instant son injustice par les regrets les plus cuisans ; puisque la honte colore son visage toutes les fois que l'occasion le met en présence de l'homme qui l'a obligé ; puisqu'il se détourne pour éviter sa rencontre ; puisqu'il ne saurait jouir sans trouble des bienfaits dont on l'a comblé. Le code de notre législation n'inflige point de peines à l'ingrat ; mais son juge le plus sévère est dans son propre cœur ; c'est là que ses remords prennent naissance. Il est aussi pour son orgueil un châtiment cruel et inévitable : c'est le souvenir de son bienfaiteur.

CHAPITRE XIII.

DU RESSENTIMENT.

Le ressentiment figure parmi les principes d'action, qui tendent à nous protéger contre les atteintes d'une violence ennemie ; il faut le considérer comme une affection instinctive qui tient au désir de notre conservation, et qui a pour but de repousser l'attaque. Communément c'est une provocation injurieuse qui détermine cette émotion particulière dans le fond de notre âme ; mais tôt ou tard cette émotion provoque des actes de réaction ou de défense. L'homme est donc moralement armé, et il doit se placer dans une disposition malveillante toutes les fois qu'on le blesse, et qu'il y a opposition entre son intérêt particulier et l'intérêt d'autrui.

Dans nos relations publiques ou privées, mille causes nous mettent en guerre avec les individus qui partagent avec nous les avantages de l'ordre établi pour notre bonheur, et qui trouvent un profit particulier à nous nuire ou à nous opprimer. Le but social de ce que nous éprouvons alors est de voir souffrir à nos semblables des maux aussi graves que ceux dont nous leur attribuons l'origine. Le ressentiment est de longue durée ; car nous sommes constitués de manière à oublier plus facilement le bien que le mal qu'on nous a fait.

Le ressentiment est tellement instinctif dans notre organisation, qu'il s'y manifeste dans l'enfance même de notre raison ; toutefois il s'établit d'ordinaire après une délibération préalable ; et l'homme a ceci de particulier qui le distingue des animaux, qu'il légitime, en quelque sorte, son animadversion par une connaissance plus ou moins approfondie du juste et de l'injuste. Le ressentiment suppose aussi qu'il apprécie convenablement les obligations des autres envers lui-même.

Le ressentiment dérive donc de nos rapports nécessaires avec la justice. Cette affection est le plus souvent muette ; aucun acte extérieur ne la révèle ; elle se cache parfois sous le masque imposant d'une courageuse modération ; l'homme a la faculté de conserver plus ou moins longtemps dans son âme ce principe d'aversion, qui est fondé sur des motifs d'utilité personnelle ; qui

le tient en garde contre les piéges que peut lui
tendre un adversaire; ce principe le dispose tôt ou
tard à nourrir un sentiment plus prononcé, qui
est celui de la haine; il le porte à la vengeance
ou à quelque résolution hardie dont le succès
assure son triomphe.

Toutefois, comme dans notre économie morale, la vertu se compose de pensées plus hautes
que celles qui tiennent à la personnalité, nous
aimons à immoler le ressentiment; nous trouvons
qu'il y a du courage à triompher d'une passion
aussi impérieuse; nous ne craignons pas de verser
le blâme sur celui qui s'abandonne aux mouvemens d'une nature trop impétueuse et trop cour-
roucée; le ressentiment peut d'ailleurs prendre sa
source dans de fausses préventions; il est souvent le résultat d'une antipathie fortuite, ou
d'une susceptibilité individuelle, qui déprave le
caractère; c'est ce qui arrive chez les mélancoliques et autres esprits naturellement chagrins et
soucieux, qui prennent en horreur le genre humain.

La volonté, ce don du ciel, est une faculté essentiellement réprimante dans une créature presque
toujours gouvernée par la conscience; elle agit ici
d'une manière tout-à-fait indépendante du corps:

c'est un rayon divin qui la guide. Qu'y a-t-il de commun en effet entre une passion calme, qui nous élève jusqu'au plus haut bien, et ces inclinations intéressées et violentes, résultat évident d'une exaltation vicieuse ou de l'effervescence de nos organes ?

·Ainsi tous les efforts que l'on met .en usage pour surmonter un ressentiment légitime, reçoivent l'approbation générale; il y a de la magnanimité à se dompter soi-même, à se séparer, en quelque sorte, de sa colère, pour se donner des impulsions bienfaisantes et généreuses. Tel est le précepte de la plus pure morale, et tel est aussi l'un des dogmes fondamentaux de l'ordre social; nous en avons fait une maxime de vertu. Le ressentiment est donc une passion qu'il est glorieux de déposer aux pieds d'un autre tribunal que le nôtre; et s'il appartient à la justice de punir, il n'appartient qu'à l'homme de pardonner. '

' Nec vero audiendi, qui graviter irascendum inimicis puta·bunt, idque magnanimi et fortis viri esse censebunt; nihil enim laudabilius, nihil magno et præclaro viro dignius placabilitate atque clementiâ. (Cic. *de Officiis.*)

CHAPITRE XIV.

DE LA HAINE.

Il est des passions qui affectent désagréablement le cœur humain, et qui néanmoins sont d'une utilité constante dans le système de la conservation des êtres. C'est ainsi que l'homme nourrit naturellement, dans son âme, le ressentiment, la haine, la vengeance ; ces sensations morales veillent, en quelque sorte, sur la durée de son espèce. Toutes les fois qu'elles sont fondées et légitimes, nous les jugeons dignes de notre approbation.

Certains philosophes regardent la haine comme une passion étrangère au cœur humain. Mais faut-il nier qu'il y ait des poisons, parce qu'ils sont pernicieux, et qu'on les évite ? Si on veut approfondir l'organisation de l'homme, il faut bien se résoudre à y voir les choses qui la constituent. La haine y tient une place comme l'amour ; ces deux sentimens dérivent d'une même source et ont chacun leur destination ; l'un tend à nous conserver, l'autre à nous défendre.

Notre constitution morale est profondément altérée, lorsqu'un égoïsme froid et lâche nous isole, et nous empêche de sentir nos rapports naturels; lorsque la vue du méchant ne nous inspire aucune indignation ; lorsque les maux d'autrui ne nous touchent plus, et qu'on peut voir égorger ses semblables, ses parens, ses amis, sans s'élancer sur les assassins; enfin, lorsqu'une indifférence stupide pour nous-mêmes nous fait abandonner notre propre défense, et ne nous laisse pas même l'instinct des plus chétifs animaux, qui se serrent les uns contre les autres pour réunir leurs forces, pour haïr de concert et repousser l'ennemi commun.

La haine est donc un des élémens de notre constitution morale ; c'est une arme naturelle donnée à l'homme pour sa conservation. Aussi est-elle d'une grande intensité chez les sauvages, qui ne sont protégés par aucune institution sociale ; on dirait même qu'elle s'accroît chez eux en raison de la vigueur physique de leur organisation. Les Patagons, ces colosses de l'espèce humaine, qui se couvrent avec les peaux de divers quadrupèdes, éprouvent à un tel point

l'énergie de cette passion, qu'on les prendrait pour
ces mêmes animaux féroces dont ils empruntent
la dépouille. Il existe, chez certains peuples
d'Afrique, des haines qui datent depuis des siècles, et qu'aucune circonstance n'a pu affaiblir.
Jamais aucun d'entre eux ne pardonna la mort
d'un père ou d'un fils. L'homme qui habite ces
contrées brûlantes exècre son ennemi avec toute
la fureur d'un enfant robuste; c'est ainsi que le
philosophe Hobbes qualifie le sauvage. S'il vient
à succomber, sa famille hérite de ses flèches et de
son invincible antipathie.

La haine se montre rarement entre les animaux qui appartiennent à la même espèce, parce
qu'ils n'ont aucun intérêt à l'exercer. Ils diffèrent
de l'homme en ce qu'ils ne sont mus énergique-
ment que par deux besoins, celui de se conserver, et celui de se reproduire. Leurs querelles
sont par conséquent éphémères; elles n'ont lieu
que lorsqu'il s'agit de se disputer un peu de pâture ou une femelle. Si leurs besoins sont satisfaits, ils n'ont plus de motifs pour se haïr.

Les passions haineuses semblent donc particulièrement réservées à l'espèce humaine. Elles
exercent leur action sur presque tous les événemens de la vie; elles coopèrent à des catastrophes

qui bouleversent le monde entier. L'histoire nous représente les premiers effets de la haine dans un meurtrier qui souilla ses mains du sang de son frère. N'était-ce donc pas assez que l'homme fût en butte ici-bas aux terribles atteintes des élémens qui l'environnent, qu'il fût journellement à la merci des vents, de la grèle, du tonnerre, et de mille accidens imprévus qui rendent son existence si précaire ! Fallait-il aussi qu'il fût réduit à éviter la rencontre de son semblable, qu'il trouvât des assassins au milieu des forêts les plus paisibles et les plus isolées, qu'il y fût terrassé par celui qui est fait à son image, et à qui souvent les mêmes mamelles ont prodigué le même lait ! fallait-il enfin que le poison lui fût versé jusque dans l'intérieur de ses foyers domestiques, et que ses dieux pénates fussent ensanglantés par la main de ses proches ! Ah ! pourquoi le rêve d'une paix fraternelle n'est-il que le rêve d'un homme de bien !

CHAPITRE XV.

DE LA VENGEANCE.

Les sauvages regardent la vengeance comme un sentiment si légitime, que quelquefois ils vont s'offrir d'eux-mêmes à ceux dont ils ont encouru l'animadversion. S'ils sont personnellement offensés, ils poursuivent sans relâche leurs ennemis; ils suivent la trace de leurs pieds empreints sur le sable; ils savent distinguer, sur le gazon où ils se sont couchés, la grandeur et la proportion de leur taille. La manière dont la mousse, les feuilles et les branches des arbres de la forêt ont été froissées devient un indice pour eux; ils marchent dans le plus profond silence, ont toujours l'oreille au guet; ils voient de très loin ceux qu'ils veulent atteindre, et dès qu'ils s'en trouvent rapprochés à peu de distance, ils se traînent sur le ventre à la manière des serpens pour arriver jusqu'à eux sans en être aperçus. Faut-il les attendre, ils se cachent dans les broussailles; ils y supportent la faim et la soif jusqu'au moment propice où ils peuvent, comme le jaguar

ou la panthère, s'élancer sur leur proie et la dé-
chirer.

La vengeance n'est pas seulement un mouvement prompt et spontané chez les peuples non
civilisés ; elle fermente dans leur âme pendant un
grand nombre d'années. Un voyageur fort éclairé
et fort estimable, M. le docteur Robelot, m'a raconté le fait suivant, qui trouve naturellement
ici sa place : une peuplade de sauvages, par suite
d'une guerre avec les Américains, s'était vue repoussée des bords chéris de la belle rivière de
l'Ohio, où ils avaient fixé leur résidence. Ils
avaient été les témoins du massacre d'un de leurs
chefs auquel ils portaient la plus grande véné-
ration ; ils conservèrent dès-lors le plus vif ressentiment contre ceux qu'ils regardaient comme
leurs assassins. Au bout d'un laps de temps très
considérable ils apprirent que le congrès des
États-Unis avait fait don, à titre de récompense
militaire, au capitaine Benhever, père d'une famille nombreuse, d'un terrain situé à l'endroit
même où cette tribu avait autrefois son établissement. Ce dernier y avait formé une plantation
où il cultivait avec succès le tabac et le maïs à
l'aide de quelques serviteurs. Un jour, au moment où il s'y attendait le moins, il fut assailli
lui et tous les siens par une bande de ces mêmes

sauvages qui, durant la nuit, pénétrèrent dans sa maison et en assommèrent tous les habitans. Après cette terrible catastrophe, il fut constaté que ces sauvages avaient fait à travers les plus épaisses forêts et les rivières un trajet de plus de cinq cents lieues, et qu'ils étaient restés pendant plus de quinze jours à épier le moment favorable pour assouvir leur vengeance sur cette famille, qui fut la seule immolée.

La vengeance a donc pour but une réparation légitime; et si dans le sein de la société les lois se réservent de l'exercer, c'est pour qu'elle soit plus équitablement répartie. Souvent elle se transmet par hérédité; on confie à un fils le soin de venger un affront, une injure ; c'est un devoir qu'on s'impose, un engagement que fait prendre l'autorité d'un mourant. La vengeance n'est point d'ailleurs une passion qui se montre la même chez tous les hommes; elle est implacable et féroce chez les peuples sauvages; mais chez les peuples civilisés elle se montre adroite, rusée, artificieuse : partout on lui voit prendre le caractère des mœurs et des habitudes nationales.

Considérée sous le rapport physiologique, la vengeance offre des phénomènes analogues aux autres mouvemens plus ou moins violens qui agissent sur l'économie animale; c'est une passion soumise à tout le pouvoir de l'imitation; de là vient que dans les conspirations, dans les rassemblemens et dans les émeutes populaires, elle électrise les hommes par masses : le vêtement ensanglanté d'une victime suffit souvent pour soulever la multitude et la porter à tous les excès ; dèslors tous les bras se meuvent avec une égale énergie.

La vengeance est en outre un sentiment contagieux, et il n'en est point qui obéisse mieux à l'impulsion de l'éloquence et de la parole. Chez les Grecs, les poètes suivaient les armées ; ils récitaient des odes ou des poëmes lyriques pour échauffer les cœurs et allumer tous les feux de l'indignation. On compose des chansons guerrières et qui sont analogues à cette disposition haineuse de l'âme ; et c'est sans doute pour se rendre plus terribles à leurs ennemis que les hommes ont imaginé de marcher au combat au son d'un instrument qui imite le bruit du tonnerre ; ses roulemens précipités portent dans les cœurs une sorte d'effroi, et nul n'est plus propre à presser, à accélérer les pas des bataillons furieux ; il frappe les oreilles avec une sorte de véhémence qui électrise les cœurs, et communique au cerveau une activité particulière. Il est digne d'observation que tous les individus ralliés par le tambour militaire prennent involontairement une contenance fière et menaçante. Les hommes qu'on emploie pour en faire valoir les effets sont ordinairement dirigés par un soldat de haute taille, qui, par ses gestes animés et sa pantomime hardie, rappelle l'audace et les attitudes du gladiateur.

D'après ce que je viens d'exposer, il est aisé de voir que le ressentiment, la haine, la vengeance, auraient pu trouver place dans le même chapitre. En effet, ces trois mouvemens de l'âme ne sont que la même sensation transformée, et vont au même but dans le système de notre conservation. Le ressentiment est une passion sourde qui couve ses noirs projets pour ne les faire éclater que lorsqu'on est assuré de leur réussite : *manet altà mente repostum*. La haine se tait, ou elle s'exhale par des imprécations ; elle plane sur nous comme une destinée terrible qu'on ne peut éviter ; mais la vengeance est une passion toute musculeuse, si l'on peut ainsi parler. Elle est précédée par la colère, qui accroît instantanément la somme et la puissance des forces physiques.

Tout est en action dans le sauvage irrité qui brandit sa lance, ou qui balance dans l'air son épouvantable massue. Tous les symptômes dont il est agité éclatent, pour ainsi dire, en dehors ; ses veines se gonflent, ses bras se roidissent, son visage s'enflamme, ses yeux étincellent : son âme s'élance en quelque sorte au-devant du terrible adversaire. Le ressentiment est pénible ; la haine est douloureuse, mais la vengeance a ses voluptés et ses jouissances. On l'a comparée au sentiment de la soif, comme pour exprimer à la fois combien ce besoin est impérieux, et combien il est doux de le satisfaire.

CHAPITRE XVI.

DE LA JUSTICE.

La justice dérive manifestement de l'instinct de relation. Elle a été substituée à la vengeance personnelle au milieu des hommes réunis en société ; c'est l'intérêt commun qui la dicte et qui est son unique base. Les individus qui se rassemblent pour obéir aux mêmes lois, doivent, comme on l'a dit si souvent, se soutenir mutuellement, comme les pierres qui entrent dans la construction d'un édifice.

Qu'on me permette une comparaison non moins juste, et tirée de ce qui se passe dans l'économie animale. La vie est un assemblage de phénomènes, qui se maintient par l'action simultanée ou successive de plusieurs fonctions ; si un organe s'arrête ou se meut irrégulièrement, les autres risquent d'avoir le même sort ; il en est ainsi du corps politique, et c'est pour conserver l'équilibre dans toutes ses parties que la justice a été proclamée et perfectionnée.

Aristote a raison de dire que la justice est en quelque sorte le complément de la vertu; car elle n'a pas seulement pour objet l'homme isolé; elle se rapporte tout entière à l'avantage de nos semblables; vous ne pouvez faire grâce à un individu au préjudice du corps auquel il appartient. Les rayons de la justice humaine sont comme l'air salutaire que nous respirons; chacun en profite; elle est un bien aux dépens duquel tout le monde vit. La justice est donc celui de nos attributs moraux qui mérite le plus d'admiration.

L'intervention des lois est le plus bel usage que l'homme ait pu faire de sa raison, dit Vauvenargues; on cherche une distinction entre l'homme et les animaux, ajoute cet écrivain célèbre, elle est trouvée; c'est celle qui nous fait consentir à diminuer notre liberté, pour jouir sans trouble du bonheur que nous espérons; c'est celle qui nous met sous l'empire des lois pour nous affranchir de la tyrannie de la force. Quand vous entrez dans une ville ou dans un royaume, et que vous y voyez régner l'ordre et la tranquillité, dites-vous à vous-même : c'est l'effet de la justice; car le système total des actions d'un peuple doit tendre au bonheur de tous ceux qui le composent.

Si le bonheur était irrévocablement le partage

de l'homme sur la terre; si en naissant il se trouvait soudainement environné de tous les biens que la nature lui réserve ; si ses besoins étaient nuls ou tout à coup satisfaits; s'il végétait comme l'arbrisseau dans l'atmosphère pour y puiser une pâture commune, la justice serait certainement un bien chimérique pour lui. Jamais on ne vit les habitans d'une ville se disputer l'eau du fleuve qui les désaltère, ou les rayons du soleil qui les réchauffe. La justice ne compte parmi les vertus que parce qu'elle a pour objet de maintenir la propriété, que parce qu'une immense quantité de terre ne suffit point à l'avidité du possesseur. La justice n'a donc de mérite que par son utilité, je dirai même par sa nécessité.

Si l'on pouvait produire dans le cœur de l'homme une humanité parfaite, un désintéressement à toute épreuve, la justice serait pareillement une chose superflue. Mais malheureusement l'homme se défie avec juste raison de ses semblables; il a besoin de s'en défendre. Il est agité lui-même par une sorte de tendance à l'usurpation; de là vient qu'il implore la justice pour rendre ses relations plus sûres et plus agréables.

Pour disposer le cœur humain à se passer de la justice, il faudrait le remplir de bienveillance

et lui faire abjurer tout sentiment de personnalité; car la justice n'est qu'une digue opposée
à toutes les entreprises des hommes agités par
les passions égoïstes; mais les peuples s'égarent
au milieu du torrent de la civilisation. Les passions fermentent; les citoyens se dépravent; la
discorde s'établit, et la terre est à la fois trou-
blée par les égaremens de la puissance qui gouverne et la licence des gouvernés.

La justice a donc pour but principal de veiller
au bonheur que procure la vie de relation, bonheur qui ne saurait avoir lieu sans l'égalité de
tous les hommes devant la loi. Elle a aussi pour
objet d'empêcher nos semblables de violer les
conventions qui leur ont été suggérées par la
nature même de leur organisation. L'espèce humaine est si faiblement constituée au physique,
et, d'une autre part, ses facultés intellectuelles
ont tant de puissance, si on les compare avec celles
des animaux, que c'est par ces facultés mêmes
qu'elle a dû principalement se soutenir dans le
monde, et se garantir de toute atteinte ennemie.

L'homme ne gagnerait rien à vouloir n'user
que de sa force physique pour repousser les attaques de ses semblables. La moindre maladie,
le moindre trouble survenu dans l'économie de

ses fonctions l'en ferait bientôt repentir. Il fallait donc qu'on fît de la justice un devoir public ; sans cette précaution, les hommes seraient bientôt victimes de leur contrat de relation ; les grands manqueraient de foi envers les petits ; car celui qui se trouve le plus fort s'inquiète peu de recourir à la raison.

Une des plus grandes preuves de la faiblesse de l'homme, c'est qu'il a besoin de lois pour être juste. Qu'est-ce en effet que la société? C'est une réunion de citoyens qui mêlent et confondent leurs intérêts en se plaçant sous la surveillance des mêmes institutions, qui s'imposent des devoirs pour leur conservation et celle de leurs familles, qui marchent tous sous l'autorité d'un chef paternel, chargé de satisfaire à tous les droits, de répartir avec équité tous les avantages, et de maintenir l'équilibre dans des rapports réciproques.

N'allez pas croire néanmoins que la justice soit une vertu acquise ou factice; elle découle, il est vrai, le plus souvent d'un système réfléchi de nos relations sociales : mais elle n'en est pas moins un sentiment inné; c'est parce qu'on la voit éclater spontanément dans le cœur des hommes qu'on a conçu le dessein d'en faire une vertu d'ordre public. Pour en retirer tous les avantages qu'elle peut procurer, on l'a appliquée au bonheur et à la sûreté des peuples. Ainsi donc le principe de la justice est dans notre âme; nous n'avons fait que l'étendre et l'affermir par nos institutions. C'est une vertu perfectionnée dont on ne peut pas plus demander l'origine que celle de l'amour, de la pitié, et de tant d'autres sentimens qui embellissent la nature humaine.

Le sentiment de la justice est aussi inhérent à notre organisation morale que les autres passions, telles que l'amitié, la sympathie, etc. En effet, il ne saurait y avoir de dissidence d'opinions sur la nécessité de respecter la vie de son semblable, de ne point ravager la terre, d'épargner les animaux ainsi que les arbres dont la nature nous a gratifiés, sur l'obligation de nourrir et d'élever les enfans. La morale est une; elle est et sera constamment la même dans tous les siècles; elle a toujours été vraie de la même manière. Dès les premiers temps, on a eu la même horreur pour le vice, pour le crime, pour les vexations arbitraires, etc. Dans toutes les circonstances, un homme en a défendu un autre quand il l'a vu opprimé et persécuté.

Il est des vérités immuables qu'on retrouve tou-

jours dans son cœur, pour peu qu'on les cherche;
ces vérités dureront sans interruption comme
celui qui les a créées; et c'est sur elles qu'il faut
appuyer la législation. Cicéron avait une connaissance profonde du cœur humain; quand il écrit
sur les lois, il les fait dériver de la nature de
l'homme. Il faut particulièrement méditer ce qu'il
répond aux philosophes qui ont voulu détruire
les fondemens du droit social : *Sunt hæc quidem
magna, quæ nunc breviter attinguntur; sed om-
nium, quæ in hominum doctorum disputatione
versantur, nihil est profecto præstabilius, quàm
plane intelligi, nos ad justitiam esse natos, neque
opinione, sed naturâ, constitutum esse jus.*

Il est digne de remarque que les Galibis et autres
sauvages de la Guyane qui n'ont dans leur langue
aucun terme pour exprimer le mot *loi*, n'en éprouvent pas moins dans toutes les occasions le sentiment profond de l'équité ; la nature n'a pas besoin
de paroles pour instruire les mortels; il est des
règles instinctives qui sont dans notre âme avant
de se trouver dans nos discours : la science du devoir est contemporaine de la création. La loi qui
prescrit ou qui défend, la loi véritable et primitive, qui nous porte au bien, qui nous détourne
des routes du mal, n'est point une invention
de l'esprit humain ; elle ne prend point le ca-

ractère d'une loi du jour où elle est écrite, mais du jour où nous l'apportons avec nous dans la vie ; c'est la raison du sage réduite en précepte : *Lex est ratio summa, insita in naturâ, quæ jubet ea quæ facienda sunt, prohibet quæ contraria.* La distinction du juste et de l'injuste se transmet donc immuablement à tous les hommes à mesure qu'ils se succèdent sur la terre, et nous en jouissons comme du soleil des Hébreux, comme du soleil des Grecs et des Romains.

La justice est tellement un sentiment inné et primitif, qu'on en trouve des vestiges chez les peuples les plus ignorans et les plus barbares, chez ceux mêmes qui sont étrangers à toute civilisation. Le trait suivant est authentique et récemment publié par un voyageur ; un sauvage de la Louisiane avait tué, dans un accès de colère, le père d'un de ses amis ; il prit la fuite, et s'absenta pendant environ vingt années. Au bout de ce temps il lui prit envie de retourner dans sa terre natale. Mais, par esprit de justice, il se crut obligé d'aller offrir sa tête à celui qu'il avait privé de l'auteur de ses jours : celui-ci se détermina à le percer d'une flèche, et tous deux s'imaginaient remplir le plus saint des devoirs.

Ainsi donc le caractère obligatoire du prin-

cipe moral est dans le cœur de tous les hommes.
L'esprit humain porte les idées du juste et de
l'injuste comme l'arbre porte des fruits ; il est
naturellement conduit à distinguer le vice de la
vertu, et toutes les idées relatives à cette faculté se sont successivement établies dans notre
entendement par la puissance de la réflexion.
Cicéron remarque qu'elles sont tellement inhérentes à l'organisation humaine, que les brigands
eux-mêmes ne laissent pas d'y avoir recours
quand il s'agit de leur avantage personnel ; tout
chef de voleurs ou de pirates serait bientôt dés-
avoué par les siens, s'il s'obstinait à partager iné-
galement le butin entre les compagnons de ses
crimes.

L'attribut de notre système sensible, qui contient tous les germes de la justice, est la conscience ; on dirait qu'elle est chez nous un organe
particulier pour ces idées que l'homme trouve
partout où il existe ; il suffit qu'il en fasse l'objet de
ses méditations. Les idées du bien et du mal sont
aussi positives que celles de la beauté et de la
laideur ; les unes et les autres nous font éprouver
des sentimens d'aversion ou de plaisir, de satisfaction ou de mécontentement.

Ceux qui s'obstinent le plus à nier l'existence

de la justice ne manquent jamais de l'invoquer dès qu'ils sont opprimés ou malheureux. Quand nous voyons un grand coupable devenir la victime de quelque catastrophe, nous disons toujours qu'il a mérité son sort, et nous éprouvons une jouissance aussi complète que si nous nous étions vengés nous-mêmes de sa personne. La justice est donc l'âme, le ressort, le garant, le premier besoin des mœurs sociales ; ses dogmes fondamentaux ont dû se développer insensiblement dans l'esprit des hommes civilisés sans qu'il ait fallu de grands efforts pour les développer.

Quelqu'un a dit avec raison que la justice était au corps social ce que la médecine était au corps humain. On a pareillement comparé les crimes aux maladies aiguës, et les vices à des infirmités chroniques qui minent à la longue les fondemens des empires. Dès-lors les punitions qu'on établit pour mettre obstacle aux bouleversemens de l'ordre public peuvent être comparés à des remèdes plus ou moins énergiques, qu'on met en usage selon que l'état est plus ou moins corrompu ; les lois pénales ne sont par conséquent que des moyens curatifs plus ou moins salutairement appliqués aux maux innombrables qui accablent la société.

Les peines destinées à la répression des délits
ont pour but de maintenir les liens réciproques
qui nous enchaînent dans l'état social, et que
resserre l'instinct de relation. Nous avons substitué ces lois aux effets funestes et incertains qui
auraient pu résulter de la vengeance individuelle,
passion trop active, et presque toujours surabondante, qui n'eût jamais été en juste proportion avec
les offenses. D'ailleurs, pour être bonnes, les lois
ne doivent porter l'empreinte d'aucun ressentiment particulier; la raison seule doit présider à
leur institution ; c'est le besoin qui les dicte;
c'est l'expérience qui les consacre.

La justice a donc pour objet de guérir et de
corriger les déréglemens dont la volonté humaine
est susceptible ; tous nos écarts dans le monde
social émanent de ces déréglemens. L'homme est
souvent mal éclairé sur ses intérêts particuliers;
il est entraîné par les plaisirs des sens; il est à
chaque instant agité par d'immenses désirs, et
par des prétentions exagérées sur les avantages
dont jouissent ses semblables; il agit souvent
comme s'il se haïssait lui-même. L'homme est
un être ardent, présomptueux, avide, trom-
peur, inhumain, qui tend à sa ruine, et qui
consomme celle des autres. Il a, comme le remarque Pufendorff, mille besoins, mille pen-

chans factices qui le dénaturent à ses propres regards : il a l'orgueil qui l'enivre, la vanité qui le trompe, l'envie qui le ronge, l'avarice qui l'avilit, l'ambition qui l'égare, la superstition qui l'aveugle, le fanatisme qui le défigure; il est dévoré par la soif de l'or et des richesses, par la frénésie de la gloire et des grandeurs, etc.

Quel affreux spectacle, dit le même publiciste, si toutes ces diverses passions entraient à la fois en fermentation, et se déployaient en même temps et avec une violence extrême chez le même individu! Aussi, dans quelque condition que la nature ait placé l'homme, qu'il serve ou qu'il commande, qu'il soit pauvre ou riche, qu'il soit isolé ou que son sort se rattache à celui d'une postérité nombreuse, il est malheureux, si le frein des lois ne lui est imposé, et s'il n'est contenu dans le cercle de ses obligations par la crainte de certaines peines. Il lui faut la justice pour le maintenir à l'abri de toute offense de la part des êtres avec lesquels il se trouve en relation.

La justice est certainement une passion naturelle, puisqu'elle renferme toutes les idées morales qui découlent de l'instinct de relation, puisque notre âme s'indigne à l'aspect de tout ce qui la blesse, puisqu'elle se réjouit par la présence de tout ce qu'elle inspire, puisqu'elle est gravée dans le cœur de l'homme comme une vertu toujours en action, qui nous fait regarder comme sacrés tous les devoirs qu'elle nous impose. Les souverains ne gouvernent que par elle ; quand les lois s'exécutent, les méchans s'éloignent ; la justice conserve la paix.

La France languissait au milieu des tourmentes de la dissension, au milieu des maux de la guerre et des envahissemens d'un long despotisme. Louis arriva, et avec lui parut la justice comme l'arc-en-ciel après la tempête. Il entra dans son royaume comme un médiateur désiré, pour réconcilier les cœurs en apaisant l'effervescence des esprits. Louis prouva que c'est moins par la puissance des armes que par celle des grandes pensées qu'on influe sur le bonheur des hommes et la prospérité des nations. Il ne revint en France que pour tout réunir ; il portait avec lui cette Charte immortelle, si long-temps méditée sur la terre de l'exil, et qu'il regardait avec raison comme le plus précieux bien de la vie sociale.

C'est au milieu de nous qu'il vint réaliser cette maxime vraie autant que profonde du plus illustre et du plus vénéré de nos magistrats, que *la justice est la véritable bienfaisance des rois* [1]. Aux plaintes sans nombre de tant de conditions mécontentes, il opposa la modération, cette vertu première des gouvernans ; et, ralliant l'expérience du passé à toutes les espérances de notre avenir, il prépara par des institutions prévoyantes tout le bonheur dont nous jouissons. « Je ne mourrai pas tout entier, disait-il à des députés qui le visitaient presque à ses derniers jours ; je laisse à mon peuple des lois qui renferment le secret de sa conservation et de sa durée. » [2]

[1] Cette maxime est de Malesherbes ; c'est une erreur de nos auteurs critiques en littérature de l'avoir attribuée à un prédicateur célèbre, qui ne l'a énoncée que d'après lui. Pour mettre hors de tout doute ce que j'avance, il me suffira de consigner ici quelques lignes écrites par ce magistrat à un de nos académiciens les plus honorables : *J'avais dit comme citoyen que la justice est la vraie bienfaisance des rois ; devenu ministre, j'ai insisté auprès du roi, pour que sa bienfaisance fût soumise aux règles de la justice,* etc. (*Voyez* l'*Essai sur la vie, les écrits et les opinions de M. de Malesherbes*, par M. le comte de Boissy-d'Anglas.) Rien n'est donc plus authentique que cette sentence ; elle est de celui qui proposa le premier de diminuer les impôts du peuple. Il n'appartenait qu'au ministre dont les grands talens furent ennoblis par un grand courage, de la concevoir et de l'accréditer.

[2] *Non omnis moriar,* etc. Telles furent les propres expressions de Louis XVIII quand les députés lui apportèrent la dernière loi consentie par la majorité de la Chambre, et lorsqu'il était déjà en proie aux symptômes de la douloureuse maladie qui l'a enlevé à l'amour des Français.

D'autres le diront mieux que moi, tout ce qu'a fait ce prince si grand par son esprit, et qui était devenu si puissant par sa justice ; ce monarque révéré, ce politique profond qu'on admirait toujours davantage à mesure qu'on le voyait de plus près. D'autres parleront de cette raison supérieure qu'il fit éclater dans tous les conseils, de ces augustes paroles qui changeaient à son gré les cœurs, et qu'on citait partout comme des oracles. Ils loueront en lui ce génie sans écart qu'il dirigeait si bien par ses sages principes, cet éminent savoir, ce rare discernement dans les conjonctures les plus délicates, et surtout la fermeté de cette âme sublime, mûrie par l'étude et la méditation, perfectionnée en quelque sorte par l'infortune. On citera cette urbanité, cette politesse exquise, cette élocution ornée, cette grâce inimitable dans les entretiens privés, cette incomparable érudition, digne des plus beaux siècles de Rome et d'Athènes, mille autres qualités communes aux Bourbons, qui joignent l'art de plaire à l'art de régner.

Quant à moi, je ne rappelle ici que ce qui a trait à cette vertu suprême, la plus estimée des mortels, parce qu'on lui doit l'harmonie des ressorts monarchiques, et que Louis la possédait au plus haut degré. Nul roi ne fut plus que lui persuadé que la justice est le nerf vivifiant d'un état, et l'égide conservatrice de l'édifice social. L'histoire écrira comment il sut tenir la balance entre les prétentions des divers partis. Qui n'a pas été frappé de sa mémoire reconnaissante pour les services de ses sujets, de l'équité de ses actes, de la prudence de ses décisions, de cette scrupuleuse observation de la règle, de ce constant amour de l'ordre qui perpétue les empires, de ce religieux emploi du temps, de cette ponctualité diligente qui le rendait, pour ainsi dire, présent à toutes les affaires de son royaume ? Il ne faut qu'une invasion pour abattre des remparts, pour renverser des murailles ; un tremblement de terre peut engloutir les tours des plus superbes villes ; mais la justice survit à toutes les ruines : elle a le cours tranquille et puissant de ces fleuves bienfaisans dont aucun obstacle n'arrête la salutaire influence ; elle est toujours là pour rendre à chacun ce qui lui appartient, pour comprimer les hommes qui font manquer le but de l'autorité politique, et ce but n'est autre chose que le bonheur de tous.

LE

SOLDAT DE LOUIS XIV,

OU

HISTOIRE DE JACQUES DES SAUTS.

AVERTISSEMENT.

Il n'est pas inutile de donner à nos lecteurs quelques renseignemens historiques sur l'homme véritablement extraordinaire qui fait le sujet de l'épisode suivant. Son véritable nom était Jacques Blaisonneaux. *Comme il aimait singulièrement à entendre le bruit des vagues, et qu'il fréquentait surtout une très belle cascade de la rivière d'Oyapock, près de laquelle il avait fixé son habitation, les gens du pays le désignaient sous la seule dénomination de* Jacques des Sauts. *Ceux qui savaient combien il s'était distingué dans les combats, l'appelaient aussi* le soldat de Louis XIV. *M. Noyer, ingénieur-géographe et député de Cayenne, en a fait mention dans un* mémoire intéressant, qu'il a rédigé sur la Guyane française, et qu'il a eu l'extrême complaisance de me communiquer.

On jugerait très mal de cet individu, si on établissait son opinion d'après les récits fabuleux que, dans son extrême vieillesse, il se plaisait à faire sur sa propre personne. Les habitans des rives de l'Oyapock savent que, plusieurs années avant sa mort, Jacques des Sauts n'était absolument que l'ombre de lui-même ; et qu'il n'avait plus que de faibles lueurs de cette raison supérieure qui l'éclairait dans l'âge mûr. En proie au délire sénile, il était souvent tourmenté par des visions fantastiques : triste fin de l'homme sur la terre ! Survivre à la raison qui nous guide est un état pire que le tombeau.

Aucun homme d'ailleurs n'était plus intéressant à mettre en scène que ce vieillard centenaire, qui s'était rendu dans le désert l'oracle de la justice, et qui a offert dans ses derniers jours le spectacle affligeant de la vertu délaissée. Plein d'ardeur pour son instruction, le métier de soldat, qu'il faisait depuis tant d'années, n'avait pu le détourner de ses études favorites. D'autres qualités non moins éminentes le distinguaient. Il était un de ces guerriers intrépides qui, tourmentés par la faim à la bataille de Malplaquet, jetèrent loin d'eux le pain qui devait leur servir de nourriture, pour courir plus vite au combat. On verra qu'ayant été blessé à cette même bataille, il fut pansé par les mains pieuses de Fénelon, et miraculeusement guéri. Soit reconnaissance, soit admiration, il portait toujours avec lui les immortels ouvrages de ce prélat ; et, lorsque, après ses exercices pénibles, il ren-

trait dans sa caserne, il charmait ses loisirs en lisant les Aventures de Télémaque.

Jacques n'était point un propriétaire mal-aisé, quand il s'établit sur la rivière d'Oya-pock. Les riches colons qu'il avait eu occa-sion de connaître dans ce pays, et dont il s'était concilié l'estime et l'attachement, l'avaient merveilleusement secondé dans le projet qu'il avait conçu de faire lui-même un établissement considérable dans la so-litude qu'il avait choisie. Ils lui avaient donné une multitude d'arbres et d'arbris-seaux, tels que des gérofliers, des cannel-liers, etc., nouvellement apportés à Cayenne, et qui s'étaient parfaitement acclimatés dans son jardin. Il avait employé plusieurs années à enrichir cette possession, et il en avait tiré un parti inconcevable. Les Galibis, qui ex-cellent dans la construction des carbets, l'avaient aidé à bâtir son pavillon, au-devant duquel ils avaient habilement pratiqué des escaliers de terre, où croissait un gazon odorant. Aucune difficulté ne l'arrêtait; et il avait d'autant plus de mérite, que le sol qu'il cherchait à féconder n'était pas bon : mais que ne peut un travail assidu! Cette île, auparavant couverte de plantes parasites, donnait des légumes succulens ; le jardin fournissait les meilleurs fruits ; les poules, les faisans dorés, les paons, les canards variés, etc., abondaient dans sa basse-cour, dont un agami faisait la police [1].

[1] Je ne puis résister au plaisir de consigner ici quelques lignes sur cet oiseau véritablement extraordinaire, communément désigné sous le nom d'*agami*, ou d'*iagami*, d'après les Indiens de l'Amazone. Les naturalistes n'ont pas tout dit sur l'instinct merveilleux qui le caractérise ; il semble que le sentiment profond de l'ordre et de la justice lui ait été spécialement départi. A peine est-il apprivoisé et introduit dans les basses-cours, qu'il étonne par sa vigilance et la nature des services qu'il rend au propriétaire. Il prend en quelque sorte

Mais ce qu'il y a de plus remarquable dans la destinée de Jacques des Sauts, ce sont les

sous sa protection spéciale les poules, les dindons, les oies, les pintades, et autres espèces volatiles qui lui sont confiées ; il rôde autour d'elles ; il ramène celles qui s'écartent ; il sépare les coqs qui se battent ; il soutient le plus faible contre le plus fort ; il conserve le grain aux poussins, et le défend contre la voracité des mères gloutonnes. Il est constamment en sollicitude ; quand la nuit arrive, il se perche au sommet de quelque arbre des environs, ou sur le toit élevé de la maison pour mieux surveiller ses enfans adoptifs ; le chien du berger n'est pas plus fidèle. M. Alexis Chevallier, homme d'une instruction remarquable, et doué d'un grand talent pour l'observation, a vu chez un sauvage de la Guyane un agami qui aimait si tendrement son maître, qu'il se mettait en devoir de le défendre sitôt qu'on feignait de l'attaquer ; il lardait de coups de bec l'agresseur, et c'était avec la plus grande peine qu'on lui faisait lâcher prise. Il ne craignait ni les chiens ni les chats ; il évitait leurs morsures en sautant adroitement pardessus ces animaux, qu'il poursuivait à son tour, et finissait par mettre en fuite. Son instinct orgueilleux et protecteur se complaisait surtout dans l'intérieur de l'habitation dont la garde lui était confiée ; il n'en sortait jamais que pour aller chercher les poules qui s'en étaient écartées. Il semblait les compter quand il les voyait sortir le matin de leur cabane particulière, et lorsque le soir elles y rentraient. Il poursuivait *relations amicales qui s'étaient établies entre lui et les sauvages, avant qu'il fût devenu*

vigoureusement les retardataires, et la crainte qu'il inspirait à toute la troupe les forçait à se tenir dans les limites qui leur étaient tracées. Quand son maître reconnaissant l'appelait pour le caresser et le faire manger dans le creux de sa main, il avait toujours l'œil tourné sur son troupeau favori ; il le rejoignait avec le plus grand empressement. L'agami a autant de courage que le coq ; mais il n'en use que pour combattre les animaux étrangers à son peuple. Cet oiseau a été décrit ; il est de la grosseur d'une poule, et monté sur de hautes jambes, comme les échassiers. Il est assez remarquable par son plumage, qui, depuis le milieu du col jusqu'aux épaules, ou à la naissance des ailes, est d'un violet foncé ; mais chatoyant et reflétant presque toutes les couleurs de l'arc-enciel. Les plumes de sa tête sont relevées et comme frisées ; leur finesse leur donne l'apparence du velours noir ; ses yeux vifs et brillans lui donnent un air de fierté. Son cri n'a aucune analogie avec celui des autres oiseaux ; c'est une espèce de roulement saccadé, sourd et mélancolique, brusque dans la colère, et traînant dans l'état calme ; ce cri singulier semble sortir de son ventre, particulièrement lorsqu'on l'entend le soir dans le silence des bois ; de là vient qu'on l'appelle l'oiseau *ventriloque*. On s'étonne que cet animal singulier, auquel la nature a donné pour demeure les vastes déserts de l'Amérique, devienne au besoin si sociable et si familier. Comme il est fortement organisé, *aveugle, et lorsqu'il remplissait parmi eux les fonctions de juge, ou plutôt de conciliateur. Jacques profitait de la chasse des Indiens, et les Indiens profitaient de ses récoltes. On venait le voir de toutes les extrémités du désert.*

Jacques vécut long-temps dans sa petite île, de cette vie contemplative, qui a tant d'attrait pour l'homme sensible, quand il touche à la fin de son existence. « C'est dans la solitude qu'il faut attendre la mort, disait-il aux personnes qui venaient le visiter. Je suis tranquille ici, parce qu'il n'y a ni ambition ni vanité. Ne croyez pas pour cela que j'aie pris mes semblables en aversion; je veux encore les voir; mais c'est pour

M. Alexis Chevallier croit que rien ne serait plus facile que de le naturaliser en France, et de développer en lui toutes les dispositions instinctives qu'il manifeste entre les tropiques.

les secourir quand l'infortune les accable. »
Personne, en effet, n'accordait l'hospitalité avec plus de dévouement et d'abandon.
On sait comme les vents sont impétueux aux
environs des rivières de la Guyane ; on sait
que ces rivières sont traversées par des cataractes qui barrent leur cours, et rendent
leur passage périlleux. Avec quel empressement il portait des secours aux malheureux
rameurs, qui devenaient les victimes du raz
des marées, de l'ouragan ou de quelque intempérie de l'atmosphère !

L'anecdote de Jacques des Sauts rappelle
celle du baron de Saint - Casteins, gentilhomme béarnais, dont la famille existe, dit-on,
encore dans le midi de la France. Cet officier, plein de valeur et de moralité, servait
autrefois dans le Canada. Lorsque le régiment de Carignan, auquel il appartenait,

fut cassé, profondément blessé d'un passe-droit qu'il n'avait point mérité, il ne voulut pas retourner dans son pays; il se détermina à vivre désormais chez les Abénakis, leur disant que les montagnes de l'Acadie valaient mieux pour lui que les Pyrénées. Ceux-ci le mirent à la tête de leur nation, et lui donnèrent le titre de grand-chef. Il se maria parmi eux et d'après leurs usages. Il épousa même une jeune Indienne, qui, pour le rejoindre, avait remonté plus de deux cents lieues à travers les bancs, les écueils et les cataractes des fleuves; elle était arrivée au Port-Royal, mourante de lassitude.

Le baron de Saint - Casteins se mit à commercer, et rassembla bientôt dans ses coffres, plus de trois cent mille écus en monnaie d'or : il en usait pour acheter des denrées dont il gratifiait les sauvages, qu'il avait

adoptés pour ses amis ; ceux-ci lui apportaient en retour des peaux de castor, d'hermine, de loutre et de loup marin, qui étaient
d'une valeur triple de ce qu'il accordait.
M. de Saint-Casteins était d'ailleurs, pour
les Abénakis de l'Acadie, ce que Jacques
des Sauts était pour les Galibis et les Palicours de la Guyane. Il exerça long-temps
parmi eux les fonctions de juge et d'arbitre
souverain dans toutes les querelles.

Il prenait part à leurs occupations, à
leurs amusemens ; il entretenait surtout parmi eux une émulation industrielle, et les
gouvernait constamment par une politique
sage, tout-à-fait appropriée aux intérêts de
ce beau pays. Il spéculait sur le blé, les
légumes, sur la pêche des saumons, des
morues, etc., et sur l'abondance des pelleteries de tout genre. Il possédait à fond la

langue algonkine, à l'aide de laquelle il communiquait facilement avec les différens peuples de ces contrées. Plusieurs navires venaient tous les ans dans ces parages, pour charger des marchandises. Comme ses magasins étaient pleins de richesses, et qu'il exerçait une influence générale, on assure que les gouverneurs du Canada et même ceux de la Nouvelle-Angleterre avaient fini par le craindre, et par beaucoup le ménager; on ajoute aussi qu'il eut plusieurs filles, qu'il les maria à des Français, et qu'il fut en état de donner à chacune d'elles une dot très considérable.

Jacques des Sauts fut moins heureux que M. de Saint-Casteins. Ses ressources diminuaient à mesure que les années s'accumulaient sur sa tête. M. de Malouet, dans son Voyage à la Guyane, *a consacré quelques* lignes à ce vieillard vénérable, qui, en 1777, avait atteint sa cent dixième année. Il y en avait alors quarante qu'il habitait cette solitude. Mais, à l'époque où il le visita, il était déjà tombé dans un dénûment presque absolu. Quelques vêtemens le couvraient à peine, pour le garantir des insectes.

Toutefois, malgré son état de cécité et les rides de son visage, Jacques conservait encore de la souplesse dans tous ses membres; il n'était ni courbé ni trop décrépit; il allait et venait. M. de Malouet lui fit boire du vin et manger du pain, dont il se passait depuis long-temps. Les deux négresses qui s'étaient consacrées à le servir, depuis leur première jeunesse, étaient déjà d'un âge avancé. Elles le nourrissaient du résultat de leur pêche, et avec les productions d'un petit jardin qu'elles cultivaient sur les rives du fleuve.

Le vieillard avait encore sur son visage la glorieuse cicatrice qui attestait ses exploits à la bataille de Malplaquet. [1]

[1] « Je passai deux heures dans sa cabane, dit M. de Malouet, étonné, attendri du spectacle de cette ruine vivante. La pitié, le respect, en imposaient à ma curiosité. Je n'étais affecté que de cette prolongation des misères de la vie humaine dans l'abandon, la solitude et la privation de tous les biens de la société. Je voulus le faire transporter au fort; il s'y refusa. Il me dit que le bruit des eaux dans leur chute était pour lui une jouissance, et l'abondance de la pêche une ressource ; que, puisque je lui assurais une ration de pain, de vin et de viande salée, il n'avait plus rien à désirer. » Jacques des Sauts avait du reste excité l'intérêt des différens gouverneurs qui s'étaient succédé dans la colonie; on en parlait même dans toute la France, et il fut un temps où les peintres l'avaient représenté recevant les secours de l'immortel Fénelon, qui pansa ses blessures après la bataille de Malplaquet. Madame Charlotte N..., dont le crayon est à la fois si facile et si spirituel, a eu une idée non moins heureuse ; elle en a fait le sujet d'un tableau, où l'on voit cet intéressant vieillard soutenu par deux jeunes négresses, qui consolent ses derniers jours, et tempèrent par leurs bons offices toutes les rigueurs de la destinée ; rien n'est plus pittoresque que cette composition. Jacques des Sauts est en face de sa cascade favorite,

Jacques éprouva, dans le désert, toutes les chances de la mauvaise fortune. Aussitôt qu'il fut devenu aveugle et infirme, les esclaves qu'il avait comblés de biens l'abandonnèrent successivement, et lui firent perdre tout le fruit de ses longues économies. Ses plantations furent totalement négligées. Son âme perdit tout son feu, et le chagrin s'empara de lui; il se promenait dans son jardin, rêvant à son triste avenir. Il écoutait encore la cascade écumante; mais il n'entendait plus la voix des hommes qui venaient lui demander l'hospitalité; lorsqu'il était assis sous ses bananiers, les enfans

qu'il semble écouter encore avec une sorte de volupté; sa tête vénérable offre l'expression de sa noble et courageuse vertu. La résignation de ce patriarche du désert, les soins que lui rendent, au milieu d'un abandon général, deux êtres compatissans qu'on croirait envoyés par la Providence, le respect admirable dont il est encore l'objet, laissent dans l'âme l'impression la plus touchante.

ne venaient plus jouer autour de lui ; ils le regardaient avec une sorte d'effroi ou de commisération. Jacques excitait la méme pitié que Bélisaire, et avait, comme lui, toutes les misères de la vieillesse. Au milieu de cet abandon général, si quelques personnes charitables se présentaient pour le visiter, il cherchait à les reconnaître par l'attouchement de ses mains tremblantes ; il était plein de joie quand elles arrivaient, plein de tristesse quand elles s'en allaient. Enfin, après bien des souffrances et des tribulations, Dieu retira à lui son serviteur.

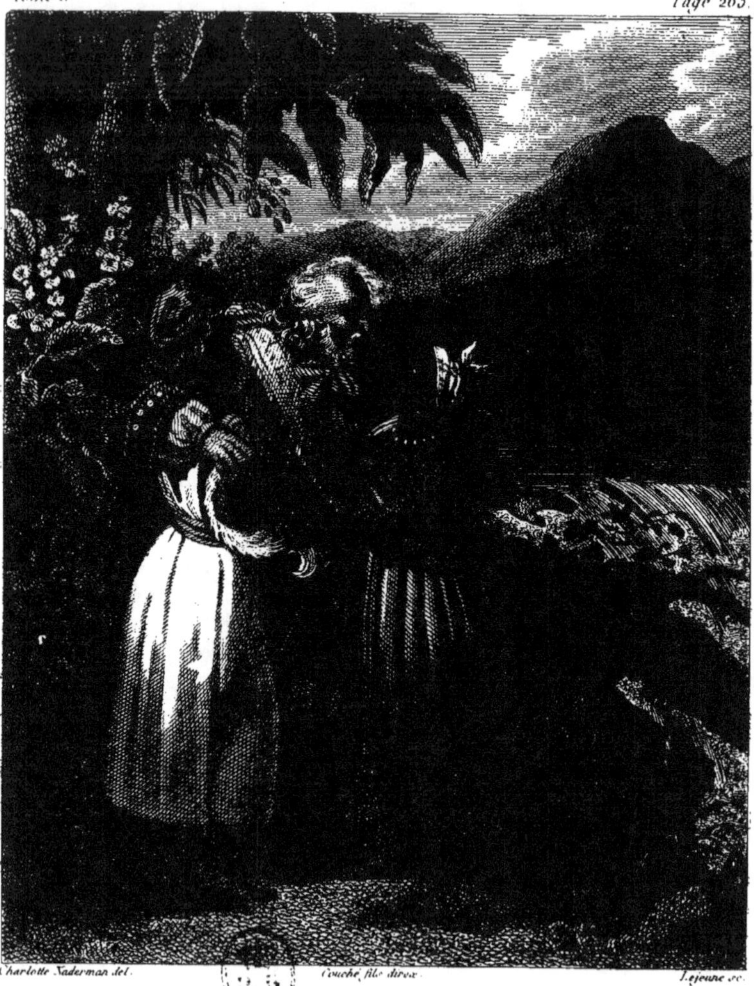

Jacques Deschamps dans son île.

LE

SOLDAT DE LOUIS XIV,

OU

HISTOIRE DE JACQUES DES SAUTS,

ANECDOTE DE M. DE PRÉFONTAINE.

(*Fig.* VI.)

———

Au milieu des eaux de l'Oyapock, l'un des plus grands fleuves de la Guyane, se trouve une très petite île à laquelle se rattachent d'intéressans souvenirs. C'est là que vivait depuis quarante années un soldat plus que centenaire, congédié des armées de Louis XIV, communément désigné, dans ce pays, sous le nom de *Jacques des Sauts,* parce qu'il n'aimait rien tant que le bruit des cascades. Dans ses promenades solitaires, ce vieillard, naturellement triste et mélancolique, parcourait les bords de cette immense rivière, qui a plus de deux lieues de large à son embouchure. Son bonheur était d'entendre le mugissement des vagues, qui, à l'époque des nouvelles lunes, se soulèvent avec une rapidité effrayante, et forment comme un vaste promontoire à la surface de la mer.

On publiait alors beaucoup de fables sur les motifs qui avaient déterminé Jacques des Sauts à quitter le sol de la France pour venir se fixer dans ce lieu sauvage et inhabité. Comme il portait une large cicatrice sur le visage, on prétendait qu'il s'était expatrié à la suite d'un duel où il avait eu le malheur de tuer son adversaire. Quelques personnes disaient avec plus de vraisemblance que ce brave et loyal militaire espérait un avancement qu'il n'avait point obtenu, et que, tourmenté par un secret dépit, il s'était réfugié dans un autre continent pour oublier les mécomptes d'une ambition déçue. Mais il ne serait pas surprenant que le goût de la tranquillité eût suffi pour entraîner Jacques des Sauts sur ces plages abandonnées. Il est un temps où l'homme, fatigué des agitations de son existence, aspire au repos, et où la paix du désert devient pour lui comme un objet d'envie. Ce qu'il y a de certain, c'est que Jacques ne faisait entendre aucune plainte, et qu'il avait emporté, dans sa retraite, toute son admiration pour le grand roi qu'il avait servi ; il n'en parlait qu'avec attendrissement.

Jacques des Sauts avait du reste dans son esprit des ressources particulières, qui le portaient à préférer le calme de la solitude au tumulte des villes : il avait fait d'excellentes études, et le bonheur de la méditation était pour lui la première des jouissances. Dans l'effervescence de ses jeunes années, il s'était enrôlé sous les drapeaux de Louis XIV ; mais au milieu des camps il n'avait pas cessé de s'instruire. Après avoir obtenu son congé, et long-temps avant qu'il fût devenu aveugle, il avait été chargé de diriger les biens que les prêtres de la Compagnie de Jésus possédaient à Cayenne. On assure même que c'est dans leur commerce, qu'il avait fortifié son goût pour la littérature. Fénelon surtout était son auteur favori : son plaisir était d'en parler. Grièvement blessé à la bataille de Malplaquet, il avait été pansé par les mains de ce prélat généreux et compatissant ; étant encore soldat, il avait eu occasion de le revoir à Cambrai, et il se glorifiait d'avoir monté la garde devant son palais.

Jacques s'exprimait pareillement avec enthousiasme sur le maréchal de Villars, de Catinat et autres grands hommes, qui avaient illustré le siècle où il vivait. Il avait demeuré quelque temps à Paris, où il avait vu applaudir les vers de l'immortel Corneille ; tous ces souvenirs donnaient beaucoup de charme à sa conversation. De là vient que plusieurs personnes marquantes par leur rang et leur instruction allaient le visiter dans sa demeure. Jacques les accueillait de manière à leur inspirer autant d'estime que de respect. Il portait, dans ces mêmes jours, l'uniforme dont il était revêtu à la bataille de Malplaquet ; ses cheveux blancs flottaient sur ses épaules ; et, comme il avait laissé croître sa barbe, tout contribuait à donner à sa physionomie un aspect martial autant que vénérable.

Les hommes ne sont jamais à leur véritable place sur la terre : Jacques avait une élévation dans les idées, qui le rendait digne d'une condition meilleure. Rien n'égalait son industrie et son activité. On voyait autour de lui un certain nombre d'esclaves dont il avait fait autant d'amis, et qui le servaient par dévouement. Malgré la paresse de quelques uns, jamais il ne les gourmandait. Il n'usait d'aucun de ces instrumens de punition auxquels avaient recours des colons

avares et cruels. Jacques n'était ni dur ni
avide de richesses. Il n'était pas venu à
Cayenne pour faire fortune : il voulait vivre
et mourir tranquille dans son habitation.
Ses nègres reconnaissans lui payaient, par
toute leur affection, les bienfaits dont il les
comblait.

Jacques des Sauts se plaisait beaucoup
dans sa petite île. On sent déjà toutes les
dispositions qu'il eut à faire pour fertiliser
une terre aride et pauvre, tout-à-fait re-
belle au travail de l'homme. Il parvint néanmoins à améliorer ce sol ingrat par toutes
les ressources de l'industrie européenne : il
pratiqua d'abord dans sa solitude une plantation de manioc, qui lui donna la facilité
d'être utile aux autres, et de verser ses libéralités sur tous ceux qui avaient besoin de
son assistance ; il cultiva pareillement le rocou, l'indigo, le coton, et par ses soins le
café venait aussi en abondance au bord de
la rivière d'Oyapock. Il parvint, dit-on, à

faire ramper une vigne autour de sa maison, merveille inconnue dans ce climat. Enfin il avait associé à sa vie solitaire une multitude d'animaux domestiques d'un très bon choix. Sa basse-cour était très bien peuplée, et on ne la voyait jamais sans beaucoup d'intérêt et de curiosité.

La maison de Jacques n'était point un carbet ordinaire ; c'était un pavillon spacieux, dans lequel il pouvait exercer à son aise l'hospitalité : elle était pourvue des meubles les plus commodes. Tout ce qui peut satisfaire les goûts d'Europe s'y trouvait rassemblé. Cette maison n'avait ni colonnes ni portiques; mais elle était régulièrement construite et sainement disposée. Le jardin qui l'environnait n'était pas moins agréable; on y avait pratiqué des abris contre le soleil d'Oyapock, qui brûle souvent ce qu'il éclaire. C'est surtout dans les plaines arides du désert qu'il faut regarder les arbres comme des amis : ils nous désaltèrent par le doux suc de

leurs fruits, et nous protégent par le bienfait de leur ombre ; Jacques était heureux
sous les berceaux qu'il avait formés. Tous les
végétaux à larges feuilles étaient habilement
distribués autour de sa demeure, et y répandaient une délicieuse fraîcheur.

A voir la petite île de Jacques des Sauts,
on eût cru qu'il avait enchanté ce lieu : tout
s'y ressentait de la présence de l'homme ; ses
plantations prenaient de jour en jour un accroissement considérable. A peine le soleil
luisait sur l'horizon, que le travail commen-
çait : on bêchait, on ensemençait ; les nègres
chantaient pour donner plus d'ardeur à leurs
mains diligentes. Mais c'était le vieillard qui
donnait la direction à toutes les entreprises ;
il était enivré de voir que tout lui prospé-
rait. Il y a une sorte de bonheur attaché
aux créations d'un propriétaire qui arrive,
pour la première fois, dans un pays inculte.
Rien d'ailleurs n'est plus propre à charmer
les loisirs d'un militaire, que les occupations

de l'agriculture. Quand Jacques se promenait dans son jardin avec sa longue barbe et son visage balafré, on l'eût pris facilement pour l'un de ces vieux Romains qui après la guerre s'en retournaient à leur charrue.

Jacques se trouvait infiniment mieux dans sa petite île, que s'il se fût enfoncé dans l'intérieur des terres ; il s'était en quelque sorte fortifié dans ce lieu sauvage, pour s'y préserver de tous les accidens. Au moindre signal, ses serviteurs accouraient pour exécuter ses ordres, et ses armes à feu ne le quittaient jamais. D'ailleurs il évitait ainsi les tigres rouges, qui s'étaient prodigieusement multipliés dans les forêts de la Guyane. Un autre motif le retenait au milieu du fleuve ; c'était le voisinage des Indiens, qui lui apportaient des provisions abondantes, particulièrement du lamentin, et autres poissons dont la chair est plus ou moins délectable. Jacques, à son tour, donnait du tafia, des fruits provenus des arbres qu'il avait cultivés. souvent d'autres objets plus ou moins précieux pour ces peuples, tels que des couteaux, des serpes, des miroirs, etc. Un jour il fit présent d'un tambour aux Oyampis, nation guerrière et valeureuse ; ce qui le mit en grand renom parmi les sauvages : c'était un commerce naturel de bons offices. Moyennant une rétribution déterminée, les Galibis l'aidaient quelquefois à garantir son jardin des chenilles et des guêpes qui découpaient les feuilles de ses arbrisseaux ; on brûlait çà et là des substances aromatiques, dont la flamme éloignait les fourmis, et purgeait l'air des moucherons, qui semblent s'acharner de préférence sur les individus nouvellement débarqués.

L'homme solitaire soupire après son semblable ; Jacques promenait souvent ses regards sur les bords du fleuve. Comme les patriarches de la Palestine, il semblait appeler les voyageurs par ses vœux pour leur offrir le couvert et l'hospitalité ; avec quel bonheur il recevait ceux qui voulaient bien s'arrêter dans sa retraite! Combien de fois sa maison servit d'asile aux missionnaires qui allaient planter la croix sur ces plages solitaires! Il était surtout fort lié avec le père Fauque, homme indulgent et modéré, qui contribua d'une manière si active à réparer les maux faits à la religion, à l'époque où les Anglais surprirent le fort Saint-Louis et le livrèrent au plus affreux pillage.

Il n'y avait pas beaucoup de temps que le soldat de Louis XIV s'était établi dans la rivière d'Oyapock, lorsqu'il contracta des liaisons particulières avec les sauvages dont j'ai déjà fait mention, et qui vivaient de chasse et de pêche; ces êtres errans s'étaient apprivoisés à l'aspect de ce vieillard vénérable; car tout en lui invitait à la confiance. On a eu tort de dire que les Indiens ne sont point susceptibles d'affection; ils s'attachèrent particulièrement à Jacques; il est vrai que celui-ci leur rendait des services journaliers. Il possédait des moyens de guérison contre des maux physiques dont ces peuples sont fréquemment atteints, et qui tiennent à l'abus fréquent qu'ils font des nourritures, aussi-bien que des boissons, dans un pays où la nature est prodigue de ses biens. D'ailleurs, comme il connaissait à fond la langue des Galibis, il les instruisait par ses entretiens. Il ne cessait de les étonner par le récit des batailles et de tous les événemens mémorables du règne de Louis XIV. On rend les hommes plus sociables en agrandissant la sphère de leurs besoins moraux ; Jacques était parvenu à leur inspirer ce qu'ils éprouvent rarement dans leurs indolentes habitudes, l'admiration et la curiosité.

A l'époque dont il s'agit, les Indiens sentaient d'autant plus le besoin de se rapprocher des Européens, qu'ils étaient sans cesse inquiétés par des Nègres marrons réfugiés dans les bois, et n'y vivant que de rapines ; ils étaient fort bien accueillis de Jacques, qui se faisait un devoir de respecter leurs cou-

tumes. Il assistait à leurs mariages, à leurs
sépultures, qui n'ont jamais lieu sans un grand
appareil. Pour lui prouver leur reconnaissance, les femmes des sauvages, aux longs
cheveux de jais, lui apportaient le produit de
la pêche de leurs époux. Il les bénissait, et
récitait des oraisons sur la tête de leurs enfans ; il devenait le parrain de ceux qu'on éle-
vait dans le culte catholique.

Les jours de fête, le vieillard ornait d'un beau
plumet le chapeau qui couvrait sa tête séculaire ;
il se rendait alors dans les diverses tribus, pour
leur apprendre à adorer en commun le Créateur de l'univers. On était attendri de le voir
prosterné : la prière est plus touchante quand
elle sort d'une voix affaiblie par les infirmités de notre nature. Que ne peut d'ailleurs
l'autorité de l'âge et de la sagesse ! Le bien
qu'il opérait ne saurait se décrire. Un jour il
mit la paix entre deux peuplades, qui se disputaient une forêt dans un pays où la terre était
d'ailleurs trop spacieuse pour ses habitans.

Dans une autre circonstance, il prévint une guerre qui allait se déclarer parce qu'un naturel de la tribu des Caraïbes avait jeté une flèche en signe de menace dans l'un des villages voisins ; il leur apprit à ne prendre les armes que pour des motifs graves et importans.

Jacques des Sauts n'était pas un homme d'un génie très supérieur, et c'est pour cela peut-être qu'il était plus propre que d'autres à faire l'éducation des Indiens ; il était doué de ce sens droit et exquis qui dirige le commun des hommes dans la conduite de la vie, et qui est préférable aux autres facultés de l'esprit. Il s'attachait à réveiller chez eux les inspirations de la conscience ; c'était par elle seule qu'il voulait les faire participer aux bienfaits de la civilisation. Il fallait, pour ainsi dire, qu'il rendît les vertus élémentaires pour des intelligences bornées ; les rayons de la vérité ne pénètrent dans les esprits que par une sorte de gradation. Il s'attachait surtout à leur développer ce grand précepte de l'Évangile, qu'il ne faut pas faire aux autres ce que nous ne voulons pas qu'on nous fasse.

Jacques était devenu d'autant plus précieux aux sauvages, que le besoin de la justice les attirait à chaque instant vers lui. Quoiqu'ils eussent des chefs dont ils reconnaissaient l'autorité, ils aimaient mieux s'adresser au vieillard, dont la longue expérience, dont l'esprit conciliateur, arrangeaient tous les procès, terminaient toutes les contestations. Son intervention était d'autant plus nécessaire, que plusieurs tribus indiennes vivaient alors dans un état d'inimitié. Ce qui embarrassait Jacques, quand il se rendait au milieu d'elles, c'est qu'il ne trouvait point, dans la langue des Galibis, assez de mots pour exprimer ce qu'il avait à leur dire ; il tâchait alors d'y suppléer par des circonlocutions, par des images, par des comparaisons, par des paraboles. Ses discours étaient brefs et concis ; ne voulant pas lasser leur attention, il ne les voyait que quelques instans, et se contentait d'apaiser leurs querelles toutes les fois qu'il en survenait ; c'était pour leur propre intérêt qu'il cherchait à resserrer parmi eux les liens de la concorde et de la sympathie.

Ainsi donc Jacques était devenu, sans s'en douter, une sorte de magistrat, un excellent conciliateur parmi toutes les tribus indiennes. Il avait du reste toutes les qualités nécessaires pour remplir un si doux emploi ; car il était d'une grande modération : son âme était droite et pure, et il avait toujours marché dans les voies de la probité et de l'honneur. Je ne sais qui a dit qu'il valait mieux avoir un bon juge que de bonnes lois ; car les lois ne corrigent jamais les juges, et les juges corrigent les lois. Jacques les interprétait avec le bon sens plutôt qu'avec son esprit ; il portait dans son âme cette lumière vive et prompte, qui nous éclaire sur la rectitude de nos actions, ce sens moral dont on use tous les jours dans les tribunaux, pour délibérer sur la moralité des hommes. Il recevait toutes les plaintes; il prenait connaissance de tous les délits; et soumettait toutes les conduites au témoignage de la conscience et de la raison. Son allure guerrière plaisait aux sauvages, qui fuient l'homme trop civilisé; il s'était lui-même singulièrement attaché ces peuples simples, qui sortent des mains de la nature.

On cherche presque toujours à imiter ce que l'on admire : Jacques n'avait pas de grands efforts à faire pour influer sur le caractère des Indiens ; il prêchait d'exemple, et c'était toujours dans de courts entretiens qu'il leur développait les avantages de la civilisation. Son expérience, son grand âge, l'équité de ses décisions, lui conciliaient facilement les suffrages. Lorsqu'il s'arrêtait à l'entrée d'un carbet, ou sur le bord du fleuve, les Indiens accouraient ; il n'avait pas besoin, pour fixer leur attention et gagner leur amitié, de leur présenter des liqueurs spiritueuses, ou de se barbouiller le visage avec du rocou; il ne suivait aucun de leurs usages, et il n'en était pas moins vénéré par eux. Son vieux uniforme était son unique parure. Cet empire qu'il exerçait était d'autant plus remarquable, que les sauvages de ces contrées sont légers et indifférens. C'était un spectacle curieux de les voir, assis sur leurs talons, se tenir dans une immobilité parfaite, pendant que Jacques leur adressait ses exhortations.

Il y avait surtout grande amitié entre Jacques et les Palicours. Les naturels qui composent cette intéressante tribu, se distinguent des autres par l'élégance de leurs manières, par le soin qu'ils prennent de se tapirer, et de s'ajuster divers ornemens qui servent à les parer, principalement dans les jours de fête. Les Palicours sont habiles dans l'art de conduire des pyrogues, et de les diriger contre les courans; ils savent manœuvrer sur mer et en cadence; ils bravent les vents et les tempêtes; ils sont très

intelligens dans la construction des carbets ;
ils se montrent aussi légers à la course que
des cerfs : on aperçoit à peine, sur le gazon,
la trace de leurs pas ; ils sont moins sujets
à l'ivrognerie que leurs voisins ; ils se nourrissent d'alimens moins grossiers ; ils se montrent fidèles et désintéressés.

Malheureusement le peuple indien est,
en général, insouciant et frivole. Il faudrait
beaucoup d'années pour l'assujettir à des
institutions morales ; mais il n'en est pas
moins vrai de dire que, pendant tout le temps
que Jacques a vécu parmi eux, il leur avait fait
un bien véritable. Toutes les fois que, dans
quelques contestations, on le prenait pour
arbitre : « Suivez la justice, leur disait-il ; la
nature ne veut pas que les hommes soient
méchans ; elle ordonne qu'ils soient heureux
les uns par les autres. Tous les bons penchans sont en vous ; il ne s'agit que de les
suivre. Obéissez à Dieu auquel vous de-
vez tous les biens qui font vos délices. »

Un jour les Indiens le regardaient planter des arbres dans son jardin ; il prit de là occasion de leur dire combien l'imprévoyance est funeste. Il ajoutait que l'homme est né pour le travail ; qu'il faut jouir de la terre sans la dépeupler ; qu'un arbre qui nous nourrit de ses fruits est aussi un être vivant qui doit remplir sa destinée ; que c'est un crime de le déraciner, et que nous lui devons la culture et l'arrosement pour les services journaliers qu'il nous rend. Cette exhortation de Jacques était d'autant plus opportune, qu'un des plus grands inconvéniens de la vie des sauvages est l'espèce d'apathie dans laquelle ils sont presque toujours plongés ; cette indolence amène souvent parmi eux des pénuries funestes. Jouissant du présent et s'inquiétant peu de l'avenir, il ne leur vient jamais dans la pensée de semer des graines sur un terrain où ils pourraient tout obtenir à souhait.

Jacques était surtout utile aux Indiens en

fortifiant, parmi eux, l'instinct de relation,
en corrigeant leur insouciance moqueuse, et
en modérant les folles joies auxquelles l'i-
vresse les assujettit ; il tempérait surtout le
penchant qu'ils ont pour la vengeance. Il
perfectionnait leurs mœurs en leur persua-
dant qu'ils avaient des devoirs ; mais il évitait de les entretenir de leurs droits, pour ne
point les porter à en franchir les limites, et
pour ne point éveiller l'orgueil, qui a des
racines si profondes dans le cœur humain. Il
trouva chez eux une vertu bien rare, et que
les peuples civilisés ne possèdent souvent qu'à
un très faible degré : c'est une grande fidélité dans leurs promesses et dans leurs moindres engagemens.

Tous les jours le vieillard faisait sa prome-
nade à une heure déterminée. Il avait une
pyrogue dans laquelle il demeurait plus ou
moins long - temps, en côtoyant les bords
de la rivière d'Oyapock. Il rentrait rarement
chez lui sans avoir arrangé quelque différend,

apaisé quelque querelle ; il traitait tous les contendans avec une égale affabilité. Il ne se passait pas de jour qu'il ne donnât quelque leçon utile à ces hommes ignorans et grossiers.

Les sauvages, dit un ingénieux voyageur [1], n'ont ni code, ni digeste, ni cette nuée de gens de loi, qui éternisent les contestations dans les familles ; leurs démêlés se terminent presque toujours par un simple arbitrage. Ceux qui ont eu occasion de les observer s'étonnent de leur docilité et du respect qu'ils témoignent pour les personnes qui s'emploient à les réconcilier ; ils attendent leur jugement avec un sang-froid imperturbable. Quand la raison n'est pas balancée par la cupidité, dit le bon Plutarque, elle va droit à la justice. On s'apercevait néanmoins, au temps dont il est ici question, qu'à mesure que le sentiment de la propriété augmentait, les procès se multipliaient, particulièrement parmi ceux qui avaient appris à cultiver

[1] Le père Lafiteau.

la terre ; Jacques se voyait alors forcé de porter la paix dans l'intérieur des familles, en limitant les possessions.

Il est important de remarquer que tous ces sauvages, qui vivent dans des lieux peu éloignés les uns des autres, parlent néanmoins un langage différent, qu'ils communiquent peu entre eux, qu'ils ont une variété de mœurs, d'habitudes, d'industrie ; que chaque tribu a ses défauts, ses qualités, etc. Le besoin seulement peut les rapprocher dans quelques circonstances. Un jour il arriva qu'il n'y avait pas une seule fille à marier dans un village indien ; le chef s'en plaignit à Jacques, qui prit occasion de cet événement pour lui démontrer les avantages de la sociabilité et les inconvéniens de l'isolement continuel dans lequel vivaient, depuis long-temps, les diverses peuplades de la Guyane. Pour les porter à la paix et entretenir parmi eux les liens d'une utile confraternité, il mettait sans cesse devant leurs yeux le triste exemple des Roucouyennes, qui ne cessaient de se battre avec les Oyampis, et qui s'épuisaient par le fléau de la guerre.

J'ai déjà fait observer que l'attention des Indiens se fatigue aisément : Jacques ne faisait point de trop longues harangues; toutefois, quand il leur parlait, la satisfaction était peinte sur tous les visages. Il se trouvait parmi les Galibis un homme perfide, qui dirigeait toutes ses recherches vers les poisons ; il avait attenté à la vie de beaucoup de naturels avec le suc des lianes vénéneuses. Les siens le bannirent de leur village, et le livrèrent aux bêtes féroces des déserts. Après un long exil, Jacques lui fit trouver grâce devant sa tribu. Il obtint la même faveur pour une jeune fille de la tribu des Noragues, qui s'était rendue criminelle avec un Européen, et qui avait été déportée, pour ce délit, sur la terre de la civilisation. Le vieillard fut sensible à ses larmes et attendri par son désespoir : elle avait voulu s'étrangler avec ses cheveux.

Il y avait alors beaucoup de mauvais sauvages dans les déserts de la Guyane ; c'est ainsi qu'on désignait ceux qui fréquentaient les Nègres marrons, qui troublaient la paix des familles, qui devenaient vagabonds ou perturbateurs. Il ne se passait guère de jour qu'on ne vînt dénoncer au vieillard des pères inhumains, des fils ingrats, des chefs qui outre-passaient les bornes de leur pouvoir, entre autres, le nommé Augustin, qui, corrompu par le voisinage de certains colons, exerçait les plus grandes vexations sur une peuplade de la rivière de Kourou. Tous ces individus étaient soumis à l'autorité de Jacques des Sauts. « Les malheurs de votre tribu, dit-il à ce dernier, viennent de ce que vous avez méconnu les lois naturelles de la justice. Vous abusez de votre autorité comme de la terre. La nature ne vous a rendu puissant que pour défendre vos semblables ; un chef n'est grand que quand il protége. »

On amenait aussi à Jacques des Indiens

qu'on accusait de donner des maléfices; d'autres qui s'étaient habitués à commettre des larcins, etc. Enfin on venait lui confier jusqu'à des querelles de ménage, suites inévitables de la polygamie. « Il n'est pas bien, leur disait-il, que vous accabliez vos femmes sous le poids de la peine et du travail ; tout se partage dans un hymen bien assorti. »

Le soldat de Louis XIV améliora, dans plusieurs points, la jurisprudence des sauvages. Personne n'ignore qu'ils s'attribuent le droit de vie et de mort sur leurs semblables. Comme ils appliquent à toutes les actions humaines les lois rigoureuses de la justice, si quelqu'un d'entre eux est tué dans un village, ils en concluent que sa mort a eu lieu pour des motifs très légitimes ; ils s'apitoient alors sur le sort de l'assassin sans donner le moindre regret à sa victime. Ils sont tellement convaincus de la nécessité de la peine du talion, que bien loin de prendre la fuite, on les voit souvent venir offrir leur tête en expiation du meurtre qu'ils ont commis. Mais Jacques leur apprit à pardonner, à vaincre le ressentiment, et à résister au mouvement de la vengeance, qu'ils regardent comme une vertu, ou plutôt comme le résultat d'une loi écrite dans le fond de leur âme.

Je ne dois pas oublier de dire que Jacques était plein de joie toutes les fois qu'il voyait arriver des Français. Il en venait beaucoup à cette époque, où le superflu des populations européennes poursuivait la fortune jusque dans les déserts. Tous ceux qui passaient dans ces parages prenaient un singulier plaisir à s'entretenir avec lui, à interroger sa mémoire ; on aime à discourir avec les vieillards, parce qu'ils sont essentiellement raconteurs ; ce sont des livres que l'on consulte. Jacques reçut la visite de plusieurs personnes de distinction. M. Dubuc, frère de l'intendant général, dont le nom est si cher à toutes nos colonies, se rendit un jour dans sa petite île. Il le trouva

pansant des lépreux, et distribuant des remèdes à d'autres malades. Il fut touché, jusqu'aux larmes, des modestes vertus de cet
excellent homme. Il lui fit plusieurs questions
intéressantes sur l'agriculture ; il le félicita sur
la prospérité de ses plantations, et sur l'attachement extraordinaire que lui témoignaient
les nombreux serviteurs qui le secondaient
dans ses travaux. « Les Nègres qui sont autour
de moi, répondit Jacques des Sauts, ne sont
pas mes esclaves. Si j'en ai fait l'acquisition,
si je les ai échangés pour de l'argent, c'est afin
qu'ils m'assistent dans mes entreprises, à la
charge par moi de les rendre heureux ; ce sont
des amis qui m'environnent ; n'en faut-il pas
dans la solitude ? » Jacques se plaisait surtout
dans la société de M. de Préfontaine, militaire
aimable, et d'une instruction fort étendue.
Cet homme spirituel avait présenté au gouvernement des vues dont on profita pour
l'amélioration du sol de la Guyane. Il était
toujours content, malgré les injustices nombreuses dont il avait été l'objet ; sa conversa-

tion, ses accès de gaîté enchantaient le vieillard, et tempéraient par intervalles le penchant qu'avait ce dernier vers les idées tristes
et mélancoliques.

Quelques années après, on vit paraître sur
les rives de l'Oyapock un certain nombre
de jeunes savans qui cherchaient, sur cette
terre nouvelle, des plantes rares et des animaux inconnus ; c'étaient des disciples de
la célèbre école de Linnæus, qui, conduits
par le flambeau de sa méthode immortelle,
se répandaient dans tous les continens. Ils
venaient de visiter la montagne d'Argent.
Leur étonnement fut extrême quand ils ar-
rivèrent près de l'asile de Jacques des Sauts.
L'apparition de ce beau jardin au milieu
d'une rivière hérissée de rochers, et entre-
coupée de cascades, leur fit reconnaître aussitôt la présence et l'habileté d'un Européen.
Ils avaient besoin d'un guide éclairé pour
les diriger sur un sol masqué par tant de
productions sauvages, et qui impriment à

la Guyane l'aspect le plus bizarre et le plus singulier. Ils entrèrent dans l'habitation du vieillard, où ils le trouvèrent divisant son temps entre les soins qu'exigeaient la culture de ses plantations et cette espèce de magistrature dont les Indiens l'avaient revêtu. Celui-ci les reçut avec la plus franche cordialité ; il s'empressa de remplir leurs vœux, et de les conduire dans ces forêts vierges, jusqu'à ce jour, presque inaccessibles à l'homme.

Rien ne peut se comparer aux sensations qu'on éprouve à la première vue des forêts imposantes de la Guyane, véritable image du chaos par l'obscurité qui y règne et par la difficulté qu'il y a de s'y frayer un chemin. Il n'y pénètre qu'une lumière de reflet, et le soleil y entretient à peine quelques rayons qui brillent d'une manière vacillante. Les têtes épaisses de ces immenses futaies s'élancent à l'envi vers les régions de l'air, qu'elles ont tant besoin d'aspirer. Les lianes odoriférantes, dont quelques unes portent l'agréable vanille, croissent dans tous les sens , et présentent au voyageur mille obstacles qu'il ne peut surmonter, qu'armé d'une hache, pour couper et élaguer de toutes parts cette inépuisable végétation. [1]

Le vieillard enrichissait ses nouveaux hôtes des fruits de son expérience. Il ne cessait de leur faire admirer les sites , les plaines, les montagnes , les rivières , les anses de ces beaux fleuves qui semblent se partager l'immense étendue des déserts , mais surtout la puissance de cette fécondité qui encombre en tous lieux la terre américaine. Il leur fournit une multitude de renseignemens sur les noms vulgaires donnés aux végétaux par les indigènes

[1] Nous avons déjà fait une honorable mention de M. Alexis Chevallier, qui a vécu cinq ans parmi les Galibis, et qui n'approcha d'eux que pour les rendre meilleurs. Depuis son retour en France, cet estimable citoyen , aussi versé dans les beaux-arts que dans les sciences physiques, a eu recours à son talent en peinture, pour nous représenter ces forêts vierges, qui semblent être sorties vivantes de sa palette ; on dirait qu'il les a en quelque sorte évoquées des sombres déserts qu'il a parcourus, tant il a si bien recomposé cette nature sauvage, et les prodiges qu'elle renferme.

de cette contrée et sur l'agriculture pratique.

Les jeunes voyageurs reçurent aussi de Jacques des Sauts des instructions non moins précieuses sur les animaux de toute espèce qui habitent ces déserts. Ceux-ci, frappés d'épouvante à l'approche de l'homme, font retentir de leurs cris perçans la profondeur de ces solitudes. Ce bruit est tellement étourdissant, qu'on peut à peine découvrir d'où il part; mais au moindre péril qui les menace, on voit des milliers d'oiseaux fuir à tire-d'aile pour éviter la flèche des Galibis. Jacques s'appliqua surtout à leur faire connaître les quadrupèdes qui servent de gibier, tels que l'agouti, grand dévastateur de denrées ; le cariacou, joli chevreuil, qui s'enfonce dans les bois les plus solitaires, et qu'il est très difficile de surprendre ; le tapir, le tatou, et autres mammifères, qui sont d'autant plus nombreux, qu'ils sont plus éloignés des fleuves.

Les naturalistes s'arrêtèrent quelque temps

dans l'île de Jacques des Sauts. Ils étaient ravis de voir et d'entendre cet excellent homme
dont le travail remplissait les jours, et que
les Indiens appelaient du doux nom de père;
tout en lui piquait leur curiosité. Ils auraient
bien voulu savoir la cause de son départ pour
la Guyane et les motifs de l'exil auquel il
s'était condamné. On disait, en effet, que
Jacques avait essuyé un passe-droit à l'armée;
que, quoique né plébéien, il avait des titres
incontestables pour devenir officier de fortune. Il est triste, quand on se sent appelé
par son courage à une glorieuse destinée,
d'être confondu dans la foule des guerriers
vulgaires; mais il est des adversités qui élèvent
l'âme, et celui qui a été abaissé par l'injustice des hommes grandit en quelque sorte
par le silence. Le vieux soldat avait l'âme
trop fière et trop indépendante pour laisser
rien percer de son secret; il dédaignait de
se plaindre, et conservait cette dignité calme
qui convient au véritable courage. On dit
qu'il se sépara des disciples de Linnæus avec

des regrets inexprimables. « Que vous êtes heureux, leur dit-il en les embrassant, vous reverrez votre patrie ! »

Jacques des Sauts avait vécu plus qu'aucun homme de son siècle. Sa grande âme avait su s'élever constamment au-dessus des malheurs qui l'avaient accablé ; c'était l'homme de bien par excellence. L'infortuné devint aveugle ; il aurait supporté ce malheur ; mais l'abandon de ceux qu'il aimait fut pour lui comme un coup de foudre. L'ingratitude est donc partout ! elle est dans le désert comme au milieu de la civilisation. Qu'il est triste ce moment d'une existence vieillie où il faut regarder l'amitié, la tendresse, l'amour comme de vaines erreurs ; où les jouissances obtenues par nos affections ne sont que des songes ; où l'homme végète désabusé !

C'est un grand malheur pour l'homme de pousser trop loin la carrière de la vie et des infirmités qui l'accompagnent. Il arrive alors que son âme s'affaiblit avec son corps, et qu'il retombe dans les inconvéniens de sa première enfance. Il ne jette plus que les dernières lueurs d'une raison obscurcie, et il n'est plus qu'un objet de commisération pour ceux qui l'entourent : tel était ce bon Jacques, dont tout le monde se séparait depuis qu'il était souffrant et malheureux. La vieillesse est un ensemble de maux dont le plus funeste est de nous isoler au milieu de nos semblables.

A peine Jacques eut-il subi tous les désagrémens de son grand âge, que tout languit autour de lui. Les fleurs de son jardin se flétrirent; les arbres se desséchèrent et ne portèrent plus de fruits; la terre se dépouilla de toutes les richesses qui ne viennent que par la culture et le travail, et ces lieux, qui avaient prospéré si long-temps par ses soins, n'offrirent bientôt que des souvenirs.

Jacques, ne pouvant plus rendre les mêmes services, vit insensiblement déserter sa demeure par les esclaves qu'il avait affranchis. Leur éloignement aurait infailliblement déterminé sa mort, sans deux jeunes négresses qui s'attachèrent irrévocablement à lui pour adoucir l'amertume de sa situation. Elles mirent tous leurs soins à le nourrir. Il n'y a que les femmes qui ne se séparent jamais du malheur ; la nature a rempli leur âme de tant de bienveillance et de pitié, qu'elles semblent jetées comme des êtres tutélaires entre l'homme et les vicissitudes du sort.

Le souvenir de Jacques n'est point encore éteint dans la Guyane française. Les voyageurs passent rarement dans cette sauvage contrée sans se montrer de loin l'asile que s'était choisi le brave soldat de Louis XIV. Ce spectacle leur cause néanmoins un sentiment pénible et douloureux ; car il n'y a plus rien de remarquable dans l'île qu'habitait jadis le malheureux aveugle d'Oyapock ; on n'y trouve pas le moindre vestige de la petite maison qu'il avait bâtie ; tout y a disparu, jusqu'aux arbres qu'il avait plantés.

CHAPITRE XVII.

DE L'AMOUR DE LA GUERRE.

Quand la justice est impuissante, quand son égide cesse de protéger les hommes, ils retombent sous la tyrannie du plus fort. Les conventions sont dissoutes; la guerre s'allume. Mais ce n'est que lorsque les lois de relation sont violées que les peuples se menacent et qu'on en vient aux armes; encore même, dans cette suspension de toute justice, a-t-on jugé nécessaire d'établir des règles pour diminuer les inconvéniens de cet état extraordinaire des nations.

Lorsque l'on considère cette haine destructive qui, toujours et dans tous les lieux de la terre, a porté les peuples à s'armer réciproquement les uns contre les autres, on est tenté de croire que la nature, en donnant à l'homme ce penchant funeste, a voulu compenser la trop grande facilité qu'il a de se multiplier, sa supériorité morale le mettant à l'abri des dangers que pouvaient lui faire craindre les différentes espèces d'animaux;

car celles-ci, étant destinées à se servir mutuellement de pâture, n'ont pas besoin de se détruire
elles-mèmes.

Les Indiens sont le peuple auquel cet instinct
sanguinaire parle le moins; mais il a fallu, pour
l'anéantir, toute la force des opinions religieuses.
C'est à la métempsycose, dogme que Pythagore
alla chercher chez eux, qu'est due la répugnance
qu'ils ont pour répandre le sang. Il est néanmoins
très rare de rencontrer chez eux une seule tribu
dont la haine ne circonscrive en quelque sorte les
limites. Parmi nous il n'est aucune contrée, aucune ville, aucun bourg qui n'ait ses dissensions
particulières, et qui souvent ne nourrisse une secrète animadversion contre ses voisins.

Le monde est une proie que les conquérans
se disputent; les peuples sont presque toujours
occupés à délibérer sur leur défense, à fortifier
leurs remparts : il n'est pas de ville en France
qui n'ait eu ses vieilles tours, et dont on ne puisse
citer la résistance et les exploits. La guerre fait
le tour du globe; si son flambeau s'éteint dans
quelques lieux, c'est pour se rallumer dans
d'autres. Des troupes belliqueuses traversent d'immenses continens pour aller troubler dans leurs
foyers des hommes silencieux et paisibles. On en

voit qui se permettent des irruptions sacriléges
sur des territoires qui leur étaient absolument
inconnus.

Quel douloureux spectacle qu'une vaste arène
où règne la mort, où la vengeance s'exerce dégagée de tout frein, où la victoire sourit au carnage, où l'homme disparaît sans deuil de la terre
qu'il a ensanglantée, où la fortune seconde tour
à tour l'un et l'autre parti, où l'ordre et la discipline ne font qu'assurer d'horribles succès ! La
guerre est un feu que le ressentiment prolonge,
et qui laisse après elle les plus déplorables traces
de dévastation.

Quel génie malfaisant rassemble de toutes parts
ces orgueilleuses cohortes ? qui a organisé ces
cavaleries redoutables ? qui a forgé ces armes terribles d'où la mort est lancée comme la grêle sur
tant de milliers d'hommes qui se disputent la domination et le pouvoir ? qui a formé ces cabinets
secrets où des mains habiles conduisent à volonté
les destinées des empires, et font mouvoir par
un signe d'innombrables guerriers ? L'homme a
reçu des forces ; il n'est content que lorsqu'il les
consume pour sa propre ruine. Il s'est créé des
chemins sur la surface mobile d'un élément irrité.
C'est là aussi qu'il a voulu combattre ; c'est là qu'il

se fait suivre par la victoire. Sa vie se soumet à tous les hasards.

Ce qui inspire tant d'attrait pour la guerre est, sans contredit, la faveur signalée dont paraissent jouir quelques hommes que la fortune n'abandonne jamais. Il en est auxquels toute la terre semble, pour ainsi dire, se donner. Celui qui est devenu grand par la puissance des armes ne veut plus d'égal; il s'agite sans cesse pour que rien ne s'oppose à ses vastes desseins. Son âme impatiente se joue des périls comme des obstacles. De là vient que les époques les plus mémorables de l'histoire sont marquées par le fléau de la guerre. C'est la guerre qui fait encore sortir les monarchies de l'obscurité où elles languissent, et qui leur imprime tant de célébrité.

Quand l'homme est fort, il devient avide : il veut que tout ce qu'il ne possède pas lui appartienne. Trouvez-moi sur la terre un être qui n'ait plus rien à désirer; cet être est certainement chimérique, et n'a jamais existé. Que l'homme parvienne au rang le plus éminent; qu'il commande, qu'il ordonne, qu'il soit l'arbitre des biens de la terre, qu'il soit revêtu des honneurs les plus éclatans, qu'il reçoive l'encens des peuples, il veut encore s'étendre. Il ne tient compte ni des fleuves, ni des montagnes, ni des déserts, ni de tout ce qui sépare les divers climats. Il aspire à tout envahir, et l'espoir d'une conquête nouvelle vient à chaque instant éveiller ses insatiables besoins.

Il est en outre certain qu'il y a chez tous les hommes un penchant irrésistible qui les porte à s'entre-détruire; et quand on songe à cette ardeur pour *tuer*, qui anime en tous lieux la race humaine, l'esprit s'égare et se perd en vaines conjectures [1]. En effet, à peine sommes-nous

[1] La guerre serait-elle donc une dépendance de la loi générale de destruction qui pèse sur l'univers ! « Dans le vaste domaine de la nature vivante, dit l'éloquent M. De Maistre, il règne une violence manifeste, une espèce de *rage* prescrite qui arme tous les êtres *in mutua funera*. Dès que vous sortez du règne insensible, vous trouvez le décret de la mort violente écrit sur les frontières mêmes de la vie. Déjà, dans le règne végétal, on commence à sentir la loi. Depuis l'immense catalpa jusqu'à la plus humble des graminées, combien de plantes meurent ! et combien sont *tuées !* Mais, dès que vous entrez dans le règne animal, la loi prend tout à coup une épouvantable évidence. Une force à la fois cachée et palpable se montre continuellement occupée à mettre à découvert le principe de la vie par des moyens violens. Dans chaque grande division de l'espèce animale, elle a choisi un certain nombre d'animaux qu'elle a chargés de dévorer les autres. Ainsi il y a des insectes de proie, des reptiles de proie, des oiseaux de proie, des poissons de proie, des quadrupèdes de proie. Au-dessus de ces nombreuses races d'animaux est placé l'homme, dont la main destructive n'épargne rien de ce qui vit; il tue pour se nourrir ; il tue pour se vêtir ; il tue pour se parer ; il tue pour attaquer ; il tue pour s'instruire ; il tue pour s'amuser ; il tue pour tuer. Roi superbe et terrible, il a

dans le monde, que tout vient aiguiser notre instinct belliqueux. Dans les pays civilisés, le courage est préconisé comme la première des vertus. Le même phénomène s'observe chez les nations sauvages. Le père Lafiteau fait remarquer que de tous les peuples qu'il a visités, les Iroquois sont peut-être ceux qui appartiennent de plus près au dieu de la guerre, et que c'est pour eux une sorte de nécessité que de combattre. Cette observation s'applique même à tous les sauvages américains; on les voit souvent porter la désolation jusque dans les pays les plus éloignés. Ils passeront des années entières sur les chemins, et feront deux ou trois mille lieues pour casser une tête ou enlever une chevelure.

Qui croirait que chez les sauvages ce sont principalement les femmes qui attisent les feux de la guerre? à la vérité, quand quelque motif de ressentiment les enflamme. Alors elles prennent la posture de suppliantes pour exhorter leurs maris à une prompte vengeance, surtout si quelques unes d'entre elles ont été privées d'un mari, d'un père, d'un fils, etc. On les voit quelque-

besoin de tout, et rien ne lui résiste. » On peut ajouter à ces paroles énergiques de M. De Maistre que la guerre est aussi ancienne que le monde. Il semble que la nature, en jetant l'homme sur la terre, lui ait dit ces mots : *Défends-toi.*

fois se vêtir comme les guerriers de leur nation, se mêler avec eux, se servir de leur arc et de leurs flèches, combattre, vaincre et ramener des prisonniers.

Pour ce qui est des hommes sauvages, il n'est d'ailleurs pas nécessaire de les exciter à la guerre. Se mesurer avec l'ennemi est pour eux le plus impérieux des besoins. Quand une armée se lève, elle se grossit bientôt de tous les individus qui se rencontrent sur son passage ; partout où elle s'arrête, partout où elle se répand, elle rallie de nouveaux combattans. Le jour de leur départ pour la guerre est pour eux un jour de fête. Ils s'arment de toutes pièces et avec un soin particulier ; ils portent avec eux des frondes, des piques, des arcs, des javelots. Ils se teignent le corps de rouge et de noir ; et se servent principalement du suc de curcuma pour imprimer à leur physionomie un aspect plus terrible.

Les guerres se multiplient surtout dans les lieux où il y a beaucoup de peuplades, et par conséquent un certain nombre de chefs. Il suffit que l'un d'eux ait à se plaindre de son voisin, pour qu'aussitôt on sonne de la conque afin de rassembler tous les combattans. Ils se saisissent de leur massue, communément faite avec le bois le

plus dur ; la plupart ont des arcs de cèdre rouge.
Comme ils n'aiment pas les longs discours, celui
qui les dirige les harangue avec des paroles vives
et concises : il s'exprime plutôt avec le geste qu'a-
vec la voix. Ajoutons que, quand les sauvages
veulent déclarer la guerre, il leur suffit d'aller
planter sur la terre ennemie une grande flèche
surmontée de laine ou de coton. Quelquefois c'est
un casse-tête peint avec des couleurs particulières, ou orné des plumes d'un oiseau de proie.

Les sauvages dansent et chantent à la veille de
leurs combats. Ils attendent avec une impatience
extrême le lever du soleil pour courir aux armes ;
ils brûlent de rencontrer l'ennemi, et la bataille
ne tarde pas à se livrer avec autant d'ordre que
d'acharnement. A la vue des préparatifs de guerre,
les vieillards et les enfans éprouvent une joie qui
ne peut se décrire. Les combattans sont barbares
après la victoire ; ils insultent aux vaincus par
d'horribles cris ; tout ce qui tombe sous leurs
mains est immolé à leur cruauté ; leur fureur ne
s'arrête que par la lassitude.

Quelques publicistes semblent penser que les
guerres doivent se multiplier à mesure que les sociétés s'étendent et se perfectionnent ; il est vrai que
l'homme civilisé a plus de motifs pour combattre.

Il combat pour sa patrie ; il combat pour sa gloire ;
il combat pour sa religion ; il combat pour sa propriété. On connaît l'assertion de Montesquieu :
« Sitôt que les hommes sont en société, ils perdent le sentiment de leur faiblesse ; l'égalité qui
était entre eux cesse, et l'état de guerre commence. » [1]

Toutefois est-il prouvé que les anciennes républiques, par le seul état de leur barbarie, étaient
bien plus portées à la guerre que les modernes ;
que ces guerres étaient plus cruelles et plus dévas-
tatrices ; que les agressions étaient plus fréquentes.
Les soldats, avides et plus ardens pour le pillage, n'avaient ni l'ordre ni la discipline de nos
jours. D'ailleurs, qui ne sait pas que les plans

---

[1] Pour réfuter cette assertion, un écrivain d'un très haut mérite, M. Massabiau, dans son important traité sur l'*Esprit des institutions politiques*, se contente de renverser la phrase de Montesquieu :
Sitôt que les hommes sont en société, dit-il, *le fort perd le sentiment
de sa force, et le faible celui de sa faiblesse ; l'inégalité qui était entre les
hommes cesse, et l'état de paix commence.* L'auteur que je cite s'est du
reste montré physiologiste habile dans cet ouvrage plein de vérités
utiles qu'il développe dans toute leur profondeur. Il a très habilement
indiqué les leviers puissans qui impriment le mouvement aux passions humaines ; il a surtout très bien démontré que ce sont les sages
institutions qui donnent la vie au corps politique. C'est peu d'avoir
des lois ; il faut veiller autour d'elles pour maintenir leur empire ;
car un des manéges du despotisme est d'endormir ceux qui les
observent.

d'attaque de nos aïeux contribuaient singulièrement à grossir le nombre des morts et des blessés; que les pertes finissaient par devenir énormes, et que les nations vaincues étaient totalement ravagées? Une fureur aveugle animait
les combattans; on a donc beaucoup gagné à
l'invention des armes à feu et aux réformes
sans nombre introduites dans la tactique militaire.

D'après ce que je viens d'exposer, il semble-
rait, au premier coup d'œil, que l'amour de la
guerre est un sentiment naturel; car presque
toujours l'homme est obligé de prévenir l'insulte, et de ne laisser échapper aucun des avantages que lui donnent les circonstances et sa position. Les animaux les plus féroces se respectent
pourtant dans leur espèce. Rien n'est plus sensé
que le discours tenu à des Français par un sauvage
du Canada. Comme il était grand-chef de Hurons,
et qu'il avait été employé dans plusieurs négociations, ses idées morales avaient pris un développement extraordinaire. Voyant les chiens de sa
nation en paix avec ceux des Iroquois, il ne con-
cevait rien aux guerres qui jettent dans la vie des
hommes tant de désolation et tant d'amertume.
« Si c'est la raison qui produit cela, disait-il, c'est
un triste don que la nature fit à l'espèce hu-

maine. Quelle cruauté de nous avoir fourni cet instrument de malheur! » [1]

Par quelle fatalité travaillons-nous à éteindre cette flamme innée, qui nous excite à la sociabilité? Les besoins des hommes, leurs maux, leur faiblesse, tout nous atteste que le vrai bonheur sur la terre consiste à nous réunir et à nous aimer réciproquement. C'est donc la malice humaine, c'est le vil intérêt, ce sont les passions exaltées qui ont banni de la terre la concorde et la paix. L'homme a plus de perfections que les animaux; mais il a plus de facultés pour être méchant. [2]

Il faut même croire que les nations ne deviennent belligérantes que pour obéir à l'instinct de conservation; car la paix est nécessaire à l'homme pour goûter les biens de la terre, pour jouir des saisons et de la nature. Quand on a vu néan-

[1] Voyages du baron de Lahontan dans l'Amérique septentrionale. Le Canadien dont il s'agit se nommait *Acadio*; les Français l'avaient surnommé le *Rat*. Il était fort connu des gouverneurs.

[2] L'auteur de l'*Esprit des institutions politiques*, que je viens de citer, me paraît avoir résolu cette question. Rapportons ici ses propres paroles : « Par leurs intérêts véritables, et par les premières impulsions de la nature, les hommes sont en état de paix. Par mille intérêts faux et par la violence de leurs passions, les hommes sont en état de guerre : cela est clair et positif, et il ne l'est pas moins, que la seconde de ces deux causes agit bien plus généralement et bien plus efficacement que la première. »

moins que la guerre était inévitable, on a cherché à l'ennoblir par des règles et des procédés auxquels il est déshonorant de ne pas obéir ; c'est ainsi qu'on est convenu qu'il fallait être esclave de ses promesses, respecter les prisonniers, se montrer généreux au milieu des combats. Malheur à celui qui viole de semblables lois ! car toutes les passions se tournent en ennemies contre nous-mêmes, quand nous ignorons l'art de les modérer.

L'humanité veut même que l'on fasse tout pour éviter une guerre reconnue juste; car, comme on l'a dit si souvent, les armes ne sont qu'un moyen d'arriver plus vite à la paix : *finis belli ultimus pax*. La guerre surtout est un crime quand on la fait par des motifs d'avarice ou d'ambition ; si cette grandeur d'âme, que l'on fait paraître à soutenir de longs travaux, et à s'exposer aux plus affreux périls, n'est accompagnée d'un grand fond de justice ; si on l'emploie pour soi-même et pour ses avantages particuliers, au lieu de l'employer pour le bien commun, loin que ce soit une vertu, c'est un vice des plus condamnables; c'est un attentat à la morale des nations ; c'est une pure férocité.

L'homme entreprend quelquefois la guerre par la seule envie que lui inspire l'état florissant de son voisin, par le désir qu'il a de s'enrichir d'un bien qu'il convoite, de s'approprier des villes ou un territoire qui peuvent agrandir ses moyens de prospérité ou de puissance, souvent même pour se soustraire à des obligations contractées par ses ancêtres ; dans quelques cas, il cherche à abattre une puissance qui deviendrait trop prépondérante par la nature de ses succès et le bonheur de ses entreprises.

La défiance suffit quelquefois pour lui faire aiguiser ses armes, et songer à des préparatifs d'attaque ou de défense. Mais, je le répète, quand la guerre n'a d'autre motif que l'utilité de celui qui l'a déclarée, il est au moins douteux qu'elle soit légitime. Je ne connais qu'un motif de guerre irrécusable, la nécessité ; les armes sont justes et saintes pour ceux à qui on ne laisse d'autre ressource que les armes. On connaît la maxime citée par presque tous les publicistes : *Justum est bellum, quibus necessarium ; et pia arma quibus nulla nisi in armis relinquitur spes* ; c'est alors seulement qu'on use du droit de la guerre comme du plus déplorable droit des nations civilisées.

Il est néanmoins des motifs de guerre que la vertu peut sanctionner. Les hommes réunis ont droit d'user de la force toutes les fois qu'il s'agit de se maintenir, et d'obéir à l'instinct de conservation. Il est certainement du devoir de tout citoyen de défendre les intérêts de sa patrie, de veiller à ce qu'aucun étranger ne puisse porter atteinte à ses propriétés, à son honneur : l'honneur n'est point un bien idéal et fantastique ; il est le premier besoin de l'homme ; il est l'élément du monde civilisé ; c'est le plus noble des principes qui servent à faire mouvoir notre existence morale ; c'est le sentiment le plus pur, le plus délicat, le plus incompatible avec toute souillure. L'honneur est un trésor qu'il faut conserver dans son entier, et qui perd tous ses charmes quand on l'entame ; il est le plus puissant ressort du corps social. L'honneur est préférable à tout, même au bonheur, si le bonheur pouvait exister sans lui.

Tous les sentimens forts et exclusifs mènent à des guerres. C'est ainsi qu'elles sont fréquentes chez les peuples qui attachent un grand prix à la liberté. Toutefois la guerre est un fléau si terrible, qu'on ne doit en aucun cas l'entreprendre que d'après des raisons justificatives ; elle doit être préalablement discutée. Dans les sociétés bien ordonnées, on imprime communément une sorte de solennité aux divers actes d'hostilité devenus nécessaires par l'urgence des cas ou des conjonctures; on justifie une agression par une déclaration motivée et authentique : en agir autrement serait violer le droit de la nature et le droit des gens. Il n'appartient qu'à des brigands indisciplinés de fondre sur un ennemi à l'improviste.

Les peuples sont comme les hommes; ils cachent souvent les motifs bas et frivoles qui les font agir. Pour couvrir des vues ambitieuses, pour s'arroger tout ce qui leur est utile ou avantageux, il en est qui prennent des prétextes : c'est une sorte d'hommage qu'ils rendent à la justice. Il en est d'autres qui se complaisent dans les horreurs de la guerre, qui la font par plaisir, qui la portent en tous lieux comme s'ils étaient des animaux féroces; on peut dire d'eux ce que Tacite disait des anciens Germains : *Nec arare terram aut expectare annum tam facilè persuaseris, quàm vocare hostes et vulnera mereri.* Mais le genre humain doit fondre sur eux par une sorte d'extermination; il est utile alors que les plus saintes coalitions se forment pour arrêter le fléau désolant de la guerre qui semble envelopper le monde comme un incendie. Il est vrai que, sur la route escarpée de l'ambition, les hommes deviennent tôt ou tard les victimes de leur propre orgueil. On dirait qu'il y a une providence qui suit dans leur marche les plus puissans guerriers, et qui les

renverse soudainement au milieu de leurs atten-
tats et de leurs entreprises chimériques.

L'état de guerre (lorsqu'elle est fondée et légitime) est peut-être le seul où il soit permis à
l'homme de faire à son ennemi plus de mal qu'il
n'en a reçu : car il est difficile de mesurer, d'une
manière exacte et rigoureuse, la défense à l'attaque. Sans offenser la justice, on peut donc
combattre jusqu'à l'instant où l'on a tout-à-fait
détourné le péril évident qui nous menaçait.
Nous devons pareillement ne pas discontinuer les
hostilités que nous n'ayons recouvré les biens et
les propriétés dont une bataille antérieure nous
avait privés. De là vient que les moyens qu'on emploie pour repousser les agresseurs sont presque
toujours extrêmes. Il y a néanmoins des devoirs
d'humanité qu'il faut remplir envers les vaincus.
Pufendorff veut qu'autant que notre propre sûreté le permet, on suive, dans le châtiment qu'on
inflige à l'ennemi dont on s'est rendu maître, les
règles observées par les tribunaux politiques pour
la réparation des dommages et la punition des
crimes ou des délits.

La guerre a ses lois, ses préceptes, ses leçons,
ses coutumes, etc. Certains publicistes ont avancé
sans raison que tout ce qui se trouve dans une

ville conquise est à la disposition des assiégeans.
Les vieillards, les femmes, les enfans, les malades, tout ce qui n'est point en armes est communément respecté. Il est d'autres soins que l'humanité prescrit, que l'intérêt de la civilisation ordonne ; ne sommes-nous pas remplis d'admiration pour les vainqueurs qui prennent soin des funérailles des vaincus, qui protégent la faiblesse et le malheur? Quel cœur ne sympathise avec la famille de Darius quand elle se prosterne aux pieds d'Alexandre!

Chez les anciens, les temples étaient pareillement inviolables, et il n'y avait pas de plus sûr asile pour quiconque venait y chercher un refuge. Enfin les monumens des sciences et des arts ne se trouvaient pas moins sous la sauvegarde de l'honneur militaire. Démétrius, maître de la ville de Rhodes, donna ordre qu'on épargnât le tableau du Jalysus, qui était le chef-d'œuvre de Protogène, et ce trait fut célébré par tous les historiens. [1]

[1] La même déférence doit, ce me semble, être témoignée en faveur de tous les hommes qui ont illustré leur nom par leurs talens et par leurs ouvrages. Peu de personnes connaissent la lettre adressée au poète Ducis, à l'époque où les troupes alliées effectuèrent leur rentrée en France : je la rapporte textuellement ici comme un titre de gloire pour le noble et généreux ennemi qui l'a écrite : « Il y a long-temps, monsieur, qu'on sait que la guerre n'est pas l'amie des muses ; croyez cependant qu'il n'y a pas eu

C'est un axiome fondamental, que nul citoyen n'a le droit de se rendre justice lui-même, et de combattre pour son propre compte, quand il fait partie d'une nation civilisée; il y aurait trop d'inconvéniens dans l'exercice d'un semblable droit. La guerre civile en serait le triste résultat, et les peuples ne tarderaient point à s'ensevelir dans le désordre et la confusion. La guerre civile est suivie de tous les malheurs qui accompagnent les grandes catastrophes de la nature. Elle paralyse les lois en brisant le frein d'une populace avide et corrompue, et fait sortir des hommes nou-

« de ma faute, et que si j'avais été instruit plus tôt de votre séjour à
« Versailles, j'aurais donné les ordres nécessaires pour écarter le
« vous les désagrémens et les peines qu'elle entraîne après elle. Ce
« n'est qu'à Paris que j'ai appris, par M. Alexandre de Humboldt,
« que vous habitiez la ville où j'avais mon quartier-général; dès
« mon retour, j'ai recommandé qu'on eût pour vous tous les égards
« que vous méritez à tant de titres. Il serait possible cependant que
« vous eussiez encore quelque chose à désirer de nous; veuillez
« bien me le faire connaître; je m'empresserai de faire tout ce qui
« dépendra de moi pour vous prouver l'estime que nous faisons de
« vos talens, et le respect que nous professons pour vos vertus.

« *Signé* le comte de BULOF-DENNEWITZ,
« commandant le 4ᵉ corps d'armée prussien. »

Depuis notre restauration politique, on a annoncé la mort de cet illustre général; dans ce cas, la lettre qu'on vient de lire doit être conservée comme un des plus précieux traits de son panégyrique. Honneur au guerrier qui respecte les hommes de génie! sa gloire s'en ressentira; car le talent est aussi une puissance qui perpétue les grands souvenirs.

veaux de la plus vile poussière. L'intérêt personnel étouffe à chaque instant l'intérêt public. Dans
ces luttes intestines, on se bat en quelque sorte
au milieu des ténèbres; tous les rangs sont usur-
pés; tous les liens sont rompus, ceux du respect
et de la subordination, ceux du sang et de la reconnaissance. Les masses et les individus ne se
meuvent que par leur égoïsme.

La guerre civile dégrade et démoralise les
générations. L'aigreur se transmet de famille en
famille; on se calomnie, pour ainsi dire, en naissant; les enfans sont élevés pour la vengeance.
Le ressentiment devient un point d'honneur, et
le point d'honneur justifie les crimes. Le mot
de *patrie* est vain et superflu; toute maxime de
justice est repoussée. La prudence, la modération, toutes les vertus, toutes les obligations
humaines sont méconnues ou faussement inter-
prétées au milieu des agitations sans but d'une
multitude effrénée. C'est alors surtout que la vengeance communique à l'homme un génie inventif; on frémit d'horreur quand on songe à tout
ce qu'elle inspire.

Ainsi donc la guerre privée traîne après elle
des maux inséparables; ainsi donc, pour arriver
plus sûrement à la paix, aucune guerre ne sau-

rait être entreprise sans le consentement du chef
de l'état : un général d'armée, quelles que soient
sa gloire et sa réputation, n'est que l'instrument
de la puissance publique. Des soldats révoltés
ressemblent à des frénétiques qui se détruisent
par une force aveugle ; l'intérêt de tous est
d'obéir, puisqu'il n'y a que l'obéissance et la
subordination qui fassent arriver à la victoire. Il
n'appartient qu'à celui qui gouverne de mouvoir
les hommes par sa politique, et de mettre en
œuvre, quand il le faut, tous les grands cou-
rages qui doivent soutenir les institutions d'une
monarchie. Résister à son souverain, c'est ou-
trager la nation qu'il représente ; quand les rois
vivent pour le bonheur des peuples, les peuples
doivent mourir pour la gloire des rois.

LA PÉROUSE

A LA BAIE D'HUDSON.

AVERTISSEMENT.

———

Pᴀʀᴍɪ les faits maritimes qui honorent le plus la nation française, il faut, sans contredit, mettre en première ligne la destruction des établissemens anglais à la baie d'Hudson, si promptement et si glorieusement exécutée, en 1782, par l'illustre navigateur La Pérouse, dont la perte a été si douloureuse pour notre patrie. Cette mémorable expédition a été trop succinctement rapportée; elle fut conçue par Louis XVI, qui ne respirait que pour le bonheur de son peuple, et qui voulait tout faire pour affermir sa prospérité.

Je crois à propos de consigner ici quelques détails relatifs à cette fameuse baie d'Hudson, qui fut long-temps un objet d'envie pour tous les peuples amis du commerce; ces détails serviront d'introduction au fait militaire que je veux raconter.

La baie d'Hudson est généralement regardée comme une mer enclavée au milieu des terres ; elle ne communique avec l'Océan que par son détroit, où la marée se fait encore sentir. Lorsque La Pérouse s'y rendit, il y avait dans les établissemens qui s'y trouvent non seulement des moyens de résistance considérables, mais un grand nombre de familles anglaises que des spéculations particulières y retenaient, et qui étaient en relation avec les sauvages pour la préparation et le trafic des pelleteries.

Cette portion de mer qui porte le nom de baie d'Hudson, *fut primitivement découverte par un pilote danois nommé* **Frédéric Anschild** , *lequel était parti de Norwège pour découvrir un passage qui le fit arriver des mers d'Europe à celles d'Asie. On assure qu'il demeura tout un hiver dans cette* baie, et que les sauvages, qui alors n'étaient point irrités contre les Européens, pour-vurent à tous ses besoins; dans la suite, Hudson eut occasion de connaître ce navi-gateur; c'est d'après les journaux que lui communiqua ce dernier, qu'il exécuta le même voyage.

Mais le capitaine Hudson fut très mal-heureux dans son entreprise; sa déplorable aventure est connue de tous les marins. Cet homme, couvert de gloire, devait bientôt re-cueillir le fruit de ses travaux, lorsque l'in-grat Green, qu'il avait comblé de bienfaits, et quelques autres révoltés, vinrent le saisir au milieu de son sommeil; ces êtres démo-ralisés jetèrent leur capitaine dans une frêle barque, pour l'abandonner à la merci des flots. Ils montèrent ensuite sur la cime d'un rocher, pour contempler son désastre avec une joie féroce, et le voir lutter contre la tempête. Hélas! les vagues mugissantes ne secondèrent que trop les desseins perfides de *ces scélérats ; le bateau s'engloutit dans ces mers ignorées. Green put jouir de la détresse et du désespoir de son illustre victime.* [1]

La compagnie de commerce établie à la baie d'Hudson, date de 1669. Les Anglais durent beaucoup, en cette occasion, à un Français nommé Groiseileiz, *qui, découragé dans son pays, se rendit à Oxford pour offrir son projet au roi d'Angleterre. Le roi lui accorda un vaisseau pour réaliser les espérances qu'il avait conçues ; c'est dans ce même lieu, dit le voyageur Ellis, qu'on vit s'établir la première colonie d'entrepreneurs, lesquels formèrent une association autorisée par des lettres-patentes.* [2]

[1] Cet événement a fourni le sujet d'un poëme à lord Byron ; il est intitulé : *Christian et ses compagnons.* C'est absolument le même trait ; il n'y a que les noms qui se trouvent changés.

[2] Au commencement de ces lettres, il est dit : *comme notre cher cousin le comte Robert a entrepris à ses dépens et avec des frais considérables, une expédition pour la baie d'Hudson, au nord-ouest de l'Amérique, pour la découverte d'un nouveau*

Les Anglais firent, dans la suite, de grands efforts pour faire fructifier leur nouvelle branche de commerce. Ils construisirent successivement des magasins couverts de plomb, et plusieurs petits forts en pierre de taille sur le territoire de la baie ; le capitaine Nelson y éleva surtout une redoute protégée par des pièces de canon. Bientôt on y vit de nombreux négocians s'y calfeutrer dans leurs comptoirs, pour s'approprier les ressources du Nord. Ils excitaient la sauvage industrie de ces peuples chasseurs, en faisant briller à leurs yeux, pour échange, d'autres moyens de subsistance et de conservation.

passage dans la mer du Sud, et de quelque nouveau commerce en fourrures, minéraux et autres marchandises importantes, et que ces entreprises ont déjà produit des découvertes suffisantes pour encourager les participans à poursuivre leurs desseins, dont il y a apparence qu'il pourra revenir des avantages considérables à nous et à nos royaumes, etc., etc. Ainsi sur la requête de ces entrepreneurs, et pour l'avancement de leurs travaux, le roi leur accorde le commerce et le territoire de la baie d'Hudson, etc.

Qu'arriva-t-il ? on ne tarda pas à se repentir, en France, d'avoir rejeté ou dédaigné les plans de commerce proposés par Groiseileiz et Ratisson, qu'on avait pris d'abord pour des visionnaires, ou des spéculateurs à systèmes plus ou moins chimériques. On résolut même de chasser les Anglais de ces postes si importans, et on y réussit. Malheureusement ceux-ci prirent leur revanche dans la suite, et les établissemens qu'ils avaient fondés leur furent rendus.

Tel était, depuis long-temps, l'état des choses entre deux nations, presque toujours rivales ou belligérantes, quand le choix de Louis XVI tomba sur La Pérouse pour aller détruire, à l'improviste, tous les forts que les Anglais possédaient à la baie d'Hudson. Il commandait le Sceptre, *vaisseau de soixante-quatorze canons ; deux simples frégates l'accompagnaient,* l'Astrée *et* l'Engageante : *l'une confiée à son meilleur ami,*

M. Fleuriot de Langle [1] *; l'autre à M. de la Jaille. On embarqua un détachement de troupes aux ordres de M. de Rostaing ; M. le Certain devait diriger l'artillerie, et M. de Monneron présider à l'opération des siéges. Ces braves marins et leurs compagnons étaient alors dans toute la force de leur âge et dans toute l'ardeur de leur talent ; ils furent à peine en mer, que les plus grandes espérances vinrent se mêler aux craintes qu'on avait d'abord conçues sur le succès de l'expédition.*

[1] La Pérouse avait conçu une amitié singulière pour M. Fleuriot de Langle, qui avait partagé ses glorieux périls ; le danger rapproche les cœurs ; la campagne de la baie d'Hudson les avait étroitement liés l'un à l'autre. On sait qu'il se l'associa pour tous ses voyages ultérieurs, et qu'il eut la douleur de le voir massacrer par une horde de sauvages. M. de Langle avait beaucoup de conformité pour le caractère avec M. de La Pérouse ; ils avaient du penchant pour les mêmes études. Cet habile officier a eu un fils père de sept enfans ; l'aîné est aspirant de deuxième classe, et embarqué dans ce moment. Ce jeune marin aime son état avec passion, et ne désire rien tant que de marcher sur les traces de son grand'père.

Les biographes, ce me semble, n'ont point fait assez ressortir les belles actions de Jean-François Galaup de La Pérouse ; ils n'ont point donné assez de détails sur le personnel de ce grand capitaine [1]. *Il était né à Alby, département du Tarn, en 1741 ; il fut élevé dans sa famille jusqu'à l'âge de seize ans, époque où il entra dans la marine par l'effet d'une vocation naturelle, et par les inspirations d'un brave marin qui fréquentait beaucoup ses parens. Il se rendit à Brest, d'où il partit pour plusieurs expéditions glorieuses. On ne le vit reparaître dans sa ville natale, qu'en 1783, après son triomphe de la baie d'Hudson. Dans ce même temps, il épousa mademoiselle Éléonore de Broudou, femme ornée de tous les agrémens de son sexe. Cette intéressante personne lui a survécu de*

---

[1] J'ai pris néanmoins lecture d'un très bel éloge de ce navigateur par M. Féral, avocat distingué au barreau de Toulouse. Son manuscrit n'est point encore publié. M. Vinaty a traité le même sujet avec un succès non moins remarquable.

quelques années, et nous l'avons vue à Paris n'ayant d'autre culte que sa douleur.

La Pérouse était d'une taille peu élevée; ses cheveux blonds se bouclaient naturellement sur son front, quand il était en mer, et qu'il ne prenait aucun soin de sa toilette. Ses yeux bleus étaient pleins de feu; son sourire était franc; il fraternisait de suite avec ceux qu'il rencontrait, parce qu'il avait une physionomie ouverte, et qui exprimait tous les sentimens généreux. Dans les derniers temps de sa vie, il avait acquis un embonpoint presque aussi considérable que celui de M. le Bailli de Suffren; il était vif et emporté comme Lamotte-Piquet; il laissait à peine à ses domestiques le temps de le servir. Son imagination était pleine d'audace, sa conversation aussi agréable que spirituelle, et il savait rendre tous ses sentimens de la manière la plus brillante.

La Pérouse était affable et très communicatif; il avait reçu de la nature une chaleur d'âme extraordinaire. Dans son enfance, on le citait comme un modèle de l'amour fraternel; il chérissait tendrement sa sœur, mariée depuis à Villefranche d'Aveyron, et devenue mère d'une famille honorable [1]. Ils avaient été constamment élevés ensemble sous le toit paternel; dans leur première enfance, on les portait tous deux à dos de mulet, dans un double panier d'osier : c'est dans ce modeste équipage qu'on les faisait voyager d'une ville à l'autre, pour aller visiter leurs grands-parens. Si nous consignons ici cette minutieuse anecdote, c'est parce que La Pérouse lui-même la rappelait quelquefois dans ses entretiens familiers. L'histoire attache à la vie des grands hommes une sorte de magie qui en rehausse les moindres détails.

[1] Je veux parler de madame Dalmas, dont le fils a très bien servi dans la marine. M. de La Pérouse avait aussi une autre sœur, madame Barthez, dont les enfans portent l'illustre nom de leur oncle, par autorisation de S. M.

La Pérouse était passionné pour sa profession ; il regardait l'Océan comme sa patrie ; il s'était si bien accoutumé au bruit des vagues et au fracas des élémens, qu'il s'endormait continuellement dans les temps de loisir qu'il passait à terre. Quelques jours avant son départ pour la baie d'Hudson, il s'était laissé aller à un profond sommeil, quand son fidèle compagnon, M. Fleuriot de Langle, entra dans sa chambre, pour lui communiquer une affaire importante : « Mon ami, s'écria-t-il, pourquoi m'as-tu réveillé ? je rêvais la victoire. »

Ce que l'on vantait surtout dans La Pérouse était la générosité ; on verra qu'il a manifesté cette vertu dans toutes ses guerres, dans toutes ses négociations, et qu'il donnait toujours plus qu'on n'attendait de lui. Quand les matelots lui rendaient le plus léger office, il leur attribuait des récompenses doubles de celles que l'on accorde ordinairement. Sa conduite envers le capitaine Samuel Héarne.

auquel il rendit son épée et ses manuscrits,
est une leçon admirable pour les vainqueurs ; il
ne vit en lui qu'un rival de gloire malheureux.

La Pérouse était un rigoureux observateur
de la discipline militaire ; il avait un geste
significatif qui exprimait sa volonté avec
énergie, quand il était en regard de ses
subordonnés ; il gourmandait avec la sévérité la plus éloquente celui qui s'écartait
de ses devoirs. Il avait d'ailleurs grand soin
d'animer par ses discours les personnes qu'il
amenait dans ses vaisseaux, et qui devaient
concourir à ses entreprises. Nous ignorons
si le trait suivant est authentique : on rapporte qu'un jour dans ses courses de l'Inde,
quelques matelots de son équipage s'étaient
livrés à des murmures, et avaient osé parler de leur désertion. La Pérouse fit aussitôt
jeter à la mer les entrailles d'un bœuf,
et leur montrant de loin les poissons af-
famés qui venaient s'en saisir : « J'espère
bien, leur cria-t-il de loin, que personne ne

*me quittera ; dans tous les cas voilà mes sen-
tinelles. »*

*Il serait trop long de rapporter ici tous les
traits de valeur qui ont illustré la vie de ce
grand capitaine ; je laisse à d'autres le soin
de dire quelle fut sa belle conduite à la malheureuse journée de Conflans, et combien il
fut terrible dans cette défaite* [1]. *La Pérouse
ne fut pas moins intrépide dans ses campagnes de l'Inde ; avec deux navires il osa
combattre contre une flotte entière de Marates
qui désolaient nos colonies d'Asie ; on se
souvient que devant Mahé il mit en fuite dix
mille Barbares. On sait qu'à la conquête de
la Grenade il fut brave jusqu'à la témérité* [2].

[1] La Pérouse était embarqué sur le *Formidable* ; jamais
vaisseau de guerre n'a mieux justifié le nom qu'il portait
que dans cette mémorable journée.

[2] Voici comment s'exprime M. Féral, à l'occasion de la
conquête de la Grenade, où La Pérouse seconda si bien les
projets du comte d'Estaing : « C'est surtout dans ces instans
décisifs où le calme de l'âme doit s'unir à la vivacité de
l'exécution, qu'apparaît toute la supériorité de La Pérouse :

Dans les guerres des États-Unis, La Pérouse se fit particulièrement estimer par le général Washington ; aussi rien n'égale les expres-

« d'Estaing veut attaquer la Grenade ; notre marin est avec « lui ; la place périlleuse lui est assignée ; il l'accepte avec « joie ; il mouille son vaisseau sous le canon de la colonie ; « les feux qui l'entourent ne troublent aucun de ses mouve- « mens, ne suspendent aucune de ses manœuvres. Il protége « avec un admirable sang-froid le débarquement de notre « armée ; et dans ce combat où brille toute la vivacité de nos « armes, dans ce combat le plus français peut-être des guerres « de l'autre siècle, il a su mériter les hommages des soldats « et des matelots, du chef et des guerriers. La flotte de Byron « vogue à pleines voiles vers la colonie conquise ; elle vient « réparer une défaite ou nous punir d'un succès. D'Estaing « l'attend sans crainte, et tout est préparé pour la recevoir. « C'est La Pérouse qu'il fait le confident de ses dispositions ; « c'est lui qu'il interroge et consulte sur la sagesse de ses « projets ; c'est à lui qu'il confie la difficile et dangereuse « mission de porter les ordres dans l'escadre ; et qui pourrait « mieux les exécuter que celui qui les inspira ? » Le reste de cet éloge est écrit avec le même talent. Quoique ce petit ouvrage ne soit encore qu'une ébauche, on peut dire de M. Féral ce que Pline disait de Pompée Saturnin : sa composition est belle et majestueuse ; ses expressions harmonieuses et marquées au coin des bons modèles : *Gravis et decora constructio, sonantia verba et antiqua.*

sions flatteuses dont se servit ce dernier, lorsqu'il lui fit annoncer par M. le comte d'Estaing, qu'il était admis dans l'ordre de Cincinnatus. Dans cette occasion l'on vit une preuve manifeste de l'estime et de la reconnaissance que la marine française inspirait alors à tout le continent de l'Amérique. Ce fut M. le maréchal de Castries qui envoya l'agrément du roi à La Pérouse, pour qu'il pût désormais porter cette décoration honorable qui attestait ses services dans la guerre des États-Unis : ce ministre ne brillait pas seulement par l'étendue de ses vues et par l'intégrité de son administration ; il savait discerner le mérite, et se rendre le moteur de tous ses succès.

Mais c'est surtout après ses exploits de la baie d'Hudson que La Pérouse devint l'objet de l'admiration générale ; on le comparait déjà au capitaine Cook, qu'il semblait avoir pris pour modèle : de toutes parts on le félicitait. J'ai sous les yeux une lettre de M. le duc de Castries, aujourd'hui gouverneur du château de Meudon, dans laquelle ce brave serviteur de nos rois lui témoigne toute la satisfaction du maréchal son père, qui administrait alors notre marine avec autant d'éclat que de distinction. « Croyez-vous, ajoute-t-il, que je ne regrette pas beaucoup de n'avoir pas été à la place de M. de Rostaing? oui, je vous l'assure, j'aurais été au comble de la joie de servir le roi à côté de vous, et j'espère que vous auriez été satisfait de mon zèle autant que de mon activité. »

La Pérouse n'était pas seulement un militaire intrépide; son esprit se distinguait par les qualités les plus éminentes; il avait profité de ses loisirs pour faire une étude approfondie des sciences nautiques, et personne ne connaissait mieux que lui l'étendue et les limites de l'Océan. Comme au dix-huitième siècle, les plus grandes entreprises avaient pour but spécial le progrès des sciences, et qu'on ne voyageait plus pour conquérir de vaines richesses, c'est surtout à la baie d'Hudson que notre navigateur eut occasion de satisfaire le goût plus prononcé qui le portait à faire des recherches sur l'histoire naturelle. On regrette vivement que son temps ait été si court pour l'observation.

Ce qui l'avait surtout intéressé, ce sont les terribles combats que se livrent les ours des mers septentrionales. De concert avec de Langle, La Jaille et Monneron, il aimait à voir ces animaux haletans de fatigue se rouler dans les neiges et gravir avec leurs griffes des montagnes de glaces, se harceler sans interruption, courir, se précipiter, s'atteindre; ne se reposer que pour recommencer le combat; s'étouffer dans d'horribles étreintes, et s'entraîner réciproquement jusque dans les gouffres de l'Océan. C'est aussi dans ces parages que La Pérouse et ses compagnons eurent occasion d'être témoins des effroyables luttes de la baleine avec l'espadon.

La Pérouse fut d'une admirable bonté pour

tous ses compagnons de gloire ; il sollicita des grâces pour eux auprès du roi : « Ils ont partagé mes dangers, disait-il, ils doivent avoir droit à mes récompenses. » C'est après l'expédition de la baie d'Hudson, que M. le chevalier de Langle, qui avait si bien commandé l'Astrée, fut créé capitaine de vaisseau. M. de La Jaille obtint une pension sur l'ordre de Saint-Louis. M. Saulnier de Mondevit, M. de Beauregard, furent tous deux créés lieutenans. M. le chevalier de La Monneraye ; MM. Dubordier, officier suédois, Lefèvre, Doré, de Vienne, Dubuisson, Dubreuil, Riboulet ; les chevaliers de Launoi et de La Silvestrie, furent également distingués par des promotions ou des récompenses, selon l'importance de leurs services. Quand tous ces braves marins vinrent le remercier, il leur répéta ces belles paroles de Dugay-Trouin : JE SUIS TROP RÉCOMPENSÉ QUAND J'OBTIENS L'AVANCEMENT DE MES OFFICIERS.

Tous ces détails étaient utiles à conserver, et la plupart des renseignemens que je donne sur cette brillante campagne de la baie d'Hudson eussent été peut-être égarés, sans le zèle d'un magistrat que tout le monde révère, sans l'activité de M. de Cardonnel, digne représentant de la ville d'Alby, homme doublement cher à ses compatriotes et par ses lumières et par ses sentimens honorables. Sans les sollicitudes qu'il s'est données, ils eussent été la proie de quelques épiciers ignorans, qui, ne connaissant ni l'importance ni la valeur de cette correspondance, en usaient déjà pour envelopper les objets de leurs ventes journalières; on ne sait point encore par quelle coupable inadvertance on avait mis à leur disposition des documens si précieux [1]. Je conserve la même reconnais-

[1] C'est ainsi qu'on trouva un jour chez un marchand de poivre l'une des meilleures comédies de Collin-d'Harleville; c'est ainsi qu'on vient de découvrir au milieu des papiers et des parchemins séculaires d'une étude de notaire à Melun, un manuscrit précieux des poésies complètes de Thibault V, comte de Champagne. On pourra peut-être se procurer d'autres renseignemens qui ajouteront à ce que je vais raconter des exploits de La Pérouse à la baie d'Hudson

sance pour M. le comte de Pins, l'un des hommes les plus spirituels de nos jours, qui m'a fourni des anecdotes importantes, et pour M. Féral, auteur d'un Éloge académique de ce célèbre navigateur. Madame de Pecheloche, qui est la propre nièce de M. de La Pérouse, et plusieurs membres de cette digne famille, à laquelle des liens d'amitié m'unissent depuis l'enfance, m'ont également favorisé pour ce travail.

J'ai écrit plusieurs parties de cet épisode sous la dictée des compagnons de gloire de La Pérouse. Les bons marins me sauront gré, je pense, de leur avoir conservé ces détails honorables; ils m'approuveront d'avoir publié des faits propres à intéresser leurs loisirs, et à immortaliser la valeur sublime et chevaleresque de cet incomparable capitaine.

La baie d'Hudson est, pour ainsi dire, un lieu inabordable; c'est là surtout que la nature semble fermer le monde par d'impé-

nétrables barrières. Quand on songe aux dangers de cette navigation, exécutée sans guide, sans cartes, et sans aucun renseignement sur l'état des forces qu'on avait à combattre, on ne peut s'empêcher de convenir que cette campagne est une des plus brillantes de notre marine. M. Robert-Lefèvre, peintre du roi, a bien voulu se charger de reproduire la scène touchante où ce navigateur, aussi remarquable par son humanité que par son courage, fait apporter des secours aux Anglais malheureux. Personne n'était plus digne de consacrer un si noble souvenir; cet artiste habile brille surtout par l'expression et la vérité : le tableau religieux, qu'il a exécuté pour le Mont-Valérien, prouve qu'il est éminemment appelé à la peinture dramatique. M. Robert-Lefèvre a un fils qui est déjà un marin fort distingué, et auquel je dois des renseignemens précieux pour l'épisode dont je vais m'occuper.

De retour dans ses foyers, La Pérouse ne

joüit pas long-temps des fruits de sa gloire. De nouveaux périls l'attendaient, et l'on connaît les malheurs qui nous ont privé de ce grand capitaine. Sa fin a été comme celle de tant d'autres navigateurs, dont les revers ont sanctionné la gloire; son corps a été re-demandé à toutes les plages; son nom a été vainement redit à toutes les mers : on n'a pas trouvé une seule planche du navire qui le transportait; tous ceux qui ont couru à sa recherche ont vu leurs espérances s'évanouir.[1]

[1] On n'ignore pas néanmoins que depuis peu de mois on croit avoir trouvé la croix de Saint-Louis qui décorait jadis la poitrine de La Pérouse, suspendue comme un bizarre ornement à l'oreille d'un sauvage insulaire. Une expédition française est déjà partie pour examiner les parages où, d'après nos conjectures, les deux vaisseaux du célèbre et infortuné navigateur ont péri par un épouvantable naufrage. On espère recueillir quelques notions et quelques restes peut-être des objets qui lui ont appartenu. C'est un devoir national pour les Français de rassembler ces souvenirs d'une de nos plus belles entreprises, dirigée particulièrement par les augustes pensées de Louis XVI. M. de Surville, capitaine de frégate, est chargé de cet honorable soin; MM. Quoy et Gaimard l'accompagnent en leur qualité de naturalistes.

Rob. Lefevre del.

Couché fils sc.

La Pérouse à la Baie d'Hudson.

LA PÉROUSE

A LA BAIE D'HUDSON.

(*Fig.* VII.)

———

La Pérouse était déjà capitaine quand son gouvernement lui confia l'une des entreprises les plus périlleuses dont nos annales maritimes aient fait mention. La guerre, qui jette tant de diversité sur les fortunes humaines, divisait la France et la Grande-Bretagne. Il est mille occasions où pour se défendre il faut aller au-devant de l'ennemi, où pour être plus certain de le vaincre, il convient de l'attaquer. L'homme illustre que je viens offrir à l'admiration des marins, reçut l'ordre formel d'aller détruire les établissemens des Anglais à la baie d'Hudson. Au temps dont je parle nul en effet n'était plus digne que lui de présider à cette expédition mémorable ; nul n'était plus capable de défendre les intérêts de son pays et de promener avec gloire le pavillon de son roi.

Cependant La Pérouse brûlait de voir le jour où devait s'effectuer son embarquement. Le navigateur est ami du danger ; il trouve une sorte de plaisir à s'abandonner à la fortune. Les chances de l'Océan plaisent à son âme impatiente. « Vos frégates sont-elles bien armées ? disait-il à chaque instant au courageux de Langle, son meilleur ami, ainsi qu'à La Jaille, qui tous deux devaient partager sa destination [1]. Quand mettrons-nous à la voile ? » Enfin ce moment arriva. La Pérouse appareilla dans la rade du cap Français, et après que tous ses compagnons eurent pris connaissance de ses desseins, il s'éloigna à la vue d'une population qui ne cessait de faire

---

[1] M. Fleuriot de Langle montait *l'Astrée*, et M. de La Jaille s'était embarqué sur *l'Engageante*.

des vœux pour son triomphe et son prochain retour.

La Pérouse avait à son bord des officiers intrépides, capables de le seconder dans les conjonctures les plus délicates. Il possédait au plus haut degré l'art de commander à leur courage. Les deux frégates qui étaient sur le point de lever l'ancre pour escorter son vaisseau, emportaient les documens les plus certains pour se rejoindre en des lieux déterminés, en cas de séparation ou d'attaque imprévue.

Chacun des compagnons de La Pérouse avait d'ailleurs son rôle à remplir, pour tout ce qui pouvait étendre la géographie et perfectionner la navigation ; de Langle devait tracer des cartes, observer la situation du pays, tenir une note exacte des températures, étudier la hauteur et la direction des marées ; La Jaille se proposait de faire des recherches sur l'intensité de la force magnétique dans les parages du Nord ; mais La Pérouse, en sa qualité de chef de l'expédition, s'occupait du but principal de l'entreprise; il donnait son attention à tous les détails. Sa conduite était réglée d'avance par des notes et des instructions écrites de la main de son souverain. Louis XVI lui avait marqué jusqu'au temps qu'il devait employer pour cette importante mission : *Surtout*, lui disait ce bon roi, *ne faites la guerre qu'au gouvernement ; épargnez les individus ; nous voulons effrayer notre ennemi, mais nous ne voulons pas le détruire.*

C'est sur la côte septentrionale de la terre de Labrador que se trouve cette vaste baie, séjour des frimas et des tempêtes ; contrée aride qui semble repousser tous les mortels ; dernière habitation du monde, que le soleil réchauffe à peine de ses rayons, où s'accumulent les glaces de tant d'hivers, où la boussole cesse de diriger le navigateur, où les pierres se fendent, où les fontaines s'arrêtent, où le mercure coulant subit une prompte congélation. Tout est muet dans ces tristes lieux; on n'y entend que les cris discordans de quelques oiseaux de marine, et les mugissemens de l'ours polaire, qui règne seul sur cette plage abandonnée.

Quelques êtres humains y apparaissent néanmoins comme des ombres; ce sont des Indiens sauvages qui viennent trafiquer sur les pelleteries. Le sourire hideux de cette race ignoble, à l'aspect du gain qu'elle convoite, rappelle l'existence fabuleuse des cyclopes. Rien surtout n'est plus effrayant que la tribu farouche des Clistinos, qui attachent des queues d'animaux à leur noire chevelure; les eaux de la baie d'Hudson ressemblent à celles du Phlégéton, qui imprimaient les plus hideuses formes à ceux qui s'en trouvaient imprégnés.

Malgré les périls de cette navigation, les Français et les Anglais se disputaient cet

affreux séjour, où des forts et des comptoirs
ont été établis pour devenir le centre d'une
activité commerciale ; on regardait ce point
du globe comme une source de richesses,
comme un entrepôt pour tous les peuples
industrieux. C'est à la baie d'Hudson que les
Canadiens, les Esquimaux, etc., viennent,
chaque année, proposer leurs peaux de castor,
de daim, d'ours, de loutre, de martre et
d'hermine ; c'est là qu'ils se plaisent à accomplir des échanges, pour se procurer des
fusils, des sabres, des épées, des couteaux à
gaîne, des hameçons pour la pêche, du rhum,
de l'eau-de-vie, et toutes sortes de liqueurs
fermentées. La Pérouse était si bien instruit
de leurs goûts, de leurs habitudes, de leurs
penchans, qu'il avait chargé son vaisseau d'une
multitude d'objets à leur usage, et propres
à tenter leur cupidité ; il était d'ailleurs si bien
approvisionné, qu'il pouvait passer un hiver
dans ces régions hyperboréennes.

Ajoutons que La Pérouse avait toutes les

qualités pour s'acquitter avec succès de sa mission ; ceux qui l'ont connu savent que rien n'arrêtait ses déterminations énergiques ; qu'une audace prudente, qu'un sang-froid imperturbable, le rendaient en quelque sorte maître des événemens et des circonstances ; c'est ce qu'il avait déjà prouvé dans ses campagnes de l'Inde. Les marins, accoutumés à se trouver à chaque instant dans les situations les plus fortes de la vie, portent une sorte d'inflexibilité dans les exploits militaires ; tous leurs sentimens sont absolus ; leur courage est dans une effervescence continuelle.

Le ciel favorisa les projets du plus intrépide de nos capitaines ; personne n'ignore avec quelle dextérité il profita des courts instans que lui laissait la saison, et comment, dans les parages qu'il venait affronter, il devança l'arrivée des tempêtes. Les guerres de mer sont presque toujours des guerres de surprise ; mais à peine embarqué, La Pérouse ne souhaitait rien tant que de prendre terre pour

se mesurer avec l'ennemi ; il bénissait le vent
favorable qui le conduisait au combat.

Son vaisseau naviguait sans aucun obstacle, depuis plusieurs semaines, quand tout
à coup l'île de *la Résolution* lui apparut
malgré les brumes de l'Océan. Cette île déserte est au nord de l'entrée de la baie
d'Hudson ; son sol est presque toujours couvert de verglas ; on y aperçoit à peine quelques traces de végétation ; aucune fleur n'y
brille ; aucun fruit n'y mûrit ; aucun être
vivant n'y réside, à l'exception de quelques troupeaux de rennes, qui parcourent
en bramant des champs de neige d'une immense étendue, pour chercher la mousse
comestible : on y voit affluer, par inter-
valle, les hirondelles du Groënland et des
légions de pétrels bleus, qui se reposent sur
toutes les côtes. Les matelots de l'équipage
éprouvèrent néanmoins une grande satisfaction à l'aspect de cette île inhabitée. Hélas !
c'est quand la navigation doit être longue,

que chaque rencontre est un motif de joie
et d'espérance, que chaque site offert à la
vue est, pour ainsi dire, un ami.

Ici commencent les grands dangers de cette
navigation; La Pérouse ordonne à ses officiers
de se mettre en bon ordre et d'obéir scrupu-
leusement à leurs chefs. Malgré la rigueur du
froid, devenu soudainement excessif, tous se
tiennent à leur poste pour exécuter les manœuvres convenables; les difficultés se multiplient, et les navires ne tardent pas à s'em-
barrasser au milieu des glaces. La Pérouse
n'éprouve pas la moindre émotion; il se place
sur le pont de son vaisseau, pour y faire ses
remarques.

Il promène ses regards étonnés sur ces
montagnes de neige, qui forment, de toutes
parts, comme d'immenses promontoires:
mais souvent il perd de vue ce qui l'intéresse quand les vapeurs nébuleuses de l'atmosphère viennent entourer son équipage.

Ce qui le rassure néanmoins, c'est le courage de sa troupe au milieu des écueils qui le menacent. Il n'a besoin d'aucun effort pour faire observer la discipline; plus heureux que le navigateur Hudson, qui l'a précédé dans ces tristes parages, il n'a pris à son bord ni traîtres ni ingrats : on verra, dans cette relation, que le malheur ne démoralisa personne. [1]

La Pérouse a décrit lui-même tous les embarras qu'il éprouva au milieu de ce détroit

---

[1] Les malheurs du navigateur Henri Hudson se trouvent rappelés dans notre Avertissement. Il passa tout l'hiver de 1610 dans ces tristes lieux, où il endura toutes sortes de misères. Ce fut au printemps de cette même année, lorsqu'il voulut mettre à la voile pour retourner dans sa patrie, que le féroce Green fit révolter contre lui tout son équipage. Nous avons déjà dit qu'il fut abandonné dans une chaloupe, sans vivres et sans armes; nous ajouterons qu'on n'épargna même pas son fils Jean Hudson, qui était en bas âge ; cet enfant fut sacrifié avec sept autres personnes qui appartenaient à cette malheureuse expédition. Green ne jouit pas du fruit de son énorme crime; il fut tué lui-même dans une action particulière, peu de temps après.

si formidable, qu'il eut tant de peine à franchir; il se vit une fois sur le point de perdre son gouvernail. Les deux frégates qui voguaient de compagnie avec lui, se trouvèrent considérablement endommagées; les matelots marchaient çà et là sur une vaste plaine de glace, et communiquaient sans peine de l'un à l'autre vaisseau. La Pérouse passa treize jours dans cette immobilité désolante, dont il profita néanmoins pour continuer ses observations. Ce qui étonne le plus dans l'homme, c'est son immense curiosité, qui contraste si bien avec la rapidité de ses jours et la fragilité de son existence.

Ce serait peut-être ici le cas d'exprimer toutes les sensations que l'on éprouve quand on arrive pour la première fois dans ces contrées hyperboréennes. Notre navigateur les retraçait lui-même avec l'accent le plus animé, quand il semblait se complaire à prolonger ces entretiens avec ses bons compatriotes de la ville d'Alby. Son éloquence toujours passionnée rappelait celle de Duguay-Trouin , lorsqu'étant de retour à Saint-Malo sa patrie, pour se délasser de ses fatigues, ce dernier racontait à sa famille émerveillée les brillans avantages qu'il venait de remporter sur les Portugais. Il y a quelque chose d'aventureux dans les récits des marins, qui donne le plus grand attrait à leur conversation ; celle de La Pérouse était une peinture ravissante de tout ce qu'il avait vu et admiré : on ne se lassait pas de l'interroger ; on ne se lassait pas de l'entendre.

Le spectacle des mers du Nord donne en effet les plus vives émotions ; partout où la nature règne, et joue, en quelque sorte, avec sa puissance, elle intéresse le voyageur instruit ; les marins n'en parlent qu'avec enthousiasme. Il faudrait la magie d'Ossian, pour reproduire les formes surprenantes et variées qu'affectent les glaces des mers septentrionales, pour représenter ces scènes de nuit, que la lune éclaire de son pâle flambeau.

On croit y voir figurer des tours, des palais, des rochers transparens au travers desquels toutes les couleurs se reflètent : on y distingue mille teintes de pourpre, d'émeraude et d'azur; tout y a, dit-on, l'aspect d'un enchantement et d'une féerie; mais le point de vue devient plus éblouissant encore quand le jour arrive, et que les rayons du soleil, pénétrant tout à coup dans ces cavernes de cristal, les font briller d'une splendeur plus vive.

A chaque instant les difficultés renaissaient; d'énormes glaçons, pareils à des îles flottantes, heurtaient les vaisseaux et les soulevaient d'une manière effrayante. Cependant La Pérouse était sans crainte; d'un signe savant et d'un air silencieux, il rassurait les matelots et les soldats, quand tout à coup une obscurité profonde vint l'envelopper; en quelques minutes, les élémens furent, de toutes parts, bouleversés.

Les ouragans du Nord ont une puissance

invincible, qui déconcerte les calculs du navigateur ; là le vent a plus de puissance pour détruire que le tonnerre ; ses mugissemens ressemblent au bruit du canon dans le bombardement d'une ville assiégée. Aux secousses extraordinaires que reçoit alors le navire, il faut ajouter l'engourdissement de ceux qui le conduisent ; les matelots pétrifiés perdent jusqu'au sentiment de leur conservation. Si les glaces se fondent, c'est pour se convertir en torrens.

La Pérouse aurait sans doute échoué sur cette côte affreuse, où il n'eût pas trouvé le moindre secours, sans une circonstance qui mérite d'être racontée. Au milieu des ténèbres, et quelques heures avant le point du jour, son équipage fut, à sa grande surprise, récréé par l'apparition soudaine d'une aurore boréale. La Pérouse a parlé, dans sa correspondance familière, de ces feux nocturnes qui se montrent sur les mers du Nord, et qui ressemblent à des fanaux allumés dans le ciel, pour guider les navigateurs au sein d'une nature toujours glacée et toujours mourante; il a décrit, avec complaisance, ces clartés magiques, ces étincelles éblouissantes, ces fusées électriques qui sillonnent à chaque instant les airs comme les flammes d'un vaste incendie ; ces fantômes aériens, qui affectent mille formes bizarres, qui se dessinent en arcs d'azur, ou s'étendent en colonnes d'un beau saphir, qui réfléchissent par intervalles toutes les ondulations de l'Océan, qui souvent ne s'évanouissent que pour reparaître avec plus d'éclat. On entend un long craquement, qui imite la détonation du salpêtre; un cliquetis lointain semblable à celui de la foudre. Rien ne saurait amortir la splendeur de ces perspectives merveilleuses : on croit voir Phaéton traînant en désordre le char du soleil, et inondant de sa lumière les plaines brillantes du firmament.

Le météore avait déjà disparu que les matelots cherchaient encore ses traces dans les airs ; mais leurs mains habiles avaient profité de sa lueur, pour disposer leurs ancres et amarrer leurs vaisseaux aux glaces environnantes; enfin le jour parut et ramena l'espoir dans tout l'équipage.

Après avoir dépassé l'île de *la Résolution*, La Pérouse fit la rencontre de plusieurs Esquimaux, qui, le voyant arriver de loin, s'imaginèrent qu'ils pourraient trafiquer avec lui ; ils allumèrent des feux à son approche; mais notre capitaine avait mieux à faire qu'à commercer. Toutefois, pour en obtenir des renseignemens utiles à l'expédition, il leur abandonna quelques unes des marchandises qu'il avait apportées ; il put même s'entretenir avec eux à l'aide d'un interprète canadien qu'il avait à son bord.

Les Esquimaux furent d'ailleurs un objet de curiosité pour La Pérouse. Ces indigènes nagent avec autant d'habileté que des phoques ; on les prendrait pour des amphibies ; il en est qui portent des canots sous leurs bras ou sur leurs épaules, et qui cheminent sur la glace avec une surprenante vélocité : ces peuples d'ailleurs ne sont pas aussi féroces qu'on l'a prétendu ; ils ne se montrent cruels que lorsqu'on les irrite. Nos marins admiraient leur adresse à lancer des pierres par le moyen de la fronde ; ils n'étaient pas moins frappés de leur habileté dans la construction de leurs armes et de leurs instrumens de pêche. C'est ainsi que, dans un pays privé de toute civilisation, l'homme est encore le premier des êtres vivans par son habileté industrielle.

Cette entrevue ne fut pas longue ; La Pérouse était pressé d'accomplir son dessein. On était au 30 juillet, lorsqu'il eut la vue du cap Walsingham. C'est la partie la plus occidentale du détroit d'Hudson ; il continua d'avancer, et, malgré la contrariété des brisans et des marées, il pénétra enfin dans

cette baie si redoutable par la fréquence
de ses brouillards et la violence de ses tempêtes.

Ici sa patience fut encore mise aux plus
rudes épreuves : il naviguait depuis quelques jours avec une sorte de sécurité, quand
tout à coup les brumes redoublèrent d'é-
paisseur, et lui masquèrent la route qu'il
devait tenir. Il fut contraint de rester en
place ; et, quand le brouillard se dissipa, il
vit que les trois bâtimens étaient enclavés
au milieu des glaces. Pour la première fois
il ne put dissimuler ses terreurs ; il craignit
d'hiverner dans ces tristes lieux. La frayeur
gagna les trois vaisseaux ; les commandans
se mirent à délibérer ; les matelots se prosternèrent : on invoqua le Dieu qui préside
au destin des navigateurs ; car, si le marin a
pour ennemi le hasard, il a pour refuge la
Providence.

Tout à coup, et comme si le ciel jetait toujours un regard de miséricorde sur le mortel qui lutte contre l'adversité, le vent change, et en quelques heures, La Pérouse est dégagé de tout embarras ; il profite de ce moment pour forcer de voiles, et triompher des plus inexpugnables remparts. Le 8 août, il aperçoit le pavillon du premier fort qu'il doit abattre : il s'en approche et anime, par les plus vives exhortations, la troupe qui doit le seconder. Hélas ! ce n'est ni le travail ni la peine, c'est le repos forcé qui fatigue le marin, quand il navigue sur des mers contraires. Il maudit les obstacles qui le retardent ; il veut aller aussi vite que les vents qui le poussent ; il faut avoir langui au milieu des écueils pour concevoir son impatience et ses angoisses.

La Pérouse n'était plus qu'à une lieue et demie de ce fort redouté, qui faisait tressaillir son courage. Il charge un officier d'aller sonder les lieux et de bien apprécier les distances ; il veut connaître les points par lesquels l'ennemi est le plus accessible, et il donne déjà les ordres pour opérer une prompte descente : on débarque sans difficulté ; Rostaing, compagnon de gloire de La Pérouse, reçoit l'avis de se préparer à l'attaque ; il rassemble ses soldats ; les armes brillent ; on avance jusqu'à la portée du canon ; presque aussitôt le gouverneur est sommé de se rendre ; celui-ci n'oppose aucune résistance ; il eût pu néanmoins se défendre dans un fort bâti en pierre de taille et très bien armé ; mais c'était la nuit, et le propre des ténèbres est de grossir la peur par l'incertitude qui les accompagne.

Les portes s'ouvrirent, et les Anglais se rendirent à discrétion. On battit le tambour ; on se mit à démolir le fort ; les magasins furent aussitôt investis par nos matelots, qui portaient des torches de résine ; les marchandises extraites de leur intérieur devinrent, en un instant, la proie des flammes ; en quelques heures tout fut consumé.

Presque au même instant survinrent plusieurs tribus de sauvages qui habitaient le lac supérieur et les environs de la baie d'Hudson. Les Esquimaux surtout étaient en nombre considérable ; ceux - ci conservaient depuis long-temps un ressentiment contre les Anglais, parce que plusieurs individus de leur nation avaient été massacrés par des Canadiens à la suite du capitaine Héarne [1]. Ils furent avertis de l'incendie du fort de Prince de Galles, par des colonnes de flamme et de fumée, qui s'élevaient dans l'atmosphère.

Ils se rapprochèrent des vaisseaux français ; ils étaient groupés dans leurs canots, et ressemblaient à des tritons, tels que la mythologie fabuleuse nous les décrit. La Pérouse leur fit des distributions considérables en quincaillerie ; il leur donna surtout de la poudre, du plomb et des fusils, armes précieuses pour

[1] Ce déplorable événement, auquel Héarne était tout-à-fait étranger, lui causa le plus vif chagrin ; car cet habile homme de mer avait autant d'humanité que de courage.

ces peuples, qui subsistent du produit de
leur chasse ; à peine avaient-ils obtenu ce
qu'ils désiraient, qu'ils remontaient sur leurs
légers esquifs et s'éloignaient avec la vitesse
des oiseaux de proie.

Ce qu'il faut admirer ici, c'est la célérité avec laquelle La Pérouse remplit sa périlleuse mission, ses fatigues, et son habileté
à surmonter les plus grands obstacles. Cependant sa tâche n'était pas tout-à-fait rem-
plie ; il lui restait à prendre le fort d'York ;
c'est par la rivière de Nelson qu'il pénétra
jusqu'au chef-lieu des établissemens anglais,
situé dans l'île *des Haies*.

Cette importante factorerie servait alors
d'asile à tous les malheureux naufragés. Les
voyageurs nous la représentent comme un
ensemble de maisons construites avec le bois
des sapins qui croissent dans cette contrée,
et dont on a épuisé les forêts environnantes ;
les fenêtres sont en peau de phoque ou de

daim. C'est là que les Anglais entretiennent des bœufs, des pourceaux et autres animaux domestiques ; enfin tout ce qui est nécessaire aux divers besoins de la vie. Ils y font croître le froment, des légumes, des pommes de terre : que ne peut l'infatigable industrie d'un peuple toujours occupé d'agrandir ses ressources !

Ce fut le 11 du mois d'août que La Pérouse mit à la voile, pour transporter ses troupes au fort d'York ; ici les difficultés devaient encore s'accroître, parce qu'il n'avait ni cartes ni guides, pour se diriger sur une côte que tant d'écueils environnent. Les prisonniers qu'on avait à bord s'obstinaient à garder le plus profond silence ; dans cette embarrassante conjoncture, nos marins furent, en quelque sorte, conduits par leurs suggestions intérieures, et neuf jours après leur équipage mouillait déjà dans la rivière de Nelson, qui, malgré la rapidité de ses courans, n'en était pas moins le point le plus important pour arriver jusqu'aux établissemens des Anglais.

La Pérouse se soutenait toujours par l'inconcevable énergie de son âme ; il avait solennellement promis que le fort d'York serait en notre puissance le jour de la fête du roi ; sa promesse fut rigoureusement accomplie ; nos soldats débarquèrent dans la vase : il sut leur créer un chemin et leur faire franchir un immense espace à travers les bois, les rochers et les marais fangeux.

La Pérouse, qui s'était d'abord mis à la tête des chaloupes, sentit néanmoins la nécessité de retourner à son vaisseau, mouillé dans un parage où la mer est constamment en butte à des coups de vent ; mais de Langle son ami le remplaça dans le commandement, et le lendemain, 24 août, nos troupes se trouvèrent en présence du fort. Les Anglais étaient tranquilles, et ne se doutaient pas que l'Océan venait de leur apporter un ennemi aussi redoutable.

Aucune résistance ne fut opposée, et la garnison capitula à la première sommation de M. de Rostaing ; le lendemain, jour de la Saint-Louis, des salves d'artillerie retentirent au milieu de nos voiles triomphantes, ainsi que La Pérouse l'avait ordonné. En même temps on vit arriver M. de Carbonneau, officier plein de courage, qui avait failli être victime d'une violente tempête. Les soldats qui étaient à sa suite s'étaient sauvés nus et presque mourans de faim ; ils avaient eu toutes les peines du monde à regagner le rivage.

Les Français trouvèrent dans les magasins de la grande factorerie d'York, du bœuf salé, des farines, des comestibles de tous genres. D'après les ordres de La Pérouse, ces provisions furent distribuées aux matelots et aux hommes qui en si peu de temps avaient enduré tant de peines : on crut voir Annibal partageant le butin aux soldats qui l'avaient secondé dans la plus éclatante de ses victoires.

Ainsi se termina cette mémorable expédition. La Pérouse profita des premiers loisirs que lui laissaient les fatigues excessives qu'il venait d'essuyer, pour s'occuper des malades atteints du scorbut, qui étaient devenus très nombreux dans ses trois vaisseaux, et avaient été singulièrement affaiblis par la rigueur des élémens ; il veillait à la bonne qualité de leurs alimens, et épuisait pour eux toutes les ressources qu'il avait apportées d'Europe. Il y avait d'ailleurs plusieurs matelots qui étaient attristés par la présence des lieux, et qui soupiraient après la terre natale ; ils se lamentaient et se croyaient aux rives de l'Achéron ; mais La Pérouse avait à ses gages un musicien écossais, qui désennuyait tout l'équipage par des accens mélodieux et pleins de charme.

Sur ces entrefaites, les gouverneurs anglais furent amenés à bord de nos vaisseaux. Quel fut l'étonnement de La Pérouse d'entendre nommer, parmi eux, le brave capitaine Samuel Héarne, déjà fameux sur ces mers par tous les périls qu'il avait bravés. Ils se regardèrent tous deux avec une admiration réciproque ; à peine l'a-t-il reconnu, qu'il lui rend son épée, et que toute la troupe lui porte les armes. Héarne s'incline et se montre reconnaissant de cette courtoisie ; s'il est cruel d'être contraint de se rendre, il est doux de trouver dans son ennemi les égards dus au courage et au malheur ; il est beau de voir le vainqueur compatir au sort du vaincu. Le marin d'ailleurs se laisse rarement aigrir par des contrariétés passagères ; quand son génie ne peut déployer ses ressources, il se résigne et subit son destin.

Les deux capitaines se rapprochent, et ont ensemble un entretien qui mériterait d'être reproduit dans cette relation, parce qu'il décèle le caractère particulier des deux nations belligérantes. Héarne parlait de richesse ; La Pérouse ne parlait que d'honneur : il apprit qu'un manuscrit précieux se trouvait parmi les papiers saisis au fort du Prince de Galles ; c'est celui qui contenait des détails relatifs au voyage entrepris à la rivière de Cuivre, qui était alors un objet d'un grand intérêt pour la Grande-Bretagne, et qui excitait la curiosité de tous les voyageurs. La Pérouse ne fit aucune difficulté de le rendre, à la condition expresse que la publication en serait faite par le gouvernement anglais, afin que tous les peuples pussent en profiter.

Ému par ce généreux procédé, Héarne prit tant de confiance en La Pérouse, qu'il lui donna les plus précieux renseignemens sur les pays qu'il avait parcourus, sans violer néanmoins aucun des secrets dont la garde lui était confiée. Le capitaine français écoutait, avec un plaisir inexprimable, cet homme aguerri depuis long-temps à braver toutes les glaces du pôle, et dont le courage avait été déjà éprouvé par les circonstances les plus périlleuses.

Mais La Pérouse ne se contente pas d'ennoblir ainsi la victoire qu'il a remportée; il sent le besoin d'être généreux, parce qu'il est devenu le plus fort. On vient lui apprendre que plusieurs Anglais sont malades; il respecte l'hôpital qui les recèle, et leur fait prodiguer les soins les plus éclairés.

On lui annonce en même temps que plusieurs habitans des forts d'York ont fui dans l'intérieur des bois; qu'ils y sont sans aucun moyen de défense, et qu'ils peuvent devenir la proie des sauvages [1]. Il songe

[1] Nous avons déjà dit que les Indiens étaient irrités contre les Anglais, à cause du massacre de plusieurs de leurs compagnons, commis quelques années avant par des Canadiens qui étaient à la solde du capitaine Héarne.

aussitôt à tous les périls dont ils sont menacés ; il ordonne qu'on leur délivre des armes ; il veut même qu'on leur laisse un ma-
gasin rempli de provisions qu'ils puissent
trouver à leur retour ; il porte l'attention jusqu'à leur conserver des objets propres à faire
des échanges avec les naturels du pays, et à
se concilier leur bienveillance : il va jusqu'à
leur ménager un asile, pour les abriter contre
les tempêtes. [1]

---

[1] « En brûlant le fort d'York, j'ai eu l'attention, dit La
Pérouse par sa dépêche au roi, de laisser subsister un maga-
sin assez considérable, dans un lieu éloigné du feu, et dans
lequel j'ai fait déposer des vivres, de la poudre, du plomb,
des fusils, et une certaine quantité de marchandises d'Europe
propres à faire des échanges avec les sauvages, afin que quelques Anglais que je sais s'être réfugiés dans les bois, lorsqu'ils
reviendront dans leur ancien établissement, trouvent de quoi
pouvoir suffire à leur subsistance, jusqu'à ce que l'Angleterre
ait pu être instruite de leur situation. Je suis assuré, ajoute-
t-il, que le roi approuvera ma conduite à cet égard, et qu'en
m'occupant du sort de ces malheureux, je n'ai fait que prévenir les intentions de S. M. » Ces paroles sont dignes d'admiration ; mais ce qu'il faut louer aussi dans La Pérouse, c'est
sa modération, au milieu de beaucoup de richesses, qu'il eût

Telle fut l'admirable conduite de La Pérouse après la destruction des forts de la baie d'Hudson ; satisfait de la victoire, il en rejeta les droits. Fidèle aux ordres qu'il avait reçus, il ruina les possessions, mais il conserva les individus ; c'est ainsi que la guerre se ressent des bienfaits de la civilisation, et qu'elle couvre, du manteau de l'honneur, les misérables intérêts des peuples. Ce beau trait a dû être conservé dans les annales de la marine française, et les Anglais eux-mêmes n'en parlent qu'avec admiration.

La Pérouse avait la permission d'envoyer directement au roi un officier, pour l'instruire du succès de ses armes ; c'est ce qu'il s'empressa de faire : il rendit compte, avec la plus scrupuleuse exactitude, de toutes les circonstances de cet événement. Il ne s'occupa ensuite que des apprêts de son départ : il fit jeter à la

pu facilement s'approprier, si, dans toutes les circonstances, son désintéressement n'avait égalé sa valeur.

mer toutes les marchandises qui eussent été d'un trop grand encombrement : et bientôt on vit errer à la merci des flots tous les trophées pris sur Albion. La Pérouse ne voulait point s'enrichir ; son unique but était de punir une nation rivale, un ennemi trop ambitieux, trop dévoré de la soif de l'or, que les siècles n'ont pu éteindre. Ses vaisseaux le ramenèrent triomphant dans sa patrie, et sa victoire ne lui laissa pas de remords.

CHAPITRE XVIII.

DE L'AMOUR DE LA GLOIRE.

Se mettre en relation avec l'univers, exister dans tous les lieux de la terre, occuper sans cesse de notre nom des peuples qui nous sont inconnus, faire autorité dans tous les siècles, tels sont les priviléges qui résultent de la magique organisation de notre être ; telle est la palme promise aux grandes productions du génie et de la vertu. L'homme veut avoir des témoins, des approbateurs pour tout ce qu'il entreprend de louable et de généreux ; il aime à se rendre digne des regards publics ; il se plaît à entendre le bruit flatteur qui lui donne le sentiment complet de sa propre excellence.

L'amour de la gloire est encore un de ces penchans irrésistibles qui proviennent de l'instinct de relation. C'est un besoin pour nous de correspondre et de sympathiser avec tous les êtres qui se trouvent séparés de nous ; nous aspirons à vivre jusque dans le souvenir des hommes qui

nous succèdent; nous voulons trouver en eux des
confidens, des amis, des admirateurs ; l'homme,
sur cette malheureuse terre, est un atome qui
s'agite sans cesse pour paraître grand; il cherche
à être aperçu, apprécié de loin : de là vient qu'il
poursuit avec tant d'ardeur cette renommée mer-
veilleuse, qui est le résultat d'un assentiment
unanime des contemporains et de la postérité.

De tous les plaisirs qui s'attachent à l'âme, il
n'en est aucun qu'on puisse comparer à celui
de la gloire. Cette joie humaine a cet avantage
sur toutes les autres, qu'elle est également vive
pour tous les âges ; la vieillesse même est ouverte
à ses douceurs : à son lit de mort, le malade s'at-
tendrit et se montre encore sensible aux acclamations universelles.

Cette jouissance a quelque chose de si eni-
vrant, que le cœur humain peut à peine y
suffire; elle s'empare de toutes les facultés de
l'existence : on a vu des hommes s'évanouir à
l'annonce d'une grande dignité, d'une faveur
inattendue du prince, ou d'une récompense
de la patrie. Le même phénomène s'observe au
milieu d'un triomphe : *Vous voulez donc me
faire mourir à force de gloire*, disait le philosophe de Ferney à ceux qui le couronnaient à

la représentation d'*Irène*. Si l'on pouvait concevoir tout le bonheur qu'éprouva Pétrarque quand les applaudissemens du peuple romain le conduisirent au Capitole, qui pourrait ne point envier ce genre d'émotions si délicieuses et si profondes ?

La gloire est donc un des biens les plus désirables de notre vie ; c'est une admiration prolongée qui nous console de la mort et du néant de notre poussière ; il est beau pour l'homme d'abjurer quelquefois les besoins grossiers de son organisation, pour éterniser sa mémoire ; il est beau de ne pas mêler toujours, avec les intérêts de la terre, les penchans sublimes que le ciel nous a donnés.

« Que ne peut l'amour de la gloire ! dit le profond Vauvenargues ; après avoir enfanté le mérite de nos beaux jours, il couvre d'un voile honorable les pertes de l'âge avancé. L'homme se survit, et la gloire, qui ne vient qu'après la vertu, subsiste après elle. » En effet, ce noble et généreux amour doit être considéré comme le plus puissant ressort des actions méritoires ; on lui doit les grands exploits, les grands monumens, les grandes inventions ; toutes les prospérités du corps social lui appartiennent.

La gloire n'est pas seulement la passion qui donne le plus de contentement et de bonheur : c'est celle qui donne le plus d'espérance. Jamais ce beau feu ne s'amortit ; il s'accroît même tant que l'homme existe ; ses besoins recommencent alors même qu'elle a tout obtenu. « L'ardeur que l'on a pour elle, disait un des plus grands rois de notre dynastie, n'est point un de ces faibles désirs qui se ralentissent par la possession ; ses faveurs, qui ne s'obtiennent jamais qu'avec effort, ne donnent aussi jamais de dégoût ; et quiconque se peut passer d'en souhaiter de nouvelles est indigne de celles qu'il a reçues. »

La gloire est une récompense accordée à tous les genres de prééminence parmi ceux qui partagent les bienfaits de la vie sociale : c'est un prix que l'on attache à tout ce qu'il y a de plus honorable dans les conquêtes de la raison, dans les découvertes du génie, dans les travaux héroïques de la vertu. La gloire donne un grand éclat à la destinée des hommes qui la méritent ; il n'y a même pas d'autre mesure pour les distinguer des hommes vulgaires ; il fallait assigner divers rangs aux qualités plus ou moins éminentes, qui résultent de l'inégalité des esprits et des caractères ; il fallait attribuer des droits à toutes les supériorités intellectuelles et morales.

Toutefois la gloire ne consiste point dans ces futiles couronnes décernées à des talens frivoles et passagers, à quelques inventions brillantes dans les sciences ou dans les beaux-arts. Qu'importe qu'on répète votre nom, parce que vos exploits militaires ont fait répandre avec plus ou moins d'habileté le sang des hommes, parce que vous avez conquis des terres à votre patrie, parce que vous avez reculé les limites d'un empire? La gloire n'échoit qu'au génie bienfaisant, qu'à la vertu puissante, qui influe comme la Divinité sur le bonheur des autres; on a beau célébrer vos lumières, il faut prouver qu'elles ont été profitables à vos concitoyens; il faut avoir servi le monde comme une providence. Par l'importance de vos services, par l'utilité de vos actions. il faut avoir bien mérité de l'humanité entière.

Comme l'opinion fait la gloire, elle lui donne quelquefois des bases fausses, et qui varient au gré des caprices de la fortune; car la nature, les circonstances, le hasard, entrent pour quelque chose dans les faveurs qu'elle dispense. Mais la véritable gloire est celle qu'on acquiert par ses propres labeurs, celle qu'on n'a point usurpée, et qui est en accord avec notre conscience; celle qui nous suit malgré les obstacles, et qui est souvent confirmée ou agrandie par le malheur.

Il est une vaine gloire qui ne profite point à celui qui l'obtient ; elle ne donne que des plaisirs orgueilleux ; c'est un fantôme que l'on poursuit et qui attire sans cesse ses sectateurs par des illusions décevantes ; l'homme qui se fatigue à la poursuivre ressemble à ce mineur haletant qui se tourmente pour trouver une substance qui n'a point de valeur ; il fend les rochers, creuse le flanc des montagnes et n'arrive à rien.

La plus solide gloire appartient à une civilisation tout-à-fait perfectionnée; comme elle est le résultat de cette multitude de sentimens agréables que s'inspirent les hommes réunis en société, elle n'existe que chez les peuples qui peuvent s'élever jusqu'aux élans sublimes de l'enthousiasme. Il n'y a plus de gloire dans un pays où les vertus publiques sont dédaignées, où toute exaltation est interdite, où tout est comprimé jusqu'au don inappréciable de l'admiration. Qu'y a-t-il de commun entre des hommes insoucians ou barbares, et cette passion impérieuse qui imprime à l'âme une volonté si ardente en accélérant les progrès de l'esprit humain ? L'opinion est sans pouvoir au milieu des ténèbres de l'ignorance.

Si nous jugions de la gloire par l'influence

qu'elle peut exercer sur notre bonheur, elle ne serait pas toujours un bien désirable; c'est au milieu des dangers, au milieu des contrariétés et des violences qu'elle cueille ses lauriers, qu'elle remporte ses trophées. Quelle que soit la valeur de nos succès, l'envie est toujours là pour épier les côtés faibles de la grandeur humaine; elle prend jusqu'à l'arme du ridicule pour éteindre dans toutes les âmes le sentiment d'admiration qui la consacre. Quel courage ne faut-il point à l'homme modeste pour braver cette expression ennemie qu'il rencontre à chaque instant sur le visage de ses détracteurs!

C'est ce qui a fait regarder la gloire comme une vie imaginaire, aussi chanceuse que cette vie corporelle qui fuit avec tant de rapidité; cependant, quand elle n'aurait d'autre mérite que de nous arracher à l'oisiveté, à la paresse, ses avantages seraient incontestables. Que préférez-vous que l'on dise à votre dernière heure? que vous avez méconnu vos rapports sociaux, que vous êtes resté dans votre égoïsme, sans autre motif que votre mépris pour les choses humaines? Comparez deux hommes dont l'un a vécu pour la gloire et l'autre pour la volupté, disait un philosophe de la bonne école: lequel est plus heureux par ses souvenirs?

Concluons que l'amour de la gloire est une des impulsions les plus naturelles, les plus instinctives de notre être. Comment se soustraire à un penchant qui nous fait tendre à la perfection, qui nous berce à chaque instant dans le vague heureux de l'infini? Sans cette noble perspective, le travail ne serait qu'un lourd fardeau, une tâche insupportable, traînant à sa suite l'ennui et le dégoût. L'homme semble exister doublement quand il se pénètre de cette flamme céleste qui donne tant de magie à son nom, tant d'étendue à ses relations. Rechercher la gloire, c'est donc reconnaître en quelque sorte notre destination future ; c'est approfondir le secret de notre avenir ; c'est pressentir notre immortalité.

CHAPITRE XIX.

DE L'AMOUR DE LA TERRE NATALE.

C'est pour le philosophe un spectacle intéressant de voir comme ici-bas les hommes se
réunissent par peuplades, par royaumes, etc.,
selon qu'ils sont soumis aux mêmes mœurs, aux
mêmes habitudes; selon qu'ils sont dominés par
les mêmes intérêts; selon qu'ils reçoivent l'influence de tel ou tel climat. Dans la société même,
au sein d'une même ville, on les voit se sous-diviser
encore pour mieux se défendre, pour s'aimer davantage, pour sympathiser d'une manière plus
intime. La même force qui nous rassemble par
l'effet de l'analogie de l'organisation, des coutumes, du caractère, cette même force, dis-je,
nous fait tenir au sol qui nous a vus naître, à la
terre où pour la première fois nous avons respiré
la vie, où nos premiers ans se sont écoulés.

Ce puissant amour de la terre natale est nécessaire au genre humain. Il est en effet avantageux
que les habitans de chaque contrée mettent en

commun leur force, leur puissance et leur énergie, pour résister à des rivalités, à des antipathies, à des prétentions particulières. Sur la terre où Dieu fait briller le même soleil, il est bon que les hommes se séparent naturellement par troupes, par sections, par tribus, etc., pour s'assurer mutuellement une défense devenue nécessaire, pour se fortifier contre des attaques, pour se préserver d'une usurpation étrangère.

De là vient sans doute que chacun ici-bas s'imagine que son pays natal est distingué des autres par des faveurs singulières, par des attributs rares et particuliers. Il n'est pas une ville qui ne soit pénétrée d'admiration pour ses divers établissemens, pour ses édifices, ses murailles; il n'est pas un bourg qui ne trouve un orgueilleux plaisir à vanter les avantages de sa position, la fertilité des campagnes qui l'environnent. La nature a eu besoin de cette illusion pour retenir chaque homme dans ses foyers.

Les Samoyèdes et les Lapons se plaisent dans leurs déserts glacés et dans leurs chétives cabanes: ils vont même jusqu'à s'imaginer qu'ils sont l'objet spécial d'une prédilection de l'Être suprême. Ils parcourent les phases de leur vie comme s'ils se trouvaient environnés de toutes les jouissances du

printemps ; pas un d'entre eux ne voudrait aller
habiter les contrées riantes du Midi ; ils aiment
trop la fumée de leurs chaumes humides ; ils
aiment trop à voir briller la neige de leurs montagnes. On n'est pas moins frappé de surprise
quand on voit tant d'autres peuples chérir à
l'excès une terre où se succèdent les plus sombres
hivers.

Proposez à ce pêcheur norwégien de le conduire dans les plus beaux lieux de ce monde ;
montrez à son imagination des arbres chargés de
fruits, des bosquets toujours verts ; promettez
de renouveler pour lui les prodiges des jardins
d'Alcinoüs, il vous dira qu'il préfère la vue du
vaste Océan ; qu'il n'aime rien tant que les tempêtes ; que les plus riches paysages ne valent pas
ses rochers où ses ancêtres ont eu leur berceau ;
qu'il préfère ses nuages à votre brillant soleil, le
jonc de ses terres sablonneuses à toutes les fleurs
de vos prairies ; qu'il veut finir ses jours au milieu des glaces resplendissantes, et que rien n'est
égal pour lui au bonheur qu'il a de ramener sa
barque vers le rivage pour y retrouver sa femme
et ses enfans.

Les peuples en apparence les plus malheureux
sont ceux qui se montrent le plus attachés au sol

de la patrie. Les Esquimaux surtout sont remarquables sous ce rapport. Lorsqu'on les transporte dans d'autres climats, ils ne peuvent oublier leur huile de baleine, leur chair de phoque, leurs canots, leurs chiens, leurs traîneaux. Ils aiment le Nord comme certains oiseaux de mer qui ne se plaisent que dans les régions hyperboréennes. Si l'on pouvait décrire ce qui se passe dans l'âme d'un habitant de la Sibérie lorsqu'il est assis près de sa maîtresse sous l'indigent ombrage d'un triste et lugubre sapin, on verrait qu'il éprouve les mêmes ravissemens que celui qui se trouve sous le beau ciel de la Provence : un brin d'herbe suffit pour enchanter sa vue.

L'amour de la terre natale se montre surtout avec énergie chez les peuples tout-à-fait dépourvus de civilisation. Le genre de vie du sauvage est tellement propre à renforcer ses premières relations, qu'une douce habitude les lui rend plus chères que la vie. L'instinct qui le ramène continuellement à la nature ne lui laisse voir dans le monde que les endroits où il a saisi et vaincu sa proie, que le ruisseau qui l'a désaltéré, que la mousse sur laquelle il s'est reposé, que la cabane où il a dormi. L'impression répétée de ces objets, d'autant plus forte qu'ils sont moins variés, l'identifie avec eux, et forme insensiblement ces liens indestructibles et touchans qui attachent tous les peuples simples au lieu de leur naissance ; ainsi les Cafres, les Floridiens tiennent irrévocablement à leurs forêts, parce qu'ils ne conçoivent pas ce qu'ils pourraient gagner à les abandonner. [1]

Les Californiens, par exemple, n'ont ni soucis ni inquiétudes. Ils ne connaissent aucune de ces commodités de la vie dont la privation est pour nous le plus grand des malheurs ; ils sont sûrs d'avoir du plaisir et des jouissances, parce qu'ils ne souhaitent que ce qu'il leur est facile d'obtenir. Ils vivent sans défiance ; aucune contestation ne s'élève entre eux. Ils sont exempts de maladies ; l'exercice de la chasse raffermit leur santé ; ils nagent aussi - bien dans les fleuves qu'ils marchent sur la terre. Ils ne sont pas jaloux de leurs femmes ; car leurs femmes ne les quitteraient jamais, et sont aussi attachées à leurs maris qu'à la terre natale. Ils n'ont d'autres ennemis que quelques bêtes féroces dont ils savent adroitement triompher ; et leur plus grand soin est de façonner les flèches qui doivent les combattre.

[1] Les Galibis changent souvent de lieu ; mais leur vie errante ne prouve pas qu'ils n'aiment point la terre natale ; pour eux, le désert est toujours la patrie ; s'ils voyagent, c'est pour leur subsistance ; ils reviennent toujours au lieu qu'ils ont quitté.

Que trouver de mieux dans des lieux où la civilisation aurait établi son empire !

L'amour de la patrie est le même chez tous les sauvages connus. On a partout publié l'histoire de l'O-tahitien conduit en France par M. de Bougainville ; on se rappelle la sensation de joie qu'il éprouva quand on le conduisit au Jardin des Plantes, et avec quel transport il embrassa l'arbre à pain, qui lui rappelait son pays ; cette fièvre de l'âme, qui le consumait en Europe, ne cessa que lorsque, ayant obtenu de s'en retourner, il crut reconnaître, du haut du vaisseau qui le portait, son toit paternel. Se dépouiller de l'habit européen, se jeter à la mer, aborder en nageant la côte la plus voisine, reprendre son arc et ses flèches, tout cela fut chez lui l'effet d'un sentiment qu'il avait à peine manifesté en France, mais qui reprit tout son empire à la vue de l'île où il était né.

C'est aussi l'amour de la terre natale, qui détermine certains nègres transportés dans nos colonies (lors même que le vaisseau est déjà loin des côtes) à se révolter contre les blancs, et à les massacrer, pour exécuter le dessein qu'ils ont de regagner à la nage la rive africaine. L'abîme va les engloutir ; mais le sentiment énergique qui les guide ne leur permet pas de calculer les dangers, et de mesurer les distances. C'est encore ce même amour, qui porte quelques uns de ces malheureux à s'étrangler, ou à terminer leur carrière par le poison; ils s'imaginent que, dans peu de jours, ils se retrouveront dans leur pays.

L'attachement pour le sol natal est indépendant de celui de la propriété, selon la remarque de tous les voyageurs. Continuellement, disent-ils, on voit sur la terre étrangère l'Européen tourmenté du désir de revoir son pays : il n'a pourtant rien à regretter, rien à prétendre dans sa patrie, qui souvent l'a rejeté de son sein; il n'y possédait rien; il y vivait dans l'isolement, tandis que, dans la contrée où il a porté ses pas, l'hospitalité la plus franche lui a été accordée; il a donc tous les élémens du bonheur, et cependant une idée vague le poursuit et le préoccupe sans cesse; au sein de l'abondance et des plaisirs, il éprouve un vide que rien ne peut suppléer; cette inquiétude ne tarde pas à se convertir en un sentiment douloureux, qui ne lui laisse pas le moindre repos.

On connaît l'affection vive que les bergers des Alpes conservent, dans tous les temps, pour les montagnes qu'ils ont tant aimées; on sait comme le chagrin les accable quand des circonstances les en éloignent. Voyez le soldat suisse quand il com-

bat pour ses rochers; ses souvenirs l'enflamment:
il croit défendre ses aïeux. Il a le courage de la
vertu, parce qu'il a le délire de la patrie. Nous
avons conservé quelque temps à l'hôpital Saint-
Louis une jeune fille du canton de Berne, qui
était devenue profondément mélancolique; elle
passait les jours et les nuits à regretter la terre
natale; elle chantait sans cesse l'air favori du *ranz
des vaches*. Cette infortunée languit et se dessé-
cha par la consomption.

Les médecins connaissent une affreuse maladie
qui est le résultat des tourmens qu'on éprouve
quand on est éloigné de la terre natale; c'est la
maladie des exilés; c'est celle des jeunes guerriers
que les circonstances entraînent loin de leurs
foyers et de leurs parens chéris. On voit quelquefois une armée entière d'adolescens abattue
et désespérée : c'est surtout lorsqu'on a franchi
ces montagnes escarpées, lorsqu'on a traversé des
fleuves, lorsqu'on a tout bravé pour parvenir
dans des contrées lointaines, que cette affection
éclate et met en révolte une innombrable quantité d'individus, lesquels donnent alors un libre
cours à leurs plaintes et à leurs regrets; c'est
lorsque les communications sont totalement in-
terrompues que le mal redouble. Il est digne
d'observation que les habitans de la campagne

y sont en général plus sujets que les citadins. Le paysan regrette toujours sa bêche et sa charrue. Revoir le champ de son père, reposer sa tête sous l'arbre qui ombragea son berceau, presser contre son cœur le sein maternel, embrasser les compagnons de son enfance, voilà à quoi se bornent ses vœux.

La nostalgie est une douleur profonde que l'on cherche parfois à dissimuler; mais ceux qui en sont atteints trahissent bientôt le secret de leur âme par la distraction de leurs regards, par un air inquiet et rêveur. J'ai vu plusieurs de ces jeunes militaires dont les yeux étaient constamment tournés vers le ciel; ils semblaient s'attacher au nuage qui prenait la direction de leur pays; ils auraient voulu suivre le vent qui soufflait du côté de leur patrie. Faites voyager un nostalgique sur une terre émaillée de fleurs, faites-le respirer dans une atmosphère parfumée d'ambrosie, vous ne parviendrez point à lui faire oublier le toit de ses pères. Qui peut redire sans émotion ces paroles si touchantes d'un de nos cantiques sacrés : *Nous nous sommes assis sur les bords des fleuves de Babylone, et nos larmes ont coulé en nous ressouvenant de Sion.* [1]

---

[1] *Super flumina Babylonis illic sedimus, et flevimus cum recordaremur Sion.*

Quand nous sommes livrés à toute la turbulence de nos passions, la terre natale nous est
quelquefois insupportable ; l'amour de la liberté ,
l'ardeur bouillante de la jeunesse nous entraînent
loin des lieux où nous avons reçu le jour ; nous
brûlons de quitter le toit domestique ; mais, quand
nous avons prodigué toute notre existence au-de-
hors et dans des pays éloignés , nous redeman-
dons à la nature les premiers biens , les premiers
amis que le ciel nous donna ; nous nous empres-
sons de repasser les mers , de retourner vers les
rivages que nous avions délaissés. On dirait qu'il
y a, dans l'air de la patrie , une saveur délicieuse
qu'on ne goûte jamais sur une terre étrangère ; et
personne n'ignore qu'il n'est point de meilleure
pâture pour un cœur malade ou convalescent.

Il en est de la terre natale comme de toutes
les premières impressions de la vie ; il faut avoir
quitté ses dieux pénates , pour sentir combien il
est doux de les retrouver. Après une longue absence , comme on reprend avec transport ses liens
primitifs ! comme on se rattache à tout ce qu'on
a aimé ! avec quelle avidité nous reportons nos
regards sur tous les objets qui se représentent à
nous ! avec quelle ivresse nous revoyons le toit
qui nous a vus naître , le sol qui nous a nourris !
Nous analysons tous les changemens qui se sont

opérés dans la maison, dans le jardin, dans la prairie ; nous examinons si l'arbre a pris de l'accroissement, si le cours du ruisseau a été détourné ; nous cherchons les lieux témoins des jeux de notre enfance ; nous pleurons de joie en revoyant le site où nous avons exprimé nos premières affections, nos premiers regrets ; nous nous rappelons les soins dont on a entouré notre jeunesse. De pareils sentimens ne peuvent se décrire. Les souvenirs de l'imagination sont les plus attendrissans, et ce sont ceux que donne la patrie.

Des peuples hospitaliers consolent vainement l'homme qu'on a banni ; il a toujours le front chargé d'affliction. C'est toujours vers son pays qu'il dirige ses vœux et ses espérances ; il ne cesse d'appeler par ses vœux le vaisseau qui doit le ramener parmi les siens. On dirait que cet amour pour le sol natal, qui s'accroît et s'agrandit de plus en plus par le temps, par les distances, tient à une certaine disposition de notre âme, à certains élémens, à certains principes de notre constitution physique, qui réagissent à certaines époques, et nous forcent à venir nous replacer, pour ainsi dire malgré nous, sous le soleil qui éclaira notre berceau.

Les animaux ont aussi l'instinct de la terre

natale : on observe que, lorsque certains d'entre eux ont été transportés à une grande distance, ils reviennent avec une rapidité inconcevable aux lieux où on les a pris ; ils ont, en quelque sorte, le sens qui fait apprécier les espaces. Il est constant que ce sentiment affecte surtout les oiseaux de mer et ceux des montagnes ; aussi est-il difficile de les déplacer sans qu'ils éprouvent un ennui insupportable, qui détermine quelquefois leur mort ; quand on cherche à les rendre esclaves, on s'aperçoit qu'ils sont bientôt atteints d'une profonde mélancolie : ceux qui habitent des sites sauvages sont précisément ceux qu'il est impossible de dépayser.

Les insectes ailés ont le même penchant, et il est difficile de les détacher du sol où ils ont pris naissance. M. le baron de Besner, gouverneur de Cayenne, conçut autrefois le projet de naturaliser dans cette île des abeilles de France. Aucune précaution ne fut négligée pour venir à bout de cette entreprise. Les ruches furent placées dans une habitation à l'abri de tout trouble, et dans l'exposition la plus favorable à leur entretien ; mais le lendemain, quand on alla les visiter, toutes les abeilles avaient disparu. Quel fut néanmoins l'étonnement du gouverneur, quand il apprit que ces mouches avaient été se placer sur le mât du vais-

seau qui les avait apportées d'Europe, et qui était
sur le point de retourner en France ; elles volti-
geaient et ne cessaient de bourdonner autour des
voiles avec une sorte d'inquiétude. [1]

Ce n'est donc point un besoin factice que ce
penchant irrésistible dont nous venons de traiter ;
il ne saurait être le résultat de l'habitude : c'est
un penchant naturel, parce qu'il entre dans les
vues de la Providence ; de là vient qu'on voit
tant de gens qui ont fait le tour du monde, et
qui reviennent toujours étonner leurs concitoyens
par le récit de tout ce qu'ils ont vu et observé.
Si la famine chasse le Savoyard de ses montagnes,
il ne tarde pas à y revenir quand sa petite industrie lui a procuré de quoi subsister le reste de ses
jours.

Les sauvages prétendent qu'il faut être ingrat
ou pervers pour se complaire dans des pays éloignés de celui où on a un père, une mère, une
épouse ou des enfans. Il n'y a pas long-temps

---

[1] Ce fait paraît si extraordinaire, qu'on n'y ajouterait aucune
croyance, s'il n'était attesté par toute la colonie ; tous les gens du
pays le racontent. Cependant ce fait ne doit pas surprendre ceux
qui ont fait une étude particulière de ces merveilleux insectes, et
qui ont été à même d'apprécier les effets sans nombre de leur intelligence et de leur instinct.

que l'un des leurs déserta sa tribu : il y revint quelques années après ; les siens le reconnurent et le punirent en lui donnant la mort. Je tiens ce trait d'un missionnaire de la Louisiane. Ainsi donc la patrie est tout pour une âme sensible. « Oui, c'est en ce lieu que je suis né, s'écrie avec transport Cicéron ; aussi je ne sais quel charme s'y trouve qui ravit délicieusement mon cœur, et qui me rend encore ce séjour aussi doux qu'agréable ; et ne nous dit-on pas que le plus sage des mortels, pour revoir sa ville d'Ithaque, refusa l'immortalité ? [1] »

[1] *Quare inest nescio quid, et latet in imo sensu meo, quo me plus hic locus fortassè delectet : si quidem etiam ille sapientissimus vir, Ithacam ut videret, immortalitatem scribitur repudiasse.*

COURAMÉ,

ou

L'AMOUR DE LA TERRE NATALE.

AVERTISSEMENT.

LES habitans des pays chauds semblent inspirer un intérêt plus vif depuis quelques années. Il est vrai qu'on les connaît mieux depuis que tant de contrées nouvelles ont été soigneusement parcourues et visitées ; depuis que des voyageurs aussi instruits que zélés et courageux nous ont fourni les documens les plus authentiques sur les mœurs et les coutumes de ces différentes nations.

C'est Bernardin-de-Saint-Pierre, ce sont MM. de Chateaubriand et de Humboldt qui ont particulièrement inspiré le goût de puiser des sujets dans cette nature enchanteresse, et ils ont eu, dans toute l'Europe éclairée,

*de brillans imitateurs [1]. Il serait long et mi-
nutieux de citer ici les nombreux ouvrages
dont notre littérature s'est enrichie ; plusieurs
de ces productions ont eu un succès incontestable, et il y a peu de temps qu'une dame
de haute distinction a écrit l'histoire d'une
jeune Négresse avec une grâce d'autant plus
aimable, qu'elle n'a pas eu besoin de la
chercher.*

[1] M. Ferdinand Denis, jeune écrivain de la plus grande
espérance, a si bien senti la vérité de cette assertion, qu'il a
composé un ouvrage intéressant sur les scènes de la nature
dans le climat des tropiques. Son but est d'apprécier toute
l'influence qu'elles peuvent exercer sur l'imagination et les
inspirations qu'on peut en recueillir. M. Ferdinand Denis n'a
point borné là ses recherches ; il prépare, dit-on, des maté-
riaux pour l'histoire de l'éloquence et de la poésie, chez les
peuples tout-à-fait sauvages ou peu avancés dans la civilisation. Il veut prouver qu'elles sont l'une et l'autre des facultés
naturelles ou primitives, et qu'on les rencontre partout soit
en ébauche, soit dans un état plus ou moins perfectionné. Sous
ce point de vue, M. Denis a recueilli beaucoup de faits dans
ses intéressans voyages, et il exprime avec un grand charme
les impressions qu'il a reçues sur les terres qu'il a visitées.

J'estime, pour mon propre compte, que la connaissance des peuples non civilisés est singulièrement utile pour procéder à l'examen approfondi, ou, pour ainsi parler, à l'anatomie la plus intime de nos passions; pour les analyser telles que Dieu nous les donne, et sans aucune de ces altérations dont elles se trouvent à chaque instant frappées par la corruption de l'ordre social. C'est dans cette étude qu'on peut se former une idée juste de nos penchans natifs, ainsi que de la nature primitive de notre système sensible.

Ceux qui écrivent sur la théorie du sentiment moral doivent procéder, ce me semble, comme les divers observateurs qui s'appliquent à d'autres sciences. Ils doivent appuyer leurs principaux points de doctrine sur des faits recueillis chez tous les peuples, dans toutes les classes d'hommes et dans tous les rangs de la société; ils doivent enfin mettre leur philosophie en action en exposant avec vérité leurs mœurs, leurs caractères, leurs habitudes.

Sous ce point de vue, je pense que les sauvages doivent être, pour le physiologiste, un sujet important de méditation. Il est beaucoup de gens qui cherchent à nous désenchanter sur le genre de bonheur dont ils jouissent ; la vérité est qu'ils n'ont été malheureux que depuis que nous les avons poursuivis dans leurs déserts, depuis que nous avons porté la hache dans leurs pays, et que nous sommes venus diminuer leurs ressources.

L'histoire exacte de Couramé née dans la tribu des Noragues, se rattache naturellement à ce que nous venons d'écrire de l'amour de la terre natale. Les vieillards de Cayenne, qui ont conservé le souvenir de cette intéressante personne, attestent qu'elle n'avait pas cessé un seul moment de regretter son pays, malgré les richesses dont on l'avait environnée, malgré les nouveaux goûts qu'on avait cherché à lui inspirer depuis qu'elle vivait au milieu de la civilisation ; ils ajoutent qu'elle arrosait de ses larmes le lit où on voulait la faire dormir, et qu'elle passait des journées entières sans vouloir prendre aucune nourriture.

Pour changer son instinct, qui était si puissant chez elle, on lui avait donné la plus brillante éducation. On l'avait initiée dans tous les beaux-arts ; et pourtant elle conservait toujours l'empreinte des premiers sentimens qu'elle avait apportés de son désert ; on assure même que, toutes les fois qu'elle pouvait échapper à madame de Sainte-Croix, elle allait de suite se baigner dans la mer ou dans les rivières les plus voisines, et qu'elle y nageait avec la vitesse d'un poisson, comme font les Noragues et les Galibis ; cette habitude, contractée dès l'enfance, était si impérieuse, que sa mère adoptive avait attaché une jeune esclave à ses pas, crainte d'accident.

Les sauvages ont des airs favoris, des airs qui tiennent au pays où ils sont nés, et qui le leur rappellent ; lorsqu'ils les chantent, les larmes coulent de leurs yeux. En général, il est difficile de les assujettir à nos lois, à nos usages, à nos mœurs, à nos habitudes. Ils abhorrent la vie casanière, et préfèrent la vie errante, la vie du désert. Recevoir tous les jours et sans contrainte les rayons d'un soleil bienfaisant, respirer un air pur, être en quelque sorte le maître de la forêt, jouir seul du silence mystérieux qui y règne, y poursuivre en toute liberté l'élan, le chevreuil, le farouche bison ; attaquer le sanglier dans sa retraite ; déclarer la guerre aux poissons ; parcourir les fleuves avec la pirogue qu'on a creusée, voilà pour eux le vrai plaisir, voilà le vrai bonheur.

Comme un premier voyage est douloureux à l'âme quand il nous sépare des auteurs de nos jours ! combien sont pénibles les émotions qui nous agitent, quand nous venons à perdre ce que nous avons toujours aimé ! Telles étaient les angoisses déchirantes de Couramé quand elle se vit tout à coup enlevée à des parens qu'elle idolâtrait. « Ramenez-moi, s'écriait-elle, au pays où je suis née ! O ma mère ! ajoutait-elle en versant un torrent de larmes, suis-je donc oubliée de toi ! »

Madame de Sainte-Croix avait beau la combler de biens; que pouvaient ses dons sur une jeune fille qui savait se passer de tout, et dont les besoins étaient si bornés? Il n'y a d'ailleurs que de la vanité, je dirai même de l'égoïsme, dans les caresses que l'on prodigue à un enfant d'adoption; on veut s'en faire un appui pour la vieillesse, un amusement pour le temps actuel; mais, dans les soins touchans que nous recevons de celle qui nous a donné la vie, tout appartient au plus tendre amour, et ce sentiment est inépuisable.

Depuis la première publication de cet ouvrage, un homme de lettres, déjà connu par des productions agréables, avait conçu le projet de mettre en scène l'aventure de Couramé; j'ai dû le détourner d'un semblable dessein quand il a bien voulu me le communiquer. Comme l'amour des sexes est parmi

nous le ressort spécial des compositions dramatiques, il faudrait nécessairement, pour
obéir à cette convention théâtrale, altérer le
caractère simple et naïf de cette jeune personne, qui n'était absolument agitée que par
le souvenir de la terre natale, souvenir tout-
à-fait identifié avec celui de sa véritable
mère : or son histoire a excité un intérêt
trop général dans la colonie, où elle a vu
le jour ; elle est trop authentique et trop avérée
dans tous ses détails, pour qu'il soit permis
d'y substituer des faits étrangers ; il ne faut
rien ajouter, ce me semble, aux idées pures
et innocentes que peut inspirer un tel sujet.

Tous les arts d'ailleurs savent s'unir quand
il s'agit de célébrer la plus douce, comme
la plus impérieuse de nos inclinations natives.
Déjà quelques uns de nos jeunes poètes ont
agréablement retracé les regrets, les impa-

tiens désirs, la fuite de Couramé ; d'habiles musiciens ont marié leur talent à leurs compositions intéressantes. M. Boyeldieu, dont le génie a tant de puissance, n'a pas dédaigné de reproduire, dans une simple romance, les chants naïfs des rives de l'Approuague ; M. Naderman a composé des chœurs de Galibis, qu'on répète dans tous les pays où on a voué une sorte de culte aux accords qui expriment des sentimens passionnés. Le même sujet a été transporté sur la toile ; un habile professeur de peinture, un artiste des plus ingénieux et d'une raison parfaite, qui donne un but moral à tous ses travaux, M. Constant-Desbordes, vient d'exécuter la scène touchante du départ de Couramé, avec un talent bien propre à enflammer l'émulation de ses élèves.

Il y a déjà beaucoup d'années que Couramé a cessé de vivre dans son carbet héréditaire, qui était situé sur les bords d'une des plus considérables rivières de la Guyane. Je dois des remercîmens au respectable colon américain, qui, après avoir lu l'histoire que j'en ai donnée, a bien voulu me faire don de ses flèches, de son pagara, et de quelques autres meubles qui ont été à son usage ; il a pu se procurer ces objets précieux avec d'autant plus de facilité, que la tribu à laquelle appartenait Couramé, depuis qu'elle avait quitté madame de Sainte-Croix, se trouvait fixée dans un lieu très voisin de son habitation. Je ne puis assez dire combien j'ai été flatté d'une attention aussi aimable, et j'aime à lui témoigner ici le sentiment de ma vive gratitude.

Couramé était digne de sa célébrité ; car, après avoir été la plus belle personne de sa tribu, elle était devenue la mère de famille la *plus chérie et la plus respectée parmi les Noragues : jamais, dit-on, depuis son départ de Cayenne, elle n'avait témoigné le moindre regret relativement aux avantages de sa condition passée. Quoique pourvue des agrémens et de toutes les qualités que l'on envie, elle fut constamment heureuse parmi les siens. Le bonheur de l'âme est sans nuage, quand il est acquis par des vertus.*

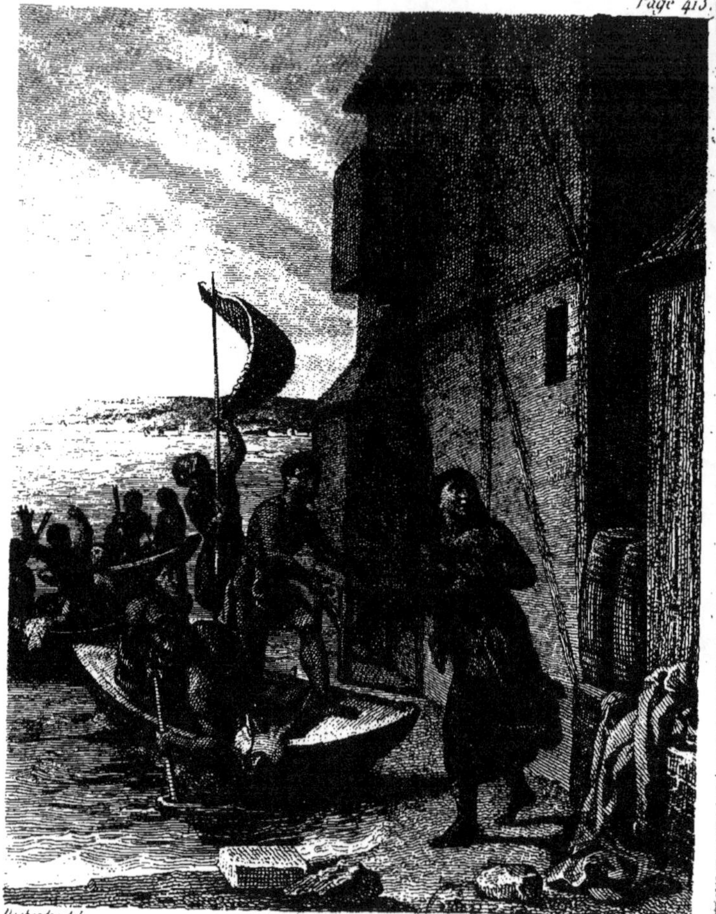

Desbordes del. Touché fils dir. Pigeot fils sc.

Couramé abandonne la maison de Mme de Ste Croix.

COURAMÉ,

OU

L'AMOUR DE LA TERRE NATALE:

ANECDOTE DU DOCTEUR VALAYER.

(*Fig.* VIII.)

—

Ce n'est point un personnage imaginaire que je mets en scène ; c'est un simple événement que je raconte ; aucun ne prouve mieux que l'amour de la terre natale est gravé dans tous les cœurs en caractères ineffaçables.

Une jeune Indienne, de la tribu des Noragues, s'était égarée, à l'âge de neuf ans, dans les forêts de la Guyane. Elle fut recueillie par des chasseurs, et remise entre les mains de madame de Sainte-Croix, veuve

d'un riche colon de Cayenne, qui la conserva chez elle, et l'adopta. Dans le désert,
cette pauvre fille s'appelait *Couramé*, mot
qui, dans la langue des Galibis, signifie *belle*.
Il est dans les habitudes des sauvages de
donner à leurs enfans des noms qui se rapportent à quelque attribut agréable, ou à
tout ce qu'il y a de plus riant dans la nature extérieure, qu'ils sentent et qu'ils com-
prennent si bien ; cette coutume s'est conservée parmi eux depuis les premiers hommes
de la création.

Arrivée chez madame de Sainte-Croix,
Couramé vit convertir son nom en celui de
Démétrie, et elle fut baptisée sous les auspices de sa mère adoptive, qui la fit élever
à la manière française. Les plus tendres
soins lui furent prodigués : rien ne fut épargné pour lui donner une éducation brillante,
dont elle profita. A mesure qu'elle embellis-
sait, on cherchait à rehausser en elle les
dons de la nature par le luxe et l'élégance

des vêtemens. On l'appliqua à l'étude de la musique, mais particulièrement à celle de la danse. Personne n'ignore que dans les villes on a fait un art très compliqué de ces mouvemens harmoniques de notre organisation, qui sont l'expression d'une vie joyeuse et satisfaite. Rien d'ailleurs ne manquait à Couramé. Elle ne connut jamais les privations ; mais, par une maladresse singulière, on parlait sans cesse en sa présence du désert où elle avait été trouvée, des misères attachées à la condition des sauvages, du sort heureux qui attendait Couramé dans le monde par l'effet des bontés de sa bienfaitrice, des obligations qu'elle contractait envers madame de Sainte-Croix, etc. On voulait par ces discours lui faire chérir son nouvel état. On verra bientôt que cette manière d'agir était au moins inconsidérée, et qu'elle produisait un résultat contraire : tant il est vrai que les penchans natifs prennent plus de force par les contradictions ! Il y a dans chaque être vivant un principe inné

qui fixe le genre de ses désirs, de ses inclinations caractéristiques. L'oiseau né d'un
œuf que couve une mère étrangère n'en obéit
pas moins à ses impulsions intérieures, au
sens moral dont la nature l'a intrinsèque-
ment gratifié.

Malgré les biens, malgré les faveurs dont
on la comblait, Couramé était sans cesse
rêveuse et mélancolique. On remarquait en
elle cette tristesse profonde qu'éprouvent
tous les êtres qu'on a transplantés. Elle languissait comme ces arbrisseaux qui se cour-
bent ou se dessèchent quand on veut les faire
croître sur un terrain qui les repousse. Ses
penchans résistaient à tous les goûts qu'on
voulait lui donner ; elle soupirait après la
terre natale. Une inspiration secrète l'aver-
tissait qu'elle était faite pour une autre existence ; et une sorte de *sauvagerie* perçait
toujours à travers les manières élégantes que
l'on acquiert par la civilisation. Il y avait
dans ses regards quelque chose de vague et

de distrait qui semblait l'isoler au milieu des personnes qui l'entouraient. Couramé questionnait avec avidité tous ceux qui arrivaient de la rivière d'Approuague. On lui avait dit que le pays où elle avait reçu le jour était à l'est de Cayenne ; aussi avait-elle les yeux constamment tournés vers le soleil levant. Enfin, dans ses promenades journalières, elle ne pouvait contempler la surface de la mer sans être tourmentée du vif désir de retourner aux lieux où elle avait pris naissance.

Couramé jouait quelquefois avec les filles de son âge ; mais ses amusemens étaient loin de la satisfaire ; les enfans qui partageaient ses distractions n'étaient point de sa tribu ; elle pleurait parce qu'elle n'avait ni sœur ni frère ; elle regrettait les joies de son pays : enfin, au milieu de l'abondance et de la richesse, tout lui manquait, puisque sa mère n'était pas là. Elle avait déjà neuf ans quand elle fut trouvée dans les forêts de la Guyane : à cet âge, tout ce qui tient au sentiment ne

s'oublie pas. Des rêveries continuelles l'agi-
taient, et durant la nuit elle était souvent
suffoquée par ses sanglots et par ses larmes.
Quelquefois elle s'endormait; mais aussitôt
la voix de sa mère venait retentir jusque dans
les rêves de son sommeil. Malgré les peines
qu'elle endurait, Couramé restait toujours
belle ; on remarquait dans tous les traits de
sa physionomie cette langueur, cette mélancolie touchante qui, comme l'a dit un ancien,
est en quelque sorte une grâce dans la douleur.

Chez madame de Sainte-Croix, Couramé
était d'ailleurs l'objet de toutes les complai-
sances. Toutes les personnes spirituelles qui
fréquentaient cette maison voulaient concourir à son instruction ; elle avait tous
les maîtres que peut procurer une grande
opulence. Couramé les écoutait, et on parlait de ses progrès comme d'un prodige.
On lui faisait surtout apprendre la langue
française ; mais pour elle il n'y avait qu'une
langue qui dût être préférée dans le monde,

c'était celle des Galibis, si pauvre en mots superflus, mais si riche en mots affectueux et tendres; Couramé n'avait rien oublié de ce dialecte sauvage, dont on n'usa jamais pour déguiser la pensée, et que sa mère lui avait appris dès ses premiers ans.

Il est du reste remarquable que l'éducation donnée à Couramé, loin d'éteindre en elle l'amour de la patrie, n'avait fait que fortifier ce penchant, en développant toute l'énergie de son âme. On écrivait beaucoup, à cette époque, sur les sauvages de la Guyane, qu'on avait le projet de civiliser; on cherchait à éclairer sur ce point le gouvernement de France. Or, Couramé lisait avec une avidité extrême tout ce qu'on publiait de la nation errante des Galibis, de l'industrie des Noragues, de leurs jeux et de leurs habitudes. Enfin, à tout instant, son imagination était bercée par des récits sans nombre qui rallumaient dans son cœur le désir de retourner dans sa patrie: elle voulait mourir aux lieux

où était son berceau. Terre chérie, terre où
j'ai vu le jour, s'écriait-elle, qui me rendra
vos charmes et le bonheur que vous me don-
niez! qui peut songer à vous sans vous regretter, sans brûler de vous revoir!

Cependant madame de Sainte-Croix s'apercevait depuis long-temps que Couramé n'était
point heureuse. A chaque instant du jour on la
voyait répandre des larmes et se cacher dans
les endroits les plus solitaires de la maison. Au
milieu de tant de gens qui la chérissaient, elle
avait l'air d'être une créature d'une autre espèce ; on ne savait à quoi attribuer tant de
mélancolie. D'une autre part, Couramé n'osait
dire le motif de son chagrin ; elle craignait de
passer pour ingrate et d'affliger sa bienfaitrice.

Madame de Sainte-Croix s'imagina un instant qu'un sentiment irrésistible s'était peut-
être emparé de son cœur, car cette intéressante
personne entrait déjà dans sa quinzième année : mais quand une pensée remplit déjà toute

notre âme, aucune autre ne saurait y trouver place. D'ailleurs on voyait bien qu'elle écoutait avec indifférence toutes les louanges que l'on prodiguait à sa beauté. Que faisait donc alors madame de Sainte-Croix? Elle cherchait à consoler Couramé; elle la prenait dans ses bras. Vaine tentative! Qu'importent les caresses d'une mère adoptive quand on embrasse en espérance celle qui nous a porté dans son sein, qui nous a nourri de son lait?

La seule distraction qu'éprouvait Couramé au milieu des regrets qui la consumaient, était la lecture de quelques ouvrages d'histoire, qui se trouvaient dans la bibliothéque de madame de Sainte-Croix, et dont sa bienfaitrice lui avait fait don; en effet cette respectable dame avait un esprit très cultivé; elle regardait les livres comme des amis consolateurs qui empêchent l'âme de trop s'appesantir sur ses impressions chagrines. Couramé profitait de cette ressource, ainsi que de la conversation du docteur Valayer, vieillard respectable, dont je tiens cette anecdote, et qui, depuis plus de quarante ans, était l'idole de la colonie. Cet homme, vertueux autant qu'éclairé, était le médecin de l'âme aussi-bien que celui du corps; il avait pénétré tous les secrets de Couramé; mais il se gardait bien de lui en faire part. En général, le docteur mettait dans ses relations avec ses ma-lades une réserve délicate et prudente qui lui conciliait tous les cœurs.

Quelque temps après, un événement par-ticulier apporta des changemens heureux dans l'existence de Couramé. A cette époque, Cayenne avait pour gouverneur M. le baron de Besner; mes lecteurs seront peut-être cu-rieux de savoir quel était cet homme qui a laissé de si honorables souvenirs dans cette île. Ceux qui l'ont connu disent que c'était un philanthrope très éclairé, qu'il portait l'âme la plus active dans un corps faible et valétu-dinaire, qu'il avait l'accent allemand, mais le cœur tout-à-fait français. On lui demandait un jour, dans un salon de Paris, pourquoi, avec une santé si frêle et si languissante, il ne craignait pas d'aller vivre sous un ciel inhumain, et de compromettre ainsi sa vie. *On ne meurt jamais où l'on commande*, répondit-il avec fermeté. Je cite ce trait, parce qu'il dévoile son caractère énergique et entreprenant. Le baron était d'ailleurs tourmenté par le plus vif désir de contribuer au bonheur des hommes; son ardeur pour les projets était infatigable. Il aimait surtout les Indiens, et voulait améliorer leur sort en les amenant à la civilisation; il s'abandonnait enfin à tous les rêves de l'homme de bien, quand il s'agissait de la colonie.

Pour mieux venir à bout de ses desseins, le baron imagina d'attirer à Cayenne, sous divers prétextes, quelques Indiens de la Guyane. Il voulait leur faire apprécier tous les avantages dont on jouit dans les villes. Pour cela, il fallait qu'ils y vinssent. Son but était de rapprocher de nous ces hommes agrestes, d'en faire des peuples amis, de les plier insensiblement à des habitudes qui pouvaient les ennoblir à leurs propres yeux. Il s'était particulièrement flatté d'influer sur les mœurs des Noragues, qui, de tous les sauvages, sont ceux qui montrent le plus de moralité, qui respectent leurs parens, qui ont le plus de justice et de bonne foi, etc. Dans un voyage qu'il avait fait au beau quartier d'Approuague, il était entré dans leurs cases, et il s'était persuadé qu'on pourrait tirer un grand parti de cette intéressante tribu. Il prétendait en faire des cultivateurs sous les mains desquels auraient prospéré les terres fertiles qu'ils habitaient. Il lui était d'ailleurs d'autant plus facile de communiquer avec eux, que la plupart étaient baptisés, et avaient déjà reçu quelques uns des bienfaits de la civilisation.

M. de Besner fit dire en conséquence à leur chef Almiki, qu'il serait peut-être intéressant pour lui de venir un jour au sein de la mé-

tropole, avec quelques uns des siens, pour
y délibérer sur des affaires qui le concer-
naient, et qui se rapportaient à la prospérité de sa tribu. Le message fut adroitement
rempli par un missionnaire qui avait beaucoup d'ascendant sur sa volonté.

On sait avec quelle difficulté les sauvages
établissent des rapports extérieurs, à moins
qu'ils n'y soient contraints par la force ou
par la nature même de leurs besoins. Mais,
depuis quelque temps, les Noragues se trouvaient dans une grande pénurie : ils manquaient de haches, de sabres, de fusils, et
autres objets qui sont pour eux de la plus
grande importance. Ils s'imaginèrent avec
raison, que, sous ce point de vue, ce voyage
leur serait profitable. Ils adhérèrent sans hé-
siter à la proposition du gouverneur. Le
vieux Almiki, trop âgé pour quitter son carbet, consentit au départ de son fils, qui se
fit accompagner par quelques hommes et
quelques femmes de la tribu.

Cependant, le bruit s'était répandu à Cayenne que les Noragues allaient arriver. Couramé était d'une joie qui ne peut se décrire. Elle s'imagina de suite qu'elle allait revoir sa mère, et son amour pour la terre natale reprit toute sa·force. Dans son impatience, elle comptait les jours et les heures. Le présent pèse toujours aux âmes actives; elles ne s'alimentent que d'espoir.

Couramé repassait dans sa mémoire tous les mots de cette langue primitive, qu'elle savait si bien avant d'avoir été éloignée de son pays. Elle était bien sûre d'être reconnue des siens : d'ailleurs elle portait ses cheveux lisses et pendans, comme toutes les femmes des Galibis. Quoiqu'elle vécût dans une maison opulente, quoique sa mise fût extraordinairement recherchée, elle conservait toujours quelque chose du costume indien ; le corail pendait à ses oreilles ; son col était entouré d'une chaîne de graines rouges ; ses bracelets étaient composés de petites coquilles de mer. Madame de Sainte-Croix, qui tirait vanité des grâces et de l'adoption de Couramé, se plaisait à donner à sa parure les caractères distinctifs de sa nation.

Enfin ce fut une joie universelle de voir arriver les Indiens, ainsi qu'on l'avait annoncé. Ils marchaient à la file et l'un à la suite de l'autre, selon l'usage qu'ils observent dans les bois quand ils sont obligés de les traverser. Toute la population de la colonie était accourue au-devant d'eux pour les voir passer. C'est le propre de l'homme civilisé d'envisager l'homme sauvage comme un objet de curiosité ; la jeune Couramé surtout ne se possédait pas de joie en apercevant des gens de sa tribu : elle leur demandait des nouvelles de sa mère dans la langue des Galibis. Les gestes, les signes, rien n'était épargné pour se faire entendre : elle cherchait à lire dans leurs regards ; elle croyait voir en eux ses parens, son carbet, toute la terre d'Approuague.

Parmi les Indiens qui vinrent en députation chez M. le baron de Besner, on remarquait plusieurs hommes de haute taille et de
bonne mine ; on distinguait surtout parmi
eux le fils d'Almiki, dont le costume était
plus soigné que celui de ses compagnons. Il
était armé comme un guerrier ; il avait le
regard noble ; mais sa figure était triste et
mélancolique. Son front devint moins aus-
tère quand il aperçut Couramé ; mais celle-ci
dirigeait particulièrement son attention sur
un groupe de femmes noragues qui marchaient à la suite en portant des liqueurs
fermentées, ainsi que de la farine de manioc
pour composer de la bouillie à leurs maris.
Elle ne s'apercevait d'ailleurs en aucune manière des émotions qu'elle pouvait exciter.

Toutes les femmes indiennes étaient vê-
tues plus modestement que de coutume. La
plupart d'entre elles s'étaient parées avec des
plumes d'oiseaux ; elles portaient des jupes
de zingue ou de toile bleue, qui est la cou-

leur favorite des Noragues ; quelques unes avaient cherché à donner de l'éclat à leur peau par des couleurs artificielles. Elles marchaient avec des brodequins, sorte de chaussure de jonc et de coton très élégamment travaillée. Malgré ce costume un peu bizarre, Couramé était ravie de les voir, et trouvait que leurs ornemens étaient préférables à ceux dont on usait pour l'embellir. Elle enviait leur sort, et il lui tardait d'être confondue avec elles.

Quant aux Indiens, ils étaient en extase devant les grâces de Couramé, qu'ils avaient de suite reconnue, et qu'ils considéraient avec le plus grand étonnement. C'était un spectacle intéressant de voir ces habitans des forêts se mêler avec les gens de la ville ; on les introduisit chez le gouverneur : ils ne tardèrent pas à demander des serpes, des haches, des fusils, et autres outils ou instrumens dont ils avaient le plus grand besoin. Les femmes noragues montraient des paniers

de jonc et des vases de terre , qu'elles donnaient aux dames de la ville, recevant en
échange des colliers de jais , des bracelets ,
et autres objets de verroterie, etc. Pendant
ce temps , Couramé se mêlait avec elles ; elle
cherchait sa mère , qui , ne soupçonnant pas
que sa fille existait encore , n'avait pas quitté
son carbet.

Le gouverneur reçut les Indiens avec la
plus franche cordialité ; car, comme je l'ai
dit plus haut , son vœu le plus ardent était
de leur faire aimer les jouissances de la civilisation. Ceux-ci étaient à peine arrivés, qu'ils
parlaient déjà de se remettre en voyage.
Pour les retenir, on chercha à intéresser leur
curiosité ; mais rien ne pouvait les captiver ;
l'admiration des sauvages est passagère et
s'évanouit instantanément. Chez eux il n'y
a que les passions conservatrices qui soient
permanentes. Aussi ne trouvaient-ils rien
d'extraordinaire dans les tableaux et autres
chefs-d'œuvre de l'art qu'on leur présentait ;

ils jugeaient toujours la nature plus vraie, et il leur tardait d'y retourner. Tout ce qui n'était pas relatif à leurs besoins ne faisait aucune impression sur eux. Les glaces qui se trouvaient dans le salon du gouverneur ne les étonnèrent pas, parce qu'ils s'étaient souvent mirés dans la rivière d'Approuague ; on essaya de les surprendre par la peinture ; ils crurent voir l'image d'un objet qui se réfléchit dans l'eau.

Pour mieux les intéresser, on leur donna une petite fête. Ils furent d'abord ravis de cette multitude d'instrumens à vent dont se composait la musique du régiment qui était alors en garnison à Cayenne ; eux qui n'avaient que de mauvaises flûtes de bambou dont ils tiraient les sons les plus monotones. Les Indiens aiment les sons bruyans et tumultueux, parce qu'ils n'expriment rien de fixe et de déterminé. Le gouverneur n'avait d'ailleurs rien négligé pour que les Noragues n'éprouvassent ni désagrément ni contrainte.

Il leur fit servir un grand festin. Ce qui les étonnait, c'était cette multitude de plats qu'ils voyaient paraître successivement. Ils ne concevaient pas les usages de tant de superfluités déjà introduites dans les maisons des riches Européens.

Après le repas, on eut recours à des jeux pour mieux les distraire. M. le baron de Besner désira que Couramé parût devant les Indiens. Elle fut ravissante en exécutant une danse norague, embellie par tous les prestiges de l'art. Les Indiens l'entouraient et semblaient la suivre en observant la cadence avec une précision remarquable; ils s'extasiaient devant la grâce inimitable de ses pas. La danse naît du besoin que nous avons de rendre nos sensations par des signes. Couramé joignait à tous les agrémens que donne l'éducation ces grâces natives qui tiennent au pays où on a reçu le jour. Les sauvages exécutèrent ensuite quelques pantomimes; cette espèce de divertissement est très en usage dans la nation des Galibis.

La fête aurait été incomplète, si l'on n'eût pas fait chanter les Indiens, qui étaient un objet de curiosité pour toute la colonie. La musique des Noragues est triste et monotone comme celle de tous les Galibis; mais les sons en sont très expressifs quand ils peignent les angoisses du malheur et de la tristesse; ils ont presque toujours pour objet la compassion et le courage. L'un d'eux entonna une complainte sur la défaite des Roucouyonnes par les Oyampis; mais ce qui intéressa le plus, ce fut une jeune sauvage qui fit entendre des accords tristes et tout-à-fait inconnus; elle chanta un hymne qui exprimait les regrets d'une mère dont la fille avait été submergée par le raz des marées à l'embouchure de l'Approuague; rien n'est plus fréquent qu'un pareil malheur. Mais Couramé ne put entendre de tels regrets sans répandre un torrent de larmes; elle s'imagina aussi que sa mère la pleurait, et cette idée la plongea dans une tristesse qui l'empêcha de prendre aucune part à tout ce qui se passait autour d'elle.

Cependant la jeunesse, la grâce, les attraits de Couramé avaient produit la plus grande impression sur les Indiens. Qui ne l'aurait admirée? elle était belle comme une statue sortie de la main des Grecs. On ne saurait peindre la joie des sauvages quand ils retrouvent accidentellement quelqu'un de leur tribu qui leur a été ravi par la civilisation, et qu'ils peuvent réincorporer dans leurs rangs. Couramé ne cessait de communiquer avec eux dans la langue des Galibis, langue douce et persuasive, qui suffit d'ailleurs pour exprimer les choses les plus importantes de la vie ; elle leur témoignait par tous les moyens le désir ardent qu'elle avait de revoir le lieu de sa naissance.

Les sauvages éprouvent tous les sentimens à un degré d'exaltation extraordinaire ; ils sont aussi ardens quand ils aiment que quand ils se vengent ; ils eurent à peine vu Couramé, qu'ils la prirent dans une affection prodigieuse. Celle-ci, méditant sa fuite, se mêlait avec les femmes noragues. Les Indiennes l'entouraient et semblaient vouloir s'en emparer ; il ne leur fallut qu'un instant pour s'entendre ; les signes, les regards, tout parlait. Ainsi l'on voit les animaux sauvages encourager à la désertion ceux que l'homme tient sous sa dépendance. Couramé écoutait toutes les communications avec un trouble continuel ; elle s'affermissait de plus en plus dans le projet qu'elle avait de quitter la ville pour se rendre dans sa tribu ; elle prenait les Indiennes à l'écart, et ne cessait de les questionner.

La nuit s'avançait ; le baron de Besner avait fait tendre des hamacs dans une grande salle de la maison du gouvernement, afin que les Indiens pussent s'y reposer. Durant ce temps, Couramé veillait et préparait furtivement son départ. Une seule inquiétude la dévorait; c'était le chagrin qu'elle allait causer à madame de Sainte-Croix : cette pauvre fille flottait entre deux sentimens contraires. La nature n'a pas voulu qu'il y eût des plaisirs purs dans cette vie ; rien n'est plus pénible pour l'âme que ces penchans opposés, que ces combats intérieurs qui la tyrannisent en sens divers ; quand notre cœur est combattu par deux puissans intérêts, nous tombons dans un état de perplexité indéfinissable.

La lune brillait de tout son éclat, et Couramé profitait de sa clarté pour contempler de sa fenêtre la surface de la mer. Avec quelle joie elle promenait ses regards sur cette plaine azurée que les pirogues des Indiens allaient bientôt sillonner ! Cayenne n'est pas très éloignée du canton d'Approuague, et pourtant il lui semblait qu'elle avait des régions immenses à traverser avant de parvenir au terme de ses vœux ; pour un cœur impatient, ce n'est point l'espace, c'est le désir qui fait la distance.

Enfin l'aurore parut, et Couramé rassembla toutes ses forces pour quitter la maison de sa bienfaitrice. Mais quel douloureux regret s'éleva dans son âme! On peut aller avec transport vers la terre natale, et pourtant donner encore des larmes à la terre de l'hospitalité; Couramé sanglotait en abandonnant la maison où on l'avait si bien accueillie et si bien aimée. Elle écrivit à sa mère adoptive une lettre, où elle se confondait en expressions vives d'attendrissement et de reconnaissance; enfin, elle déposa fidèlement sur une table tout ce qu'elle avait reçu des mains généreuses de madame de Sainte-Croix, et laissa dans un pagara tous les bijoux qui faisaient sa parure.

Revêtue d'un simple habit indien, ses cheveux lisses couvraient seuls ses épaules. Pendant que tout le monde dormait encore, elle sortit et courut avec précipitation vers le rivage, où les Noragues l'attendaient. A cette heure matinale, peu de personnes se trouvèrent sur son passage; sa nudité lui servait en quelque sorte de voile, et l'empêchait d'être reconnue; elle s'élança dans la pirogue; on chanta l'hymne de départ, et on rama en cadence vers la terre d'Approuague.

Les Indiens s'éloignèrent chargés de présens du gouverneur. Sans doute les vents furent favorables; sans doute la traversée fut prompte, et la pirogue qui conduisait Couramé arriva heureusement à sa destination; mais aucune expression ne peut rendre l'affliction qu'éprouva madame de Sainte-Croix, lorsqu'elle apprit la fuite précipitée de cette fille adoptive qu'elle avait comblée de biens et chérie si tendrement. Dans les premiers momens, elle refusait de croire au malheur qu'on lui annonçait; cependant ses doutes ne tardèrent pas à s'éclaircir quand elle entra dans la chambre de Couramé, et qu'elle jeta les yeux sur la lettre d'adieux que cette pauvre fille venait de lui écrire.

Madame de Sainte-Croix était inconsolable de cet événement; elle ne crut pas néanmoins devoir faire la moindre réclamation auprès des Indiens; car Couramé n'avait fait qu'user de son droit en retournant auprès de sa véritable mère. Elle supporta donc ce violent chagrin ; et cinq années s'écoulèrent sans qu'on entendît parler de la fugitive, qui était probablement heureuse dans le carbet de sa mère ; cette idée adoucissait les regrets de madame de Sainte-Croix.

On avait à peu près oublié Couramé à Cayenne ; quelquefois seulement on se bornait à rappeler son nom dans les conversations. Par le plus singulier des hasards, il arriva que le respectable docteur Valayer fut conduit sur les rives de l'Approuague ; il avait acquis une propriété dans ces lieux si fertiles, et il allait la visiter. Il entrait aussi dans ses projets d'y faire des promenades de botanique ; car le docteur était passionné pour cette branche de l'histoire naturelle, et il était regardé comme un des meilleurs élèves de Bernard de Jussieu.

On ne peut se peindre la surprise qu'il éprouva, lorsque, ayant été visiter les Indiens Noragues, la première personne qui s'offrit à sa rencontre fut Couramé, qu'il n'eut pas de peine à reconnaître. Il était entré dans son carbet, où il la trouva entourée de toute sa famille. Elle avait pris pour époux le fils d'Almiki, chef de la tribu, le même qui avait fait partie de la députation près le gouverneur de Cayenne, lorsque Couramé portait encore le nom de Démétrie ; c'était celui dont la noble stature avait été tant admirée dans la fête donnée aux Indiens par le baron de Besner ; il était juste que la plus belle des femmes de la tribu fût unie au plus courageux. Couramé se trouvait aussi près de sa mère, qui vivait encore, et dont elle consolait tous les instans. Des hamacs, des vases de terre, quelques instrumens pour la pêche et la chasse, deux chiens fidèles, voilà ce qui meublait le carbet où elle aimait à passer ses jours.

Le docteur Valayer considérait avec étonnement tous les changemens qui s'étaient opérés dans la manière d'être de Couramé. Ce n'était plus cette jeune fille que la mélancolie et l'ennui desséchaient au milieu du luxe et de la richesse ; c'était une femme livrée tout entière aux soins maternels, et qui coulait sa vie dans la paix domestique. Elle n'avait pas cessé d'être belle, et n'avait rien perdu de son goût pour la parure ; elle portait un collier fait avec des dents de tigre ; ses cheveux étaient ornés de quelques pierres brillantes, ramassées dans le sable de la rivière des Rubis ; ses bracelets étaient de rouabes, graines sauvages qui ressemblent un peu au jayet.

On a raison de dire qu'un carbet bien
ordonné est l'asile des vertus patriarcales ;
le docteur Valayer prétendait n'avoir jamais
vu de tableau plus touchant. Il bénissait le
jour où ses intérêts particuliers et l'amour de
la botanique l'avaient conduit dans cette
contrée. Couramé était heureuse de son bonheur et de celui des siens. Le docteur lui fit
une multitude de questions sur son nouvel
état, et il résulta de ses réponses qu'elle était
mille fois satisfaite d'avoir été rendue à sa
condition primitive. Il lui demanda ce qu'elle
avait fait de tous les talens qu'on avait pris
soin de développer en elle pendant son séjour à Cayenne ; il voulut savoir si elle
regrettait une bibliothéque fort curieuse
dont madame de Sainte-Croix lui avait fait
présent pour perfectionner son éducation.
« Voilà mes livres, répondit-elle en montrant
ses enfans et le nouveau-né qu'elle allaitait.
Je suis épouse et mère ; tout mon esprit est
passé dans mon cœur. De tout ce qu'on m'a
appris, je n'ai rien conservé que la crainte de

Dieu, qui m'a soutenue dans toutes mes afflictions ; je lui dois la continuation du bonheur dont il m'a comblée sur la terre, et la prospérité de mon carbet. »

Il s'établit ensuite entre le docteur Valayer et Couramé une conversation durant laquelle ils eurent occasion de balancer les inconvéniens de la civilisation avec ceux de la vie sauvage. « Ne me parlez plus de votre science, disait celle-ci ; elle ne donne que des incertitudes. Que faut-il au Norague pour être heureux ? Son arc et sa liberté. Mes enfans connaissent et aiment Dieu ; mais ils ne cherchent point à pénétrer les secrets de la Providence ; leur raison n'est jamais tourmentée ; ils goûtent ici-bas le bonheur, sans s'inquiéter d'où il leur vient. Pour nous conduire dans la vie, nous avons la prudence, ce génie conservateur des êtres sensibles. Cette indépendance que vous poursuivez avec tant d'ardeur, nous la possédons ; car, au milieu de nos bois, au sein d'une nature aussi bien-

faisante qu'hospitalière, il n'y a ni despotisme ni servitude. Nous ne faisons aucun
cas de votre gloire, parce que nous sommes
affranchis de l'opinion. »

Durant cet entretien, le brave Almiki son
époux, dans un coin de son carbet, fumait
des écorces odoriférantes, et semblait être en
extase devant le bon sens et le savoir de sa
femme. Le docteur Valayer admirait de son
côté le choix des expressions de Couramé,
qui contrastaient singulièrement avec la condition d'une sauvage ; il approuvait ses résolutions ; il était attendri de ses bons sentimens.
Le croira-t-on ? quelque temps après, ce bon
et respectable vieillard, qui m'a raconté cette
histoire, éprouva lui-même aussi vivement
que Couramé l'amour de la terre natale ; il
vendit tout ce qu'il possédait dans la colonie
pour retourner en France ; et les lieux qui
l'avaient vu naître ont été ceux qui l'ont vu
mourir.

SECTION QUATRIÈME.

DE L'INSTINCT DE REPRODUCTION,

CONSIDÉRÉ COMME LOI PRIMORDIALE DU SYSTÈME SENSIBLE.

Dieu a pris soin de l'avenir, en imprimant à tout être animé ce penchant irrésistible qui le porte à se reproduire, et à répandre lui-même le bienfait de la vie. La nature charge en quelque sorte les individus de travailler à la perpétuité des espèces. L'homme, en transmettant le souffle divin qui fait mouvoir son organisation, remplit à son tour les fonctions de créateur ; les âmes circulent comme les mondes, et la naissance vient à chaque instant réparer les désastres de la mort.

L'instinct de reproduction est un instinct primitif, un instinct fondamental auquel la maladie seule peut nous soustraire. Il est même des saisons et des circonstances où ce besoin naturel éclate avec une effervescence insolite, et provoque une sorte de tumulte dans les organes des sens ; cette disposition se manifeste dans les diverses classes d'animaux

Chez certains quadrupèdes, les premières impulsions de la force créatrice s'effectuent avec une impétuosité très remarquable et difficile à contenir. Partout où un être respire, il est pressé d'obéir au plus impérieux des penchans, et comme l'a dit un de nos plus brillans poètes :

Le besoin de créer tourmente la nature.

Assurer l'ouvrage de la reproduction est un point essentiel auquel la nature ne manque jamais. Les oiseaux et les quadrupèdes ovipares prennent autant de soin pour la conservation de leurs œufs que les autres animaux pour nourrir les petits qui sortent vivans de leur sein. On a de la peine pourtant à se rendre raison de la tendresse d'un animal pour un embryon qui n'a reçu encore aucun des attributs de la vie ; cet amour anticipé semble n'avoir aucune prise sur l'imagination, qui, pour l'ordinaire, échauffe le sentiment. Les émotions d'une mère pour son enfant tirent sans contredit leur plus grande force des images sensibles que cette faculté lui retrace. Mais comment expliquer les prévoyantes sollicitudes d'une femelle, qui s'attache à un corps inerte et dépourvu de tout mouvement, pour le vivifier de sa chaleur maternelle , et en faire sortir un être qui porte le sceau de sa nature et de sa ressemblance ?

L'instinct de reproduction est tellement inné dans l'économie des êtres vivans, qu'il se montre parfois avant le développement complet du sexe, et devance la marche physique de l'accroissement. Souvent ses feux s'allument dès la première enfance. On chercherait vainement à l'éteindre dans ces êtres dégradés qui veillent à la garde des sérails ; la faculté génératrice a disparu ; mais la nature est toujours là pour agir, alors même qu'on veut tromper ses intentions bienfaisantes.

Remarquons aussi que la nature n'a pas voulu que le sentiment qui entraîne un sexe vers l'autre fût un sentiment réfléchi, mais le résultat d'un mouvement spontané, et, pour ainsi dire, involontaire. Sans cette loi primordiale, ses desseins seraient mal accomplis. C'est donc pour mieux répondre à ses vues conservatrices, que les impulsions irrésistibles de la sympathie ont la vitesse des traits lancés ; et c'est encore pour exprimer cette rapidité d'action, aussi manifeste dans l'ordre physique que dans l'ordre moral, que les fastes de la mythologie fabuleuse représentent avec un carquois le dieu qui préside à l'instinct de reproduction.

Quoique les actes qui dérivent de cet instinct fondamental soient enveloppés d'un voile mystérieux dans l'état de société, ces actes n'en sont pas moins l'objet de tous les entretiens, je dirai même le but de toutes les entreprises. Nous éprouvons, à la vérité, quelque honte à manifester devant nos semblables celles de nos passions qui sont purement physiques et corporelles, parce que plusieurs de ces passions sont empreintes de trop de personnalité pour inspirer des idées agréables ; toutefois, dans le monde civilisé, le rapprochement des sexes n'inspire point cette aversion, parce qu'il est accompagné d'un sentiment moral qui l'ennoblit toujours, et qui ne s'observe pas chez les animaux.

De là vient que, partout où l'instinct de reproduction a été embelli par des idées morales, les femmes sont devenues un objet de culte et d'adoration. Mais, chez les peuples qui n'ont encore atteint aucun degré de civilisation, elles sont dans un esclavage qui les ravale au-dessous des bêtes de somme ; elles ne s'offrent aux regards de l'homme que comme de vils instrumens de reproduction. La fameuse loi des obstacles, que j'aurai occasion de développer plus bas, n'apporte aucun charme dans des rapports qui devaient être resserrés par les préludes enchanteurs de la résistance ; et dès-lors l'on jouit mal d'un bien qu'on a peu désiré et peu attendu.

Il est digne d'observation que, dans toutes les classes d'animaux, ce sont spécialement les femelles qui se trouvent chargées du dépôt précieux de la fonction reproductrice ; dans l'espèce humaine, tous les goûts des femmes se rapportent à leur destination spéciale ; elles n'ont en général que des passions exhalantes, et qui toutes se lient à la conservation de l'espèce. Ces passions les caractérisent même dans toutes les époques de leur vie ; la petite fille s'amuse avec des poupées ; la vierge rêve d'amour ; la femme parvenue à l'âge mûr fait son bonheur de la maternité ; les vieilles s'attachent aux enfans, et les soins qu'elles leur prodiguent sont une occupation délicieuse pour leurs derniers jours.

L'homme a sur tous les animaux l'avantage de se propager dans tous les climats ; il semble que la nature ait voulu attester dans tous les lieux sa supériorité en lui ouvrant partout les sources de l'existence. Mais il est remarquable que l'instinct de reproduction se montre beaucoup plus faible chez les peuples sauvages que chez ceux qui ont plus ou moins participé aux bienfaits de la civilisation : cela doit être ainsi ; en effet, les désirs des hommes, et l'activité qui en est le résultat, ne doivent point avoir des limites plus étendues que leurs idées ; or, le sauvage n'a que

celles qui sont relatives aux premiers besoins de
la nature ; et ces besoins, comme on le sait, sont
très bornés. Ne voyant rien au-delà de son existence physique, et n'ayant aucun de ces penchans
artificiels que nous confondons souvent avec nos
impressions naturelles, parce qu'ils ont le même
pouvoir sur nous, il a une profonde indifférence
pour toutes les choses qui nous mettent si fort
en mouvement, faute de savoir si elles peuvent
lui être bonnes.

La faim et la soif sont les seuls principes dé-
terminans capables d'arracher le sauvage à son
apathie. Le besoin d'une femme est sans contredit
un sentiment nécessaire qu'il éprouve; mais,
outre qu'il peut le satisfaire sans peine, et qu'il
n'a point à craindre les obstacles qui l'irritent et
lui donnent de la force parmi nous, il est peu
tourmenté par un semblable aiguillon; ce sentiment doit, par sa nature, être subordonné aux
autres besoins; car la nécessité de se reproduire
met entre ses retours de bien plus grands intervalles que celle de se nourrir, et ces intervalles
sont bien plus considérables pour l'homme sauvage que pour l'homme civilisé.

Des chasses longues et pénibles, une nourriture toujours prête à s'échapper de ses mains,

toutes les rigueurs de la nature , contre lesquelles le sauvage a sans cesse à lutter, laissent peu de place dans son cœur aux inquiétudes de l'amour; l'impulsion de son tempérament doit être modérée. L'amour dans l'espèce humaine n'ayant point, comme dans les animaux, de ces périodes d'ardeur où le besoin, devenu commun, établit entre les mâles une concurrence souvent funeste, s'il se fait sentir plus fréquemment, c'est du moins sans impétuosité. Le sauvage jouit donc paisiblement d'un bien dont l'attente ni aucune difficulté ne lui ont ménagé le prix.

Il est vrai que ces effervescences courtes et accidentelles n'ont pas une influence bien essentielle sur les facultés dans lesquelles réside la conservation de l'espèce. Ce serait une erreur de croire que, pour satisfaire aux droits qu'elle réclame, il faille cette ardeur inquiète et perpétuelle qui, dans certains états de civilisation, agite les deux sexes; qui, devenue le principal mobile de leurs actions, se mêle toujours, quoi qu'on fasse, même sans qu'on s'en aperçoive, à tous les autres motifs, à tous les autres intérêts. Une certaine modération va peut-être plus directement au but de la nature; car rien n'assure la maturité des fruits comme une chaleur douce et graduée; et s'il était moins difficile à l'homme façonné par les mœurs sociales d'apercevoir le véritable plan de la nature à travers celui que lui tracent ses préjugés et ses passions factices, il serait convaincu qu'elle sait remplir son objet à peu de frais; il verrait qu'il est très malaisé, pour ne pas dire impossible, de déterminer le point où elle souffre une défaillance réelle.

Pour bien juger des lois primitives que la nature prescrit aux êtres sensibles, il faut du reste placer l'homme social, qui tend toujours à s'en écarter, à côté de l'homme sauvage, qu'elle tient irrévocablement sous son empire; une ardeur passagère suffit à ce dernier pour assurer la perpétuité de son espèce; et, dans plusieurs classes d'êtres vivans, les mâles ne se rapprochent de leurs femelles qu'une fois l'an. Toutefois les sauvages, malgré la faiblesse relative de leur penchant à se reproduire, n'en sont pas réduits là; on remarque même que la plupart d'entre eux ont plusieurs femmes.

La polygamie ne se présente communément aux yeux du vulgaire qu'avec l'appareil du luxe et de la mollesse, parce qu'elle forme le voluptueux cortége des despotes de l'Asie; mais les despotes abusent de tout et n'inventent rien, pas même leurs plaisirs. Il est vraisemblable, au contraire, que l'idée de la pluralité des femmes a pris sa source dans les affections simples et primitives de l'espèce humaine encore au berceau : en effet, l'histoire nous fait voir la polygamie déjà en usage chez les hordes errantes de l'ancien continent ; et si l'on y fait attention, ce n'est pas la seule chose qui leur a été commune avec les sauvages de l'Amérique. Tacite dit que les Barbares, excepté les Germains, avaient plusieurs femmes ; et on peut juger par là combien est hypothétique le principe de Montesquieu, qui prétend que la polygamie et le mahométisme ont été renfermés dans les limites de l'Asie et de l'Afrique par les obstacles que leur offrait le climat de l'Europe.

Au surplus, les facultés physiques de l'homme pour l'instinct de reproduction tiennent manifestement au climat et à l'abondance des alimens. C'est surtout dans les contrées du Midi que cet instinct est le plus vif ; c'est dans les lieux où la nature comble l'homme de ses dons qu'il est plus enclin au sentiment de l'amour ; c'est dans les lieux les plus voisins du soleil que les besoins de la création semblent égaler sa puissance. Les moyens de l'homme se proportionnent surtout à sa situation : l'instinct qui rapproche les deux sexes acquiert de l'activité dans toutes les régions où la douceur du climat et la fécondité naturelle du sol dispensent l'homme des soins pénibles que lui coûte ailleurs sa subsistance.

Jusqu'ici nous n'avons considéré l'instinct de reproduction que dans l'état sauvage ; mais, dans l'état de société, on le voit tirer sa plus grande force des rapports dans lesquels les deux sexes se trouvent placés, et prendre de l'accroissement à mesure que les relations se multiplient. C'est la civilisation, progressivement dictée aux hommes par le perfectionnement de leurs facultés, qui a couvert la jeune fille de son égide, et lui a fait un vêtement de sa pudeur ; c'est la civilisation qui a créé, développé tous les sentimens généreux qui se montrent dans le cœur d'une mère ; c'est elle enfin qui a formé la chaîne conjugale et réuni les premiers époux dans une même cabane, en imprimant une sorte de stabilité à leur union.

Partout où les femmes règnent par le double ascendant de leurs charmes et de leurs vertus, elles ne sauraient partager leur empire. L'amour est un sentiment exclusif qui ne s'attache qu'à un seul objet. L'inconstance au contraire n'est qu'un penchant grossier, contraire aux lois du système sensible, qui se blase par l'abus des jouissances. Il faut donc que l'instinct de reproduction devienne pour l'homme civilisé un sentiment unique et religieux ; il faut qu'il soit environné de devoirs sacrés.

L'amour, tel que nous le concevons dans l'état de société, est peut-être ce qu'il y a de plus factice chez les peuples civilisés; la nature sans doute en a fourni le fond; mais tout le reste est notre ouvrage, et jamais il n'y en eut de plus embelli. Institutions , usages, amusemens, tout tend, au milieu de nous, à donner de l'énergie à ce sentiment. Tandis que d'un côté une subsistance assurée en augmente le principe matériel, de l'autre le loisir dont on jouit dans les grandes villes lui donne une pente que l'habitude fortifie, et fait de l'amour un besoin plus ou moins fréquent, plus ou moins impérieux.

Alors le sexe destiné à recevoir la prière de l'autre acquiert une considération qui fait naître la galanterie. Ce simulacre léger de l'amour, qui le précède, le suit ou le remplace, cet hommage perpétuel, qui, à son défaut, flatte toujours les femmes en leur rappelant le pouvoir qu'elles tiennent du sentiment qu'il représente, devient une loi de la société, qu'elles mettent tout leur art à maintenir. Ce pas une fois fait, on voit sans cesse les hommes aller de la galanterie à l'amour, et de l'amour à la galanterie ; on est amoureux quand on le peut, mais on est toujours galant.

Cette disposition imprime une teinte légère à toutes les âmes ; il en résulte un caractère général qui se retrouve partout. Tous les arts le reçoivent et lui prètent une nouvelle force en multipliant ses séductions : ils semblent n'ètre animés que par un seul objet, qui, dans leurs imitations, ne change sans cesse de forme que pour changer de charme, et ajouter celui de la variété à tous les autres. Ces imitations, où l'amour est toujours associé à des vertus, viennent, après avoir ennobli cet objet, le présenter à notre imagination enflammée, et le graver dans nos cœurs en traits profonds, que nous prenons pour ceux de la nature, parce qu'ils sont ineffaçables.

Parmi les usages qui, dans les sociétés policées, contribuent plus qu'on ne pense à faire naître et à nourrir le sentiment de l'amour, il en est un dont l'effet est d'autant plus sûr qu'il est continuel : c'est l'usage des vètemens. Indépendamment de l'accord ou du contraste recherché des couleurs, qui rendent plus séduisant l'objet qu'elles parent, les vètemens annoncent par leurs différentes formes les différences des deux sexes ; ils en fortifient l'attrait naturel.

par cela seul qu'ils les cachent ; l'effort qu'on fait pour chercher ces différences rend alors plus actifs les feux qu'elles allument.

Le prestige qu'opèrent les voiles est même tel, que, lorsque la curiosité est arrivée au même point que les sens et n'a plus rien à désirer, si l'objet qu'elle a trouvé vient à se cacher encore, l'imagination abusée de nouveau court aussitôt après lui, et ce jeu se renouvelle toujours avec les mêmes effets et les mêmes suites. Enfin, dans la société, les précautions mêmes de la sagesse tournent contre elle, et si les barrières qu'elle met entre les deux sexes parviennent quelquefois à arrêter les actions, elle rend toujours plus impétueux le sentiment qui nous y porte.

Les effets des vêtemens se rattachent donc à la loi des obstacles, qui est un des phénomènes les plus importans de l'organisation animée, et qui est fondée sur des vues du plus grand intérêt pour la propagation de l'espèce. Si la nature inspire la résistance au sexe qui doit être vaincu, c'est pour ajouter à l'intensité d'un sentiment si généralement utile dans le système de ses opérations; elle gagne à tous ces artifices.

La loi des obstacles, fondée sur la nature du

système sensible, peut servir à résoudre divers problèmes qui, au premier aspect, semblent insolubles. Ce qui fait tant durer l'amour dans quelques circonstances, c'est le refroidissement de l'un ou de l'autre des deux amans : l'ardeur de l'un paraît s'accroître par les entraves que l'autre met à ses projets et à ses entreprises. La résistance étant un moyen naturel d'excitation, on voit le motif de la part active que nous prenons au récit d'une passion traversée par une longue infortune. L'amour heureux ne touche point l'âme ; un roman perd tout son intérêt quand les héros sont parvenus à leur but; ils n'ont plus besoin de notre pitié.

L'amour fuit la puissance, et les souverains, comme Ixion, sont souvent condamnés à n'embrasser que des nuages. Le propre de cette passion est donc de réagir contre les obstacles. Les poètes, qui sont les plus fidèles interprètes de l'âme, sont tellement imbus de cette vérité, que leurs représentations dramatiques sont constamment remplies de traits qui le prouvent, et qu'ils ne manquent jamais de les reproduire toutes les fois qu'ils entreprennent de nous tracer une peinture fidèle du cœur humain.

La pudeur, qui prend place parmi les sentimens innés, est un obstacle naturel qui a pour effet de rehausser le prix de ce qu'on accorde. Ce sentiment est si avantageux dans l'intérêt de toutes les femmes, qu'elles mettent le plus grand empressement à se surveiller et à se défendre sur ce point, quels que soient d'ailleurs les motifs de division qui puissent régner entre elles : de là vient qu'on les voit se prêter un mutuel secours dans tous les embarras qu'elles ne peuvent confier à des hommes, et se séparer en outre, par la barrière de l'opinion, de toutes celles qui n'ont plus à rougir des outrages faits au sentiment qui contribue le plus à les embellir.

Les motifs qui expliquent le phénomène de la pudeur servent pareillement à rendre compte de la timidité qui règne entre les deux sexes à l'instant où ils commencent à s'attirer l'un l'autre par des rapports réciproques. Cet embarras mystérieux se manifeste à l'époque où les caractères physiques qui annoncent une fonction nécessaire commencent à s'établir ; c'est alors que la jeune fille s'observe elle-même avec une sorte d'étonnement, et qu'elle entrevoit déjà une de ses destinations spéciales ; c'est alors que le jeune homme annonce la supériorité de ses attributs ; c'est dans ce même temps, que les individus des deux sexes, lorsqu'ils se rencontrent, se témoignent des égards

particuliers qui se continuent jusqu'à l'âge où le
sort des relations conjugales est définitivement
fixé.

Au surplus, je n'expose ici que très succinctement les diverses causes qui, dans la société, s'unissent pour donner plus de puissance et d'activité
au sens de l'amour. Je dois imiter la réserve de
mes devanciers ; en général, chez tous les peuples
où on a vivement éprouvé cette passion, on a
été très retenu pour la peindre ; il semble que
ses atteintes aient inspiré aux auteurs une sorte
de crainte, et que les philosophes de l'antiquité
aient trouvé peu digne de leur sagesse de s'occuper d'un sujet aussi peu grave. A cette époque
littéraire, la langue suivait en quelque sorte la
sévérité des mœurs ; on gardait le silence sur une
passion dont on redoutait les conséquences funestes ; mais pourtant elle ne perdait rien de sa
vivacité, et la Grèce fut pleine de monumens
qui attestent combien l'amour maîtrisait et sub-
juguait des peuples dont les sens étaient si exquis
et si délicats.

Cette influence extraordinaire de la civilisation relativement à l'instinct reproducteur s'étend
jusque sur les animaux domestiques : il est hors
de doute que parmi eux le rapprochement des

sexes serait moins fréquent, si, errans dans les déserts comme les espèces sauvages, ils étaient réduits à soutenir ou à défendre une vie précaire et presque toujours menacée; c'est la surabondance de nourriture, et le repos dont la plupart jouissent, qui leur permettent de vaquer dans tous les temps à l'œuvre de la propagation.

Il semble en effet qu'il n'y ait qu'un seul temps ou une seule saison pour tous les actes de la faculté génératrice : c'est principalement lorsque le soleil réchauffe et vivifie la terre; c'est quand les arbres se parent de leur verdure, et que les animaux respirent la douce haleine du printemps; c'est alors, dis-je, qu'ils sont mus par cet instinct si puissant, auquel nul d'entre eux ne saurait se dérober; c'est quand la fleur se colore et s'épanouit que les oiseaux viennent conclure leurs accords, qu'ils travaillent à la construction de leurs nids, et qu'ils font entendre des accens de joie et de sympathie; c'est au milieu des parfums d'une nature rajeunie que les postérités se renouvellent. Les douces émanations de l'atmosphère viennent imprimer un mouvement favorable au cours ralenti des humeurs; elles devancent le réveil des organes qui doivent perpétuer les espèces.

C'est en outre par le concours d'une multitude

d'impressions agréables que tous les êtres vivans
sont invinciblement portés à seconder les vues
finales de la nature dans l'œuvre de la reproduction. La première de ces impressions est celle
que produit la beauté, dont l'empire est si étendu;
la beauté résulte d'un ensemble de qualités relatives à l'excellence de notre organisation, et
dont l'effet le plus ordinaire est de produire tous
les phénomènes de la sympathie; elle consiste
dans la réunion pleine, entière et bien ordonnée de tous les attributs qui constituent un être
vivant. La beauté s'est ensuite chargée d'autres
élémens qui résultent du caprice, de la fantaisie,
et des conventions. Dans l'ordre social, il est
une beauté de physionomie qui est presque toujours l'effet d'une disposition habituelle de l'âme;
les traits de la face s'accoutument insensiblement à la direction qui leur est donnée par les
divers sentimens qui nous agitent; il est même
assez ordinaire que cette beauté d'expression soit
préférée à celle qui provient de la régularité des
formes physiques, parce qu'elle indique des perfections morales auxquelles on ajoute le plus
grand prix.

Lorsque j'ai traité plus haut du phénomène
de l'amour dans l'état social, j'ai eu occasion de
dire quelle était l'influence des parures et des

vètemens pour fortifier les effets de la beauté,
et prolonger son empire; il est digne d'observation que, lorsqu'on se livre à une étude approfondie des penchans primitifs de l'homme et des
mœurs qui en sont la suite, on retrouve des
habitudes semblables chez les sauvages, qu'il
faut moins regarder comme des êtres dégénérés
que comme des êtres sortis des mains de la nature, et qui du moins en conservent encore
l'empreinte. Pour obvier aux inconvéniens de
leur nudité, le plus grand nombre d'entre eux
cherchent à se peindre le corps avec des substances colorantes; ce déguisement est une sorte
de prestige qui, d'après leurs idées, augmente
l'attrait de leurs relations. Ils empruntent aux
oiseaux leur plumage doré; ils se couvrent avec
les fourrures des quadrupèdes; nul doute qu'ils
n'aient le projet de s'embellir. Leurs femmes
mettent des fleurs autour de leur tète; elles
se fabriquent des colliers avec les plus belles
graines de leurs végétaux, avec des coraux, et
autres objets qui brillent à la vue; elles portent
souvent des bracelets, qui servent à conserver
des souvenirs, à perpétuer des regrets. Le voyageur Péron parle d'une jeune sauvage de la terre
de Diémen, qui réduisait du charbon en poudre
très fine, pour s'en teindre ensuite le visage; on
ne peut exprimer l'air de confiance que donnait

à sa physionomie ce bizarre ornement. Dans tous les pays où la civilisation n'a point encore pénétré, on remarque les mêmes usages. Les individus des deux sexes ont à peine atteint l'âge de la puberté, qu'ils mettent déjà tous leurs soins à rehausser les dons qu'ils tiennent de la nature et de la jeunesse.

Nous venons de voir comment la nature sollicite les êtres vivans à la reproduction par le spectacle continuel de la beauté physique et morale. On peut ajouter qu'en général elle agit vers ce même but par le concours de tous les sentimens agréables ; de là vient que les organes de la vie de relation contribuent comme de concert à l'accomplissement de la plus importante des fonctions. Qui peut ignorer, par exemple, combien les impressions, reçues par le sens de l'ouïe, influent sur la plus attrayante des sympathies ? La plupart des animaux, et particulièrement les oiseaux, ont des accens qui leur sont propres, quand ils éprouvent l'aiguillon de l'amour. Ces accens tiennent à un état de spasme qui se communique plus rapidement que les mouvemens ordinaires et habituels ; un rossignol, qui chante, est dans une sorte de délire, et ce délire est bientôt contagieux pour la femelle qui le détermine. Les espèces fortes témoignent également

par des cris et des sons de voix particuliers la
violence de leurs désirs ; ces cris se font principalement entendre dans la saison où les besoins
sont impérieux et difficiles à satisfaire.

Les animaux varient du reste par leurs attributs; mais chacun d'eux se montre avec l'ensemble de ses perfections instinctives et corporelles, quand il est mu par le besoin de se
reproduire ; c'est ainsi que les oiseaux qui n'ont
aucun charme dans la voix sont remarquables
par un plumage richement coloré ; les plus beaux
perroquets de l'Inde font le supplice de nos
oreilles ; le paon de nos jardins nous fatigue par
ses cris discordans ; mais il n'étale jamais mieux
sa ravissante parure que lorsqu'il est capable d'engendrer ; c'est surtout dans la saison des amours
que le cygne se fait admirer par sa blancheur
et par le mol abandon de ses attitudes. Il existe en
Afrique une tourterelle qui n'est jamais plus attrayante que lorsqu'elle s'anime pour la reproduction. « On remarque, dit Bernardin de Saint-Pierre,
sur son plumage gris de perle, précisément à
l'endroit du cœur, une tache sanglante que l'on
prendrait pour une blessure ; il semble, ajoute
cet ingénieux écrivain, que cet oiseau, consacré à
l'amour, porte la livrée de son maître, et qu'il
ait servi de but à ses flèches. » Les plus brillans

colibris n'ont qu'un bourdonnement monotone; mais ils flattent l'œil qui les considère, et dé-ploient une grâce infinie dans leurs mouvemens.

Il importe maintenant de parler d'une passion qui, par son but spécial, se rattache d'une ma-nière essentielle au penchant instinctif qui nous occupe : cette passion est la jalousie, mouvement naturel de l'âme qui dérive des lois inhérentes à notre existence. Chez les animaux, elle est mani-festement l'effet du besoin urgent qu'ils ont de se reproduire, puisqu'elle se trouve constam-ment proportionnée au nombre des mâles par rapport aux femelles; mais chez l'homme civilisé, ses phénomènes se compliquent, parce qu'elle devient alors le fruit d'une combinaison d'idées acquises par nos relations sociales.

La jalousie est presque ignorée de l'homme sauvage; cette passion fougueuse et sombre a rarement ensanglanté sa cabane, et les forêts qu'il habite. On sait que les habitans de l'île de Pâques et quelques autres insulaires, offrent leurs femmes aux étrangers, quand ils veulent leur témoigner de la considération. Dans ce procédé, dont l'idée seule ferait frémir un héros de roman, ces peuples ne donnent presque rien; car, d'après leurs mœurs et le tour d'esprit qui leur est propre, ne voyant dans ce genre de possession que ce que la nature y a mis, ils sont sûrs de l'y retrouver même en le cédant.

La passion de la jalousie est un bien dans le système de la nature, qui, peut-être, l'a instituée au milieu des plus forts animaux, pour les rendre plus aptes à la copulation, en les excitant à des combats singuliers ; ils jouissent mieux d'une femelle qu'ils ont disputée, et celle-ci trouve de son côté une sorte de charme à devenir la propriété du plus fort. L'amour ne veut pas d'une possession tranquille ; il faut bien que le but final de la jalousie soit de donner plus d'essor à l'instinct reproducteur, puisqu'elle consume tous les êtres vivans, puisqu'elle vient les troubler au milieu de leurs plaisirs, puisqu'ils annoncent ouvertement les prétentions qu'elle leur inspire.

Considérée dans l'ordre social, la jalousie sied mieux à l'homme qu'à la femme ; car elle suppose des emportemens et des violences qui ôteraient à celle-ci tous ses avantages. Mais le plus funeste abus que cette passion ait pu faire de son odieux empire, est d'avoir soustrait à tous les regards la plus intéressante moitié de l'espèce humaine, d'en avoir confié la garde à des satellites flétris : triste et déplorable condition, où la

beauté ne fait qu'obéir, où la pudeur n'a d'autre
barrière que la précaution des verroux, où l'amour
n'a plus d'ailes, et par conséquent plus de puissance! C'est là que la jalousie a ses esclaves; c'est
là qu'elle se montre constamment empreinte
d'égoïsme et de personnalité.

Quel contraste entre les temps modernes et
l'antiquité! l'amour est asservi dans des lieux tout
pleins encore du souvenir de ses triomphes. Aucune
circonstance n'a pourtant changé dans le beau climat où l'on encensait jadis ses autels; c'est le même
astre qui l'éclaire; ce sont les mêmes fleuves qui
l'arrosent; mais la chute de la civilisation a perverti
le mouvement des âmes; tous les sentimens humains ont profondément dégénéré par la barbarie
des mœurs asiatiques. La servitude, comme un
souffle empoisonné, porte l'abattement et la mort
partout où elle se fait sentir; elle y arrête et
corrompt les germes de la reproduction. Ces
tristes résultats ne sont que trop attestés par
tous les monumens de l'histoire.

On observe généralement que le tourment de
la jalousie est dans un rapport constant avec les
mœurs et les habitudes des peuples; que le climat lui imprime des modifications, comme à tous
les états de l'âme affectée. Dans les régions brû-

lantes du midi, elle prend un caractère d'exaltation qui devient l'effroi de l'innocence ; c'est là
principalement qu'elle fomente ses troubles ;
c'est là que mille catastrophes viennent empoi-
sonner cette félicité idéale des êtres sensibles,
qui n'a que quelques heures d'enchantement.

Toutefois, il est une jalousie délicate, dont tous
les motifs sont honorables, et à laquelle il est
difficile de ne point compatir : c'est celle qui
tend à maintenir, dans toute leur intégrité, la plus
auguste des associations, les plus saints nœuds
de notre destinée ; c'est celle qui tend à affermir
cette fidélité inviolable, dont tous les actes sont
des vertus, dont tous les devoirs sont des jouissances ; elle fait la sécurité de nos plus tendres
affections ; elle est le garant de l'honneur conjugal ; elle est la sauvegarde du bonheur domestique.

Au reste, les physiologistes sont encore loin
d'avoir apprécié toutes les puissances de l'instinct
de reproduction ; on sait seulement que ces puissances sont inépuisables quand il s'agit d'éterniser
les espèces ; on sait aussi qu'elles sont empreintes
d'une sagesse qui frappe l'homme religieux d'un
saint respect. Si je voulais étonner mes lecteurs
et renouveler à chaque instant leurs surprises, je

n'aurais qu'à m'étendre sur la diversité des générations animales ; je n'aurais qu'à montrer la
longue chaîne d'un amour créateur liant par les
nœuds les plus variés tout le système des êtres
sensibles ; je n'aurais qu'à peindre la nature ar-
rivant toujours à ses fins par les moyens les plus
efficaces et les plus ingénieux, faisant concourir
à ses desseins suprêmes jusqu'au soleil, qui réchauffe la terre de ses rayons, jusqu'aux nuages
qui se résolvent en pluie pour la vivifier.

Il semble, au premier aspect, que la nature
change ou perfectionne le mécanisme de ses opérations à mesure qu'elle s'élève dans l'échelle des
êtres vivans ; toutefois elle n'est pas moins admirable jusque dans les moyens qu'elle emploie
pour perpétuer la race des animalcules les plus
exigus, et des végétaux les plus imperceptibles.
En général, elle adapte à ses grandes lois une
multitude de lois secondaires, et c'est là ce qui
trompe les plus vigilans observateurs ; mais tout
ce qu'elle commence, tout ce qu'elle achève n'en
tourne pas moins à l'avantage de l'œuvre qu'elle
sait si bien accomplir.

On ne peut s'empêcher d'admirer la sagesse du
Créateur pour la manière dont il a réparti la force
de reproduction. Dans l'économie de cet univers

les animaux ont des époques déterminées pour
s'unir ; les arbres ont différens temps pour leur
floraison, comme si la nature voulait prolonger
la parure du printemps, et faire succéder les fruits
pour la satisfaction de l'homme qui s'en nourrit.

Mais rien surtout n'est plus intéressant à considérer que les mœurs et les coutumes des animaux dans la reproduction des espèces ; on dirait
que nous trouvons en eux le type de nos vices
comme celui de nos vertus. Prenons pour exemple
les habitans de l'air, chez lesquels le moral de
l'amour se montre avec le plus de force et d'intensité ; quoi de plus varié que le mode de leurs
engagemens ? Il en est qui ne s'accouplent que
pour une saison ; d'autres contractent des nœuds
éternels. On assure qu'excepté le cas de viduité,
les cigognes ne quittent jamais l'objet de leur
affection, et que tous les ans elles sont fidèles
au même mâle et au même nid. Il en est enfin
qui poursuivent alternativement plusieurs femelles. Comment expliquer l'immoralité apparente du coucou d'Europe, qui dédaigne de
s'apparier, et se montre constamment polygame ;
qui ne couve point ses œufs, qui ne connaît point
ses petits, qui va violer le nid des bruans, des
rouge-gorge, etc., pour y déposer sa progéniture, en confiant à d'autres le soin de la nourrir ?

Sans doute de pareils faits sont surprenans; mais nous devons présumer qu'ils sont relatifs à certaines circonstances que les observateurs n'ont point encore appréciées; car il est difficile de concevoir pourquoi la nature a dicté de semblables lois, et quels avantages elle y attache. [1]

L'observation nous démontre que les animaux dont la structure est la plus composée et la plus parfaite sont aussi ceux qui se reproduisent avec le plus de lenteur; c'est ainsi que la nature consomme plus de temps pour mettre au jour un rhinocéros, que pour produire une souris. Cette loi s'applique à tous les règnes et à toutes les productions; le cèdre du Liban ne saurait se développer avec la même vitesse que la tige du chanvre ou celle de l'utile froment.

[1] L'histoire jusqu'ici inconnue de certains lézards de terre, qui se rencontrent en si grande abondance en Amérique, n'est pas moins extraordinaire. Quand les femelles de ces lézards sont prêtes à faire leur ponte, elles cherchent un nid de pous de bois, dans lequel elles font un trou avec leurs pates; ce trou fait, elles y déposent leurs œufs. Les pous de bois, qui ont l'instinct de réparer promptement les brèches que l'on fait à leurs nids, ont bientôt bouché le trou qui contient les œufs du lézard; ces œufs ne tardent pas à éclore à l'aide de la température du nid. Les petits lézards, en naissant, trouvent immédiatement leur nourriture dans les pous de bois au milieu desquels ils sont nés; ils continuent à s'en nourrir jusqu'à ce qu'ils soient assez forts pour aller chercher pâture ailleurs. Combien d'autres faits inexpliqués frappent d'étonnement nos naturalistes!

Nous remarquons encore que plus les êtres vivans sont petits, plus la faculté génératrice semble les multiplier sur la terre ; les œufs de la reine abeille sont mille fois plus nombreux que ceux des oiseaux ; les pucerons sont dans le même cas ; et l'énergie reproductive a été, pour ainsi dire, prodiguée aux animaux microscopiques. Cette condition est la même pour certains végétaux, dont les vents dispersent avec tant de profusion les poussières fécondantes.

Enfin il est une autre loi de la nature, non moins sage et non moins prévoyante, c'est que plus le nombre des êtres procréés est abondant, plus la vie chez eux se consume avec rapidité, et plus elle est exposée aux accidens qui la détruisent. Ajoutons enfin, comme un fait démontré, que plus les divers modes de la faculté génératrice se rencontrent dans une organisation, moins la sensibilité s'y prononce ; c'est ce que nous prouve l'examen plus ou moins approfondi des animaux à sang froid, des polypes, et surtout des plantes. Ainsi procède la main toute-puissante de celui qui tient toutes les destinées du monde ; abstenons-nous d'expliquer tant de faits merveilleux, pour ne pas multiplier les obscurités.

Nous ne saurions considérer ici l'instinct de

reproduction sous tous les points de vue qu'il nous présente ; il est pourtant des climats où cet instinct semble spécialement se diriger du côté du règne végétal, et où les arbres font, pour ainsi dire, la chasse à l'homme ; telles sont les forêts vierges du Brésil, où, sans la hache du bûcheron, nul mortel ne trouverait à reposer sa tête. Quand la nature est livrée à elle-même, on est comme effrayé de sa puissance productive ; le sol est partout embarrassé par une multitude de plantes rampantes et parasites, d'herbes, d'arbres et d'arbrisseaux sauvages.

Ces productions irrégulièrement entassées, inutiles ou malfaisantes, gênent et contrarient le travail de tout individu qui veut, pour la première fois, contraindre la terre à lui fournir des denrées plus analogues à ses besoins et à ses goûts ; mais elles n'en attestent pas moins cette surabondance de vie et cette vigueur, qui sont les attributs de la nature encore dans sa jeunesse et livrée à sa propre impulsion.

C'est surtout dans certains pays de l'Amérique que l'homme disparaît, en quelque sorte, pour faire place à une végétation surabondante ; c'est là surtout qu'on rencontre ces espèces nombreuses de lianes qui quittent sans cesse la terre

pour grimper et s'élever au haut des arbres; qui,
après en avoir embrassé et parcouru toutes les
branches, retombent par leur propre poids pour
prendre de nouvelles forces et s'élancer de nouveau : en sorte que cette plante singulière, s'étendant plutôt qu'elle ne se multiplie, semble, dans
les progrès de son accroissement prodigieux,
vouloir envahir tout l'hémisphère.

C'est sans doute la liane qui a contribué à
donner aux forêts de l'Amérique ce caractère
pittoresque et ces beautés originales dont furent
frappés les premiers Européens qui les visitèrent.
Quoique la nature soit toujours muette pour ceux
qui ne la cherchent point. les immenses rochers
que cette plante rampante couvre de ses feuilles
semblent perdre de leur dureté, et s'animer en
quelque sorte sous cette enveloppe végétale ; des
arbres déjà étonnans par leur prodigieuse grandeur reçoivent de cette parure sauvage un aspect
encore plus imposant. Si l'on ajoute à tout ce que
je viens de dire les jeux bizarres et les entrela-
cemens multipliés qu'entraîne leur continuelle
reproduction, les retraites impénétrables où se
forment, où se préparent dans l'ombre et le silence les plus augustes mystères de l'univers, on
concevra aisément que le concours de tous ces
objets a dû présenter l'image de la nature dans

toute sa majesté, et pénétrer d'un sentiment d'admiration mêlé d'effroi les hommes qui ne l'avaient jamais vue sous ses véritables traits.

On comprend néanmoins, d'après cette simple esquisse, que, si la Providence multiplie les êtres avec tant de profusion, les germes qu'elle fournit doivent nécessairement s'étouffer et périr sous les débris d'une végétation surabondante ; il en est des plantes comme des animaux ; elles se dévorent, pour ainsi dire, entre elles, à mesure qu'elles s'amoncèlent sur le sol qui les entretient. Mais on dirait que l'homme est fait pour commander à l'univers, pour y établir l'équilibre et une juste subordination ! tout semble lui dire qu'il doit aider la nature et la seconder dans ses opérations !

Dieu a créé les espèces ; mais l'homme multiplie les individus ; il laboure et sème avec discernement ; il couvre la terre de moissons abondantes ; il fait croître la vigne féconde là où l'on n'avait vu que d'arides rochers ; il sauve les grains que le torrent des pluies ne manquerait pas d'engloutir ; lui seul dirige l'eau des fleuves et des fontaines pour assurer la fertilité ; ainsi l'homme industrieux n'a rien gâté dans ce monde, et la vie y circule par ses heureux soins. Dans les champs cultivés, la végétation n'est qu'harmonie; c'est l'homme qui modère l'essor de sa puissance reproductive; c'est lui qui par ses travaux renouvelés peuple les solitudes des productions les plus salutaires. La nature lui est donc en partie redevable de ses charmes et de son éternelle fécondité.

Je termine ici ces considérations; car il est peut-être téméraire de vouloir pénétrer trop avant les motifs d'après lesquels la nature modifie ou fait éclater sa puissance; à quelques recherches que l'on se livre, de quelque manière qu'on envisage les phénomènes qui se présentent à nos yeux, mille problèmes restent insolubles. Tout est prodige; mais tout est problématique dans l'étude de cette force qui embrasse tous les mondes, et qui fait d'un embryon plus exigu que le ciron un être aussi volumineux que la baleine ou l'hippopotame.

Que n'a-t-on pas fait pour soulever le voile qui couvre le grand œuvre de la propagation des espèces! Ce sujet qui nous occupe est plus vaste qu'on ne le croit quand on l'aborde pour la première fois. Que de choses à rechercher sur les variétés des races humaines, si l'on veut apprécier convenablement toutes les circonstances dont la vie se compose. Que nous a révélé le microscope? que nous ont appris nos expériences? Nous ne possédons que des faits épars. L'homme met vainement son esprit à la torture: la plus étonnante des fonctions sera toujours pour lui le plus incompréhensible des mystères.

Mais surtout nous ne connaîtrons jamais les rapports qui existent entre la vigueur ordinaire qui nous rend capables des plus grands efforts musculaires, et cette faculté suprême qui transmet le don de l'existence. Ces deux genres de puissance sont si différens, que la nature, avare de la dernière envers les grandes espèces, l'a répandue avec une profusion digne d'elle sur les espèces faibles ; un simple moucheron en a beaucoup plus qu'un éléphant; et pour ne pas sortir du cercle que nous trace l'espèce humaine, les peuples de l'Inde et des contrées méridionales de l'Asie, qui ont été tant de fois subjugués par les nations les plus robustes du Nord, sont en général d'une débilité remarquable; ils semblent n'avoir de force que pour engendrer.

CHAPITRE PREMIER.

DE L'AMOUR CONJUGAL.

Le mariage est une convention sociale par laquelle deux individus de sexe différent mettent en commun les plaisirs aussi-bien que les douleurs inséparables de leur existence; ils s'allient l'un à l'autre pour mieux résister à cet inexorable destin qui semble poursuivre l'humanité sur la route pénible de la vie. Je n'ai pas besoin de dire que la reproduction est le but primitif de cette union : c'est la relation la plus douce, et en même temps la plus naturelle. Le premier besoin des cœurs ainsi rapprochés est d'unir leurs biens, leurs vœux, leurs projets, leurs espérances : est-il un contrat plus important, un engagement plus utile que celui qui fait de l'amour un devoir, ou, pour mieux dire, une religion?

L'affection conjugale est le premier sentiment qui dérive de cet instinct nécessaire dont nous venons de développer les principaux résultats; le premier désir que la nature suggère à l'homme est de partager le sort d'une femme, avant de partager le sort de ses semblables; car, selon la juste remarque d'Aristote, l'établissement de la famille doit précéder celui de la cité.

Disons plus; la cité ne saurait exister sans le mariage. Il fut inspiré par son génie prévoyant, ce roi qui, au milieu d'une fête publique et tumultueuse, fit enlever les plus belles filles des Sabins, pour affermir les prospérités de la ville qu'il avait fondée. Peu de temps après, la paix fut demandée par les femmes mêmes qu'il avait ravies; elles devinrent les garans précieux de l'alliance qui devait s'établir entre deux peuples nouveaux.

Mais l'affection conjugale n'a pas seulement pour but la propagation de l'espèce; elle a aussi pour fin spéciale de procurer toutes les choses qui servent au maintien, à l'agrément de la vie. La tâche se partage entre les deux membres de l'association; le travail, le courage, l'esprit, les talens, tout concourt à fortifier les nœuds de cette amitié morale entre deux êtres également dominés par le besoin de leur conservation mutuelle.

L'habitude où l'on est de désigner par le même nom l'homme et la femme qui forment l'association du mariage, annonce assez que leurs âmes doivent être désormais confondues, que leurs intérêts sont identiques, et qu'on ne saurait plus les séparer. Il faut donc considérer le mariage comme une institution autour de laquelle viennent s'appuyer mutuellement deux existences, comme l'entrelacement de deux destinées, comme l'enchaînement harmonique de deux êtres qui se réfugient sous le même toit, qui respirent le même air, qui se nourrissent des mêmes alimens pour perpétuer la même race, et obéir par un concert admirable à l'instinct tout-puissant de la reproduction.

Il est sans doute difficile de maintenir l'exaltation dans une relation à laquelle on a ravi la loi des obstacles; mais il est une communauté d'intérêts, une fréquence de communications qui suppléent au défaut de cette loi, et procurent souvent les jouissances les plus délicieuses. Le pouvoir de l'habitude resserre l'union des sexes, lorsque d'ailleurs il n'y a pas trop de disparate dans les sentimens et le caractère des deux époux. Le cœur se détache difficilement du cœur auquel il s'est donné, lorsqu'il y tient par une véritable tendresse, et par cette longue familiarité qui est un des plus forts cimens de la sympathie humaine.

On ne saurait assez se persuader combien le lien qui unit deux époux se fortifie par l'habitude de se voir et de mettre en commun les plus chers intérêts de la vie. Je dirai plus; ce lien est souvent plus difficile à rompre que celui de l'amour; il semble que, par l'effet du temps, les goûts, les volontés, les penchans s'adaptent et s'amalgament, pour ainsi dire, les uns avec les autres; et l'on ne saurait séparer des époux qui se sont tourmentés toute leur vie, sans qu'ils éprouvent des regrets déchirans.

Il a fallu, du reste, que l'association du mariage fût déclarée inviolable et sacrée, et qu'on fît une obligation rigoureuse de la fidélité, afin que la paix fût permanente entre deux personnes qui s'unissent souvent par la convenance des fortunes, par l'effet du hasard, par des occasions que fait naître la fréquentation des mêmes sociétés, souvent même par cette disposition naturelle que nous avons à satisfaire le besoin d'aimer avec plus de promptitude que de discernement; il a fallu enfin que les plaisirs qui résultent de cette union fussent déclarés vertueux, et décorés du titre de *légitimes*. Cette ressource supplée à la perte de l'illusion et au manque de cette fameuse loi des obstacles, qui, comme je l'ai dit ailleurs, ne retarde nos

plaisirs que pour en accroître l'enchantement et
la durée.

Le bonheur des époux doit descendre du ciel;
c'est Dieu qui consacre cette sainte et innocente
intimité. Que celui qui emmène la jeune fille loin
du toit paternel songe bien qu'il n'est que le dé-
positaire du trésor qu'on lui confie! Qu'il se sou-
vienne qu'il l'a arrachée aux larmes d'une mère
qui s'en est séparée avec déchirement. Trom-
pera-t-il la foi de ce tendre père qui l'a conduite
à l'autel, qui s'est privé pour lui du soutien de
sa vieillesse, et qui désormais va s'ensevelir
dans une accablante solitude? Vouera-t-il à la
douleur la vierge pure qui est venue embellir sa maison de tout le charme des vertus domestiques! Ah! qu'il soit plutôt l'appui constant
de celle qui, comme une tige féconde, vient fertiliser sa famille par un nouveau sang! qu'il partage son amour! qu'il n'empoisonne pas sa jeunesse! qu'il l'entoure de soins et d'une inaltérable
félicité!

Les mariages seraient toujours heureux, si le
ciel avait nécessairement pourvu chaque homme
ici-bas de la seule femme qui puisse sympathiser
avec la nature propre de son organisation; si les
êtres qui se conviennent se rencontraient tou-

jours sur la route de la vie, et si, dans l'ordonnance de ce vaste univers, ils se rapprochaient naturellement l'un de l'autre comme les corps soumis à la loi irrésistible de l'attraction. On connaît l'ingénieuse allégorie de Platon, qui dit qu'au commencement des siècles l'épouse et l'époux venaient ensemble au monde, et ne constituaient qu'une seule créature animée; dans un accès de colère, Jupiter sépara en deux un tout si harmonieux et si parfait; depuis ce temps chacun cherche sa moitié sur la terre, et presque toujours l'union des sexes est livrée aux chances du hasard.

Il conviendrait de tracer un code pour le mariage, et de le fonder sur une connaissance approfondie du cœur humain. Il faudrait apprendre aux époux à prolonger le charme des nœuds qui les lient. La femme retient par sa modestie l'homme qui la protége par sa puissance; il importe qu'elle maintienne dans sa vie intérieure tous les avantages de la loi des obstacles; elle doit étendre sur tous les charmes dont il a plu à la nature de l'embellir ce voile religieux qui la couvrait lorsqu'elle fut introduite dans le temple de l'Hymen; elle doit rester pure jusqu'à son dernier jour. La décence et la retenue sont la coquetterie du mariage.

Toutefois, sous le rapport moral, tout doit être commun dans le mariage, même la pensée; de là vient que les cœurs doivent être assortis pour cette délicieuse union. Il y a si peu d'âmes qui se répondent! Pour produire des volontés analogues, il conviendrait peut-être de varier l'éducation des femmes selon la condition et le caractère des maris auxquels elles sont destinées; ce serait sans doute le plus sûr moyen de fixer parmi eux un bonheur qui doit être isolé et caché, pour ainsi dire, dans les détails de la vie domestique.

On a peint l'Amour avec un bandeau; c'est l'Hymen qu'il faudrait représenter ainsi, disait une femme de beaucoup d'esprit. En effet, tout s'altère, tout se ternit dans l'union physique la mieux assortie; la beauté même, par le seul résultat de la possession, perd une partie de ses prestiges. Il n'y a que les défauts qui sont permanens, et qui refroidiraient bientôt l'association conjugale, sans le charme inépuisable des grâces, qui triomphe seul de l'ennui attaché à des impressions trop uniformes.

L'homme brille dans son ménage par la force de son âme et par l'étendue de son esprit; le courage est en lui l'ornement de l'amour; son dé-

vouement est d'autant plus pur et plus désinté-
ressé, qu'il est l'apanage de la puissance. La
femme répond à ces hautes qualités par tous les
tendres sentimens que la nature lui donne ; il
semble qu'elle ne veuille enchaîner son époux
que par les sacrifices qu'elle s'impose; elle ajoute
plus d'importance au contrat qui la lie ; elle sait
mettre d'ailleurs dans ses rapports habituels une
réserve, une sorte de tempérance, un parfum de
vertu qui prolonge la jeunesse de ses organes,
ainsi que le bonheur de sa situation.

La femme bien ordonnée, et telle que je la con-
çois, ne saurait plaire qu'aux yeux d'un époux ;
c'est pour lui seul qu'elle existe. L'homme, livré
à une vie errante et agitée, a besoin d'un être
doux et dévoué, qui le ramène à ses foyers, qui
le seconde, à chaque instant, dans la diversité de
ses projets, dans l'étendue de ses espérances. On
rencontre à la Louisiane une peuplade chez laquelle cette harmonie conjugale existe et se
conserve dans toute sa pureté ; il y a peine de
mort contre la femme qui ne prend pas soin
de son mari pendant qu'il est dans un état
d'ivresse ; elle le défend contre les calamités
qui le menacent durant la courte absence de
sa raison. L'homme, de son côté, respecte les
nœuds qu'il a formés ; il apprécie avec bon-

heur tous les services rendus par sa compagne fidèle.

On connaît la déplorable influence que la superstition exerce, chez presque tous les peuples de l'Inde, sur le sexe le plus faible et le plus délicat. Là surtout les femmes sont persuadées qu'elles n'ont rien à faire dans ce bas-monde dès qu'elles sont privées de leur appui. La première d'entre elles qui se brûla sur le corps de son mari, était sans doute une veuve livrée à tout l'excès de l'amour conjugal ; dans la suite, on convertit en obligation, ou en devoir pieux, cet acte extraordinaire de dévouement ; telle a dû être l'origine de cette affreuse cérémonie de l'Indostan, que les prêtres de Brama se plaisent encore à perpétuer.

Qui croirait que ce sacrifice, tout horrible qu'il est, passe pour aussi méritoire qu'il est volontaire ? La femme qui s'y soumet est dans la conviction intime qu'elle va recevoir dans le ciel le prix de son dévouement ; elle se croit réclamée par l'âme invisible d'un époux adoré ; son front rayonne de joie et d'espérance ; elle se précipite vers le bûcher comme si elle était mue par un avant-goût de la félicité qui l'attend. Tout l'appareil déployé dans cette barbare cérémonie contribue d'ailleurs à exalter son âme ; le chant des prêtres, le roulement des tambours, le retentissement de la trompette, les acclamations des spectateurs, l'ivresse du peuple, tout sert à roidir son courage et à l'élever au-dessus des faiblesses de l'humanité ; elle embrasse la mort pour échapper au mépris du vulgaire. Il y a quelque chose de surnaturel dans cet enthousiasme qui fait braver toutes les craintes, dans cette inconcevable faculté de l'existence qui nous rend, pour ainsi dire, impassibles au sein des tortures qu'invente de toutes parts le fanatisme humain.

La diversité des mœurs et des législations apporte nécessairement des changemens au contrat qui attache l'homme à la femme dans l'unique but de procéder à la reproduction de l'espèce. Je ne sais où j'ai lu le récit d'une ancienne coutume de certains peuples sauvages, dont quelques voyageurs ont fait mention : dans les premiers temps, les hommes se rassemblaient par douzaines dans un même lieu, sans doute pour s'y défendre ; ils adoptaient en commun un pareil nombre de femmes, et les enfans qui en provenaient appartenaient à la compagnie qui s'était formée. Ceci ne ressemble pas mal aux habitudes de certains oiseaux du Nouveau-Monde, dont les femelles, pour leur sûreté individuelle, vont pondre et couver dans le même nid afin d'élever de concert leur postérité naissante.

Au surplus, il faut le dire à la honte de l'homme corrompu, considérés sous un point de vue général, les animaux sont souvent mieux guidés que nous dans le choix que nécessite la reproduction des espèces ; ils mettent plus de sûreté dans leurs alliances; ils n'ont pas besoin comme nous de régler les articles de leur contrat ; ils ignorent toutes ces contestations misérables qui s'élèvent parmi les époux au sein de notre civilisation ; s'il nous était permis de voir ce qui se passe dans la caverne qu'habite le lion des déserts, nous le trouverions toujours tendre et toujours affectueux pour sa femelle ; le tigre même obéit à cette puissante sympathie, et la paix règne dans son affreux repaire. Il n'y a que l'homme qui ait mis l'enfer dans son ménage ; lui seul donne et reprend arbitrairement sa foi ; lui seul porte à chaque instant la désolation dans le cœur de l'être faible qu'il doit chérir et protéger.

Je m'abstiens dans ce chapitre d'une multitude de discussions qui tiennent un grand espace dans d'autres ouvrages. Quoi qu'en disent certains publicistes, il ne doit y avoir qu'un seul moyen d'obéir à l'instinct de reproduction : c'est celui qui

est en usage dans toute l'Europe civilisée. Nous
avons beau faire des raisonnemens ; la polygamie
est une coutume barbare, naturellement repoussée
par les lois organiques de l'économie animale, et
qui est contraire au bonheur de l'existence. Une
seule circonstance pourrait la justifier : c'est celle
où le sort aurait jeté dans quelque île déserte
un petit nombre d'hommes et beaucoup de
femmes ; mais, dans les cas ordinaires de la
vie, la raison s'unit à l'expérience pour nous
montrer que, partout où il y a des peuples poly-
games, le sexe le plus faible doit subir le joug
le plus honteux. Il faut une si grande somme
d'amour pour la félicité du mariage ! Il faut tant
de soins pour la postérité qui en émane, que
l'idée seule d'une marâtre jette l'inquiétude dans
les familles.

Mais la polygamie compromet le sort de l'humanité ; elle enlève au cœur ses plus pures et ses
plus ineffables jouissances ; le bonheur quitte
celui qui se blase au sein d'un odieux partage ;
l'homme qu'enflamme un violent amour ne peut
entendre que la même voix. Nous lisons avec attendrissement l'histoire de Rachel, épouse qui
fut si long-temps et si vivement désirée ; mais
l'antique Écriture nous peint aussi le désespoir
de Lia : les tours de la maison de Laban retentis-

saient nuit et jour de ses angoisses et de sa désolation. Combien de larmes la jalousie faisait verser dans ces temps si vantés où la pluralité des
femmes semblait autorisée par l'innocence des
mœurs !

Je connais des auteurs célèbres qui n'ont point
parlé du mariage avec cette gravité philosophique
qui convenait à des écrivains de leur ordre. Les
anciens ne se permettaient point cette indifférence moqueuse pour les choses les plus importantes de la vie ; ils ne se jouaient point de ce qui
fait la sûreté des familles ; ils n'insultaient point
par d'indécentes plaisanteries à nos rapports les
plus doux et les plus naturels ; ils ne frondaient
point ce que les lois consacrent comme l'institution la plus honorable. L'esprit, chez eux, ne
raillait point le sentiment ; ils ne savaient pas rire
de ce qui console ; ils n'offensaient point la sain-
teté de l'hymen en affaiblissant l'importance des
vertus conjugales.

Nous sommes loin de l'âge d'or ; nous avons
perdu la trace des mœurs et des habitudes primitives. Toutefois il est encore des épouses qui
savent embellir par mille vertus la plus touchante des associations humaines. Je voudrais
faire connaître à mes lecteurs une femme incom-

parable, qui a été le modèle de la piété conjugale (*Fig.* VIII) [1]. On l'avait unie à un des plus beaux hommes de l'Angleterre. Son mari séjourna quelque temps dans l'Inde, où le retenaient des affaires commerciales ; il y contracta le fléau de la lèpre, qui est la plus horrible des infirmités physiques de l'homme. Sa physionomie s'altéra au point de devenir absolument méconnaissable ; son front se hérissa de tubercules hideux : on ne pouvait le contempler sans horreur. Le malheur d'une semblable maladie est de traîner après elle une multitude de dégoûts insurmontables ; la lèpre ôte à l'humanité toutes ses formes ; tout se dénature par ses ravages, jusqu'à la voix, qui est rauque et rugissante comme celle des lions ; le sourire même du lépreux a quelque chose de sinistre qui ne sympathise point avec notre nature, et qui porte l'épouvante dans le fond de l'âme.

Malgré les répugnances de tout genre que pouvait inspirer la fréquentation habituelle d'un être aussi malheureux, sa tendre épouse ne le quittait pas ; elle veillait sur lui comme une divinité tutélaire ; elle devinait en quelque sorte toutes ses volontés et tous ses goûts ; cette belle

[1] Lady St...

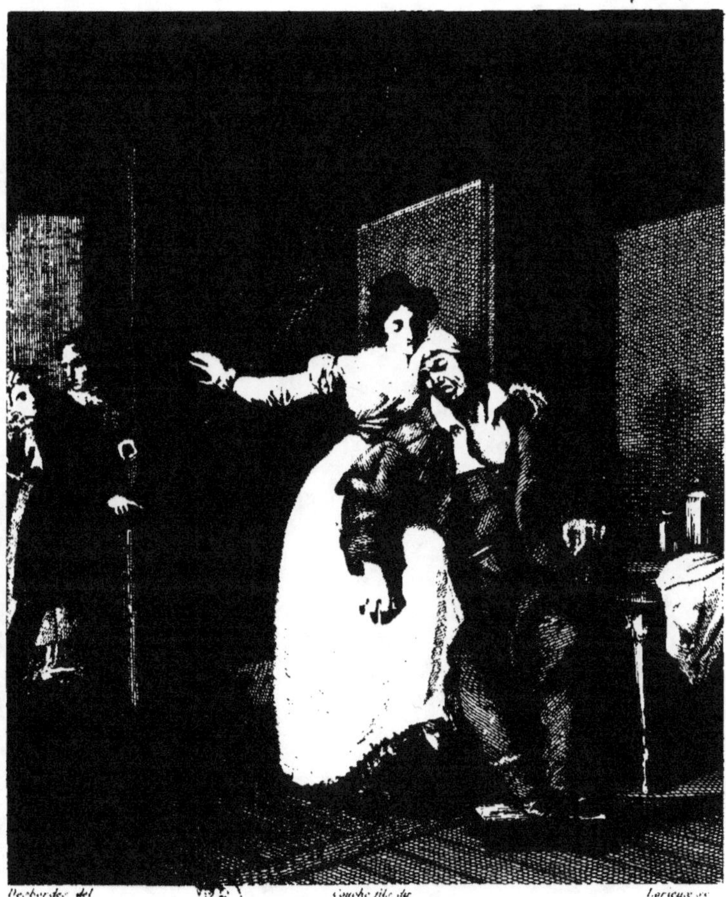

Le Lépreux.

personne semblait s'être identifiée avec ce corps
pâle et défiguré que la vie disputait encore à la
mort; elle pansait ses plaies, qui étaient d'une
fétidité repoussante. Un jour que je lui avais
prescrit d'exposer les pieds du malade aux rayons
du soleil, je la trouvai dans une attitude qui me
fit frissonner ; elle appuyait contre son sein la
tête défaillante de l'infortuné lépreux ; elle l'en-
tourait de ses jeunes bras pour le réchauffer et
endormir ses douleurs. Dans d'autres instans,
comme il était devenu aveugle, elle cherchait à
le distraire par ses lectures ; elle employait son
cœur, son âme, son imagination, ses paroles,
à adoucir, à pallier ses maux, à tromper, pour
ainsi dire, sa grande infortune. Il était facile de
voir que l'héroïsme de cette épouse incomparable
provenait surtout des principes qu'elle s'était formés sur les devoirs attachés à l'association du
mariage. Le besoin de se consacrer est essentiellement le partage des femmes ; elles n'ont d'autre
activité que celle du cœur ; elles ne s'agitent que
pour se dévouer.

C'est surtout au sein d'une nature perfectionnée qu'il faut chercher les consolations ainsi que
les vraies jouissances de l'union conjugale ; chez
les sauvages, cette même union n'est qu'une servitude abjecte du côté des femmes. L'empire, au

contraire, se partage avec équité chez les peuples qui ont su profiter de la civilisation européenne. Le mariage est ici le contrat de deux êtres qui doivent porter en commun le doux fardeau des sollicitudes du ménage, qui se joignent pour triompher des mêmes difficultés, pour se consoler ou pour souffrir ensemble, qui mêlent leurs attributs pour assurer la conduite de leur vie, qui échangent leurs moyens et leur capacité pour la conservation de l'espèce humaine.

Le mariage est un lien que l'espoir embellit, que le bonheur conserve, et que le malheur fortifie. Les époux convenablement assortis se paient réciproquement un tribut de condescendance; ils s'attirent par la sympathie et s'enchaînent par l'estime. L'accord de leurs âmes n'a besoin, pour se maintenir, ni d'illusion ni de mystère. L'amour conjugal est un amour sans fièvre, sans trouble, sans égarement; c'est une affection paisible et enchanteresse, dont l'influence se prolonge dans un riant avenir. Elle a pour cortége l'amitié, l'estime, le dévouement, l'abnégation de soi-même, et mille autres vertus conservatrices. Un pareil sort est digne d'envie; c'est le seul qui puisse charmer les loisirs du sage et semer de quelques fleurs la carrière de l'homme de bien.

CHAPITRE II.

DE L'AMOUR MATERNEL.

L'amour maternel est le plus tendre sentiment de la nature animée ; c'est le mouvement le plus doux, le plus généreux qui puisse émaner de l'instinct de reproduction. La conservation des espèces vivantes s'y trouve irrévocablement attachée. Contemplez cette jeune mère près de son enfant : on dirait que le Créateur lui a fait don de son auréole protectrice, ou plutôt il semble qu'elle ait transporté son existence dans un autre être ; rien de personnel ne se glisse dans ce qu'elle éprouve : elle a cessé de vivre pour elle ; c'est sa fille qui la recommence.

On a eu raison d'avancer que l'amour maternel est un penchant primitif, fondamental dans l'économie animale. La femme adoptée par l'homme sauvage nourrit toujours ses enfans de son propre lait ; dans des marches longues et pénibles, elle en porte jusqu'à deux sur son dos, où ils se trouvent doucement retenus par une couverture

de laine ou de coton nouée sur sa poitrine ; elle
se délecte sous ce doux fardeau. La femme sauvage ne maltraite jamais son fils. Est-il malade,
elle ne l'abandonne plus ; elle le comble de soins .
et de caresses. Meurt-il, on la voit s'agenouiller
sur son tombeau et pleurer amèrement le trésor
qu'elle a perdu. Souvent elle reste immobile pendant plusieurs jours sur le tertre qui couvre une
aussi chère dépouille. L'anniversaire de ce trépas
est constamment pour elle un jour de deuil. ¹

Nul être sur la terre ne peut donc se soustraire
à ce penchant, auquel la nature a confié la vie ;
et tous les animaux veillent avec tendresse sur
le fruit de leur accouplement. C'est même chez

¹ Le trait suivant ne prouve pas moins que rien n'est plus
inhérent à l'organisation animée que le sentiment maternel. Un
négociant de ma connaissance était au village de Zambi, situé à
l'est de la baie de Nazareth, à l'embouchure de la rivière qui porte
ce nom ; ce village est le plus considérable du pays Orongout, où
l'on allait faire la traite des Nègres. On avait proposé à ce négociant
l'achat de deux Négresses qui, devenues mères pour la première
fois, s'occupaient du soin de l'allaitement. Celui-ci, ne se souciant
point d'avoir à bord des enfans à la mamelle, proposa au courtier
de les confier à d'autres nourrices, et qu'à cette condition seulement il ferait l'emplette des deux femmes, dont il admirait d'ailleurs la jeunesse et la beauté ; mais les deux mères se prosternèrent
aussitôt aux pieds de l'acheteur, en les inondant de larmes, et le
conjurant par des cris et les gestes les plus expressifs de ne point
les emmener sans leurs enfans ; elles préféraient la mort à cette
cruelle séparation.

ces derniers qu'il est intéressant d'étudier l'instinct maternel, parce qu'il n'est point altéré, comme chez l'homme, par les institutions sociales. La tortue supplée par la ruse à la lenteur de ses mouvemens progressifs ; elle cache ses œufs dans les endroits les plus reculés et les plus inaccessibles ; la femelle du caïman, après avoir recélé les siens dans le sable, ne les perd pas de vue, et les défend de tout son pouvoir contre l'avidité des Nègres.

Les oiseaux changent absolument de mœurs et de caractère aussitôt que leur ponte est commencée ; leur affectueuse sollicitude ne s'exprime dès-lors que par un tendre et mystérieux silence : si l'on entend quelques cris dans l'intérieur du nid, ce sont ceux des petits qui arrivent à la lumière, et qui demandent de la nourriture ; la mère comprend tous leurs naissans désirs. Mais c'est surtout la cigogne qui est remarquable par sa vive et constante sollicitude : l'ouvrier qui démolit une maison ne peut souvent parvenir à la séparer de sa couvée.

Enfin ce sentiment profond qui attache tout être vivant à sa progéniture se montre dans toute sa force jusque dans les quadrupèdes, jusque chez les tigres et les panthères ; et, dans une forêt d'Afrique, une lionne reconnut, à ce qu'on assure, un voyageur qui, quelques années auparavant, lui avait enlevé un de ses lionceaux; elle courut sur lui, et ses compagnons eurent toutes les peines du monde à le délivrer.

Qui n'admirerait les effets de cette vigilance maternelle qui se prolonge pendant tout le temps nécessaire au maintien de l'espèce? L'estimable docteur Sarrazin s'amusait un jour à prendre des oiseaux, et s'était caché derrière un buisson. Tout à coup un bruit particulier vient frapper son oreille; il regarde, et aperçoit une perdrix qui n'est pas très éloignée du filet qu'il avait tendu; non loin d'elle étaient ses petits, qui paraissaient tranquilles en suivant doucement ses pas. Mais la mère n'eut pas plus tôt remarqué le piége, qu'elle se tourna tout à coup vers sa progéniture, en changeant le diapazon de sa voix. Ceux-ci, avertis par ce cri d'alarme, furent saisis d'effroi, et restèrent interdits; il s'établit, entre tous les membres de cette famille, une sorte de colloque qui semblait exprimer l'inquiétude et la perplexité; mais ensuite un cri plus aigu fut pour eux un avertissement qui les détermina à prendre la fuite. Le mâle s'envola, les petits le suivirent, et la mère ne partit que quand toute la troupe fut en l'air. La raison tant vantée de l'homme

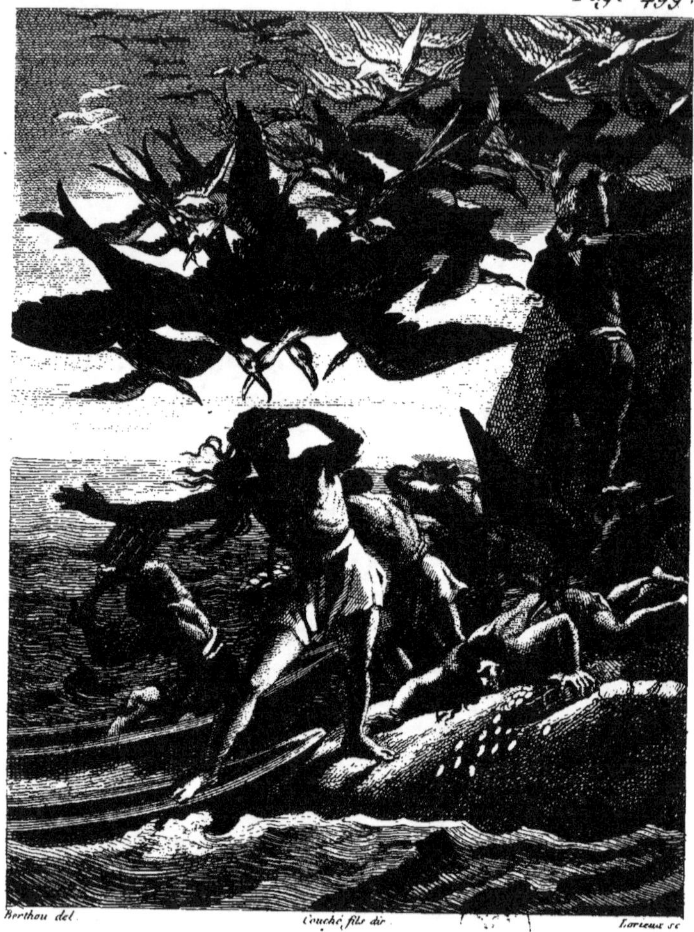

Le Rocher — Le Connétable.

aurait-elle mieux combiné ce plan d'évasion ou de défense?

L'amour maternel communique un courage qu'on croirait au-dessus des forces de la nature, et ce courage subsiste pendant tout le temps que les petits ont besoin de la protection de leur mère ; on a vu les plus timides volatiles braver des dangers, et surprendre les spectateurs par des actes de hardiesse ou de témérité. Le Grand-Connétable est un rocher distant de cinq ou six lieues de la côte de la Guyane (*Fig.* ix); il ressemble de loin à un navire à la voile; il n'est abordable que du côté du sud, et il est rare qu'on puisse y débarquer commodément; il serait impossible de le gravir. C'est un ovale immense qui semble sortir majestueusement du sein des flots à mesure qu'on s'en approche. Ce rocher est en quelque sorte l'asile de la maternité; car des troupes innombrables de goélands, de mouettes, de paille-en-queue, d'hirondelles de mer, de chevaliers, de plongeons, qui nagent autour et se jouent au milieu des flots d'écume, viennent y déposer leurs pontes. Toutes les fois que des bâtimens s'avancent pour le reconnaître, on tire un coup de canon pour se donner le spectacle amusant de les voir s'envoler de leur retraite. [1]

[1] Nul vaisseau partant d'Europe et de l'Amérique septentrionale

L'air est aussitôt obscurci par une quantité prodigieuse d'oiseaux que cette détonation épouvante, et qui semblent se réfugier au milieu des nuages amoncelés par la tempête. On assure que les Indiens, qui viennent en grand nombre à Cayenne, sur leurs pirogues, pour y faire des échanges, ont cherché plus d'une fois à pénétrer dans cet immense rocher pour y recueillir des œufs dont ils se régalent. C'est alors qu'il est intéressant de considérer l'ardeur avec laquelle les femelles qui les couvent défendent leur progéniture ; ne connaissant point l'homme, elles le redoutent peu. L'amour maternel leur donne une force dont il est difficile de se faire une idée. Animées par le commun danger, elles combattent avec un courage surnaturel, et crèvent parfois les yeux à leurs agresseurs. Ceux-ci, vaincus et repoussés, finissent presque toujours par abandonner leur entreprise. [1]

n'aborde Cayenne sans avoir reconnu et salué le beau rocher appelé *le Grand-Connétable*, rocher isolé en mer, dont la forme n'est ni hérissée ni caverneuse ; il est aride, mais constamment échauffé par les rayons d'un soleil brûlant ; il est chargé de plusieurs milliers de nids de différentes espèces d'oiseaux qui dérobent ainsi leurs petits à la dent des serpens dont le continent est infesté. Un brave officier de nos armées, M. de Saint-Laurent, a visité en deux occasions le *Grand-Connétable*. Quand on arrive à son sommet, on trouve une vaste plate-forme jonchée d'œufs, à un tel point, qu'il est impossible de la parcourir sans les écraser.

[1] Ce trait rappelle les *guacharos*, dont parle M. de Humboldt, dans

Mais l'instinct de la maternité, qui donne tant de courage à des oiseaux et à des êtres d'une complexion faible et timide, frappe au contraire les bêtes les plus féroces d'une sorte de crainte et de pusillanimité. On lit, dans un Voyage du docteur Mac Keevor, un trait touchant et relatif à la femelle d'un ours blanc poursuivie par quatre chasseurs ; lorsqu'elle vit le danger qui la menaçait, on raconte qu'elle poussa des cris lamentables, et qu'elle embrassa affectueusement ses deux petits ; elle les plaçait ensuite sur son dos, les couvrait de caresses, et s'efforçait de les dérober à l'ennemi par la fuite, en plongeant dans l'eau et à de grandes distances. Les premiers chasseurs, touchés par ses plaintes, se retirèrent ; d'autres, moins humains, les remplacèrent, et lui tirèrent une balle dans la poitrine. Elle périt, ne cessant de regarder ses oursons avec le plus vif regret. Le même attachement se remarque dans les loutres marines ; au rapport de plusieurs naturalistes, quand on leur enlève leur progé-

ses immortels voyages ; ces oiseaux habitent dans les cavernes et le creux des rochers. Comme ils fournissent une graisse abondante aux Indiens, ceux-ci en font tous les ans un grand carnage Les cris plaintifs des mères, quand on vient leur enlever leurs nids, et qu'on entre dans les grottes avec des torches de nopal, ont quelque chose d'horrible et de déchirant ; on les voit planer au-dessus de la tête des agresseurs, comme pour défendre leurs couvées, et se réunir en quelque sorte pour mieux repousser l'ennemi commun.

niture, elles tombent dans une tristesse affreuse;
elles suivent long-temps le ravisseur, et semblent
vouloir fléchir sa pitié par leurs gémissemens.

Dans l'espèce humaine non corrompue, l'a-
mour maternel acquiert néanmoins une plus intéressante énergie ; c'est un sentiment qui se perfectionne par l'étendue des rapports au milieu
desquels il se développe ; comme l'instinct de relation embellit tout, rien n'égale le charme que
l'éducation imprime à ce genre particulier de
sensation ; tous les projets qu'il suggère sont des
plaisirs; toutes ses fatigues sont des jouissances.
La femme née dans les classes supérieures de
l'ordre social, ne borne donc point sa tâche aux
soins matériels qu'exige la conservation corporelle de son enfant. Elle agrandit la sphère de
son intelligence; elle coordonne son existence
morale; elle lui inculque tous les attributs de
son esprit; elle lui imprime toute la sensibilité
de son âme ; elle le revêt en quelque sorte de
son caractère ; en lui transmettant son idiome,
elle forme seule le doux son de sa voix, et jusqu'au jeu innocent de sa physionomie naissante;
il n'est pas un seul de ses mouvemens dont elle
ne facilite la grâce, dont elle ne modère la précipitation ; c'est ainsi qu'elle influe sur ses destinées futures.

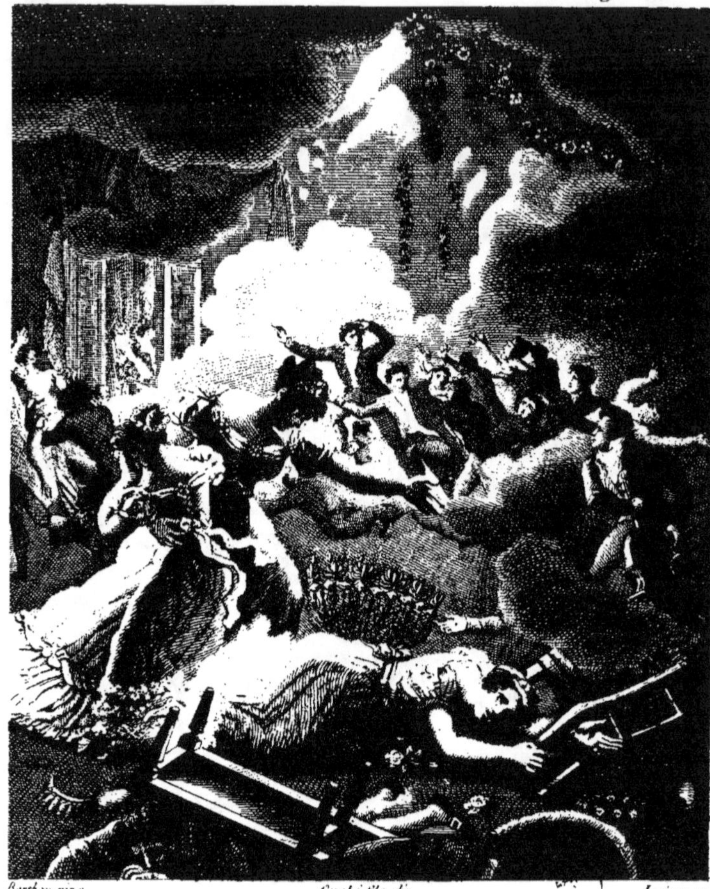

Incendie de l'Hôtel du Prince Schwartzemberg.

Il n'y a rien de réfléchi, tout est spontané dans l'amour d'une mère. Il fallait bien que la nature environnât son tendre ministère de toutes les illusions du bonheur; car, si l'on songeait d'avance à tous les écueils dont l'inexpérience humaine est menacée, quelle est celle qui ne frémirait de la périlleuse tâche qu'elle s'impose? Tout Paris se souvient de cette soirée désastreuse qui fut si funeste à l'amour maternel. Un ambassadeur d'Allemagne [1] donnait une fête à l'occasion du mariage d'un illustre conquérant; mille flambeaux éclairaient un palais magique élevé avec autant de célérité que d'imprévoyance. Tous les arts avaient uni leurs merveilles pour enchanter ce beau lieu; les colonnes étaient couvertes de festons, de guirlandes, de chiffres enlacés, et autres ornemens symboliques auxquels un vernis combustible avait imprimé les plus fraîches couleurs.

Qui eût cru que les larmes étaient si près de la joie? Un torrent de feu naquit d'une simple étincelle, et enveloppa en un instant cette belle enceinte où tant de familles réunies se livraient à l'innocent plaisir de la danse (*Fig.* x). Des cris sinistres, les gémissemens prolongés de la douleur succédèrent tout à coup au son des instrumens qui avaient donné le signal de la fête; les

[1] Feu M. le prince de Schwartzenberg.

voûtes de l'édifice tremblaient, et déjà plusieurs victimes étaient écrasées. Le peu d'eau que l'on jetait à la hâte ne faisait que nourrir ce vaste embrasement; tout s'engloutissait dans ce gouffre dévorateur. On s'embarrassait dans la fuite; mais ce qu'il y avait de plus touchant au milieu de ces scènes d'horreur et de désespoir, c'est le courage sublime d'une multitude de femmes pâles, échevelées, s'élançant au milieu des flammes, et disputant leurs filles à l'horrible incendie; toutes les craintes personnelles s'évanouissaient devant les intérêts sacrés de la maternité malheureuse. En quelques minutes, ce théâtre d'allégresse fut converti en un monceau de cendres; une princesse adorée y perdit la vie; et le lendemain, quand on fouilla les décombres, on trouva le cadavre d'une autre mère qui tenait le corps de son enfant étroitement embrassé. Non loin d'elle on apercevait les fragmens d'un collier, des bracelets, des pierreries, quelques diamans épargnés par le feu, et autres ornemens, tristes restes de la vanité humaine, dont la vue affligeait les regards en rappelant à l'âme contristée la futilité de nos biens et la fragilité de notre nature.

Souvenirs cruels de l'amour maternel! Que de séparations déchirantes il impose? L'histoire d'une jeune dame de la Guadeloupe, doit trouver ici sa place. Cette Américaine, qui était la plus belle créature de la colonie, fut attaquée de la lèpre. En peu de temps son visage se défigura, et elle perdit tous ses avantages extérieurs. Elle avait un fils unique qu'elle adorait; un jour qu'elle voulut l'embrasser, elle éprouva l'étrange sensation d'un voile qu'on aurait interposé entre ses lèvres et les joues de son enfant. C'est un des effets sinistres de cette maladie de paralyser les nerfs qui animent la superficie de la peau; ce funeste symptôme s'était manifesté en une seule nuit. Aucune expression ne peut rendre la douleur de cette infortunée après cette affreuse découverte. Mais ce ne fut pas là son unique tourment. Elle trouva le moyen de se procurer un miroir, qu'on lui dérobait depuis long-temps : elle frissonna d'horreur à l'aspect d'elle-même. Quel épouvantable fléau que celui qui imprime à la physionomie tous les traits de la plus dégoûtante laideur, et qui ensevelit ses victimes toutes vivantes dans une solitude absolue! Quelle horrible situation que celle qui rend une mère l'objet d'une répugnance invincible pour ses enfans, qui la force à concentrer le plus délicieux sentiment de la vie, et à s'interdire désormais tous les témoignages d'une tendresse si vivement ressentie !

Tout est excès dans l'amour maternel: maiquelque pénibles que soient ses fatigues, elles sont souvent bien douces au cœur qui les éprouve. On se rappelle la situation déplorable où se trouva madame la marquise de Bonchamps, dans les forêts de la Vendée, quand, pour se dérober à la poursuite de quelques soldats furieux, elle fut contrainte de se cacher, pendant toute une nuit, dans le creux d'un arbre avec sa petite fille qu'elle tenait comme elle pouvait sur ses genoux. Malgré l'horrible gène qu'elle éprouvait dans cette retraite, qui pouvait à peine les contenir toutes deux, et où elle respirait avec tant de difficulté, l'idée de sauver son enfant lui procurait, disait-elle, une joie indicible.

Je me souviens d'avoir vu à Paris une malheureuse femme (*Fig.* xi) dont l'enfant succombait aux plus cruels symptômes d'une variole confluente. Il est dans le cours de cette maladie une affreuse période qui réclame les soins les plus attentifs. Cette tendre mère, s'abandonnant à tous les mouvemens de son cœur, suçait avec ses propres lèvres l'éruption hideuse qui consumait son malheureux enfant; elle veilla pendant plusieurs nuits près de son lit sans que sa santé en éprouvât la moindre atteinte; elle l'arracha des bras de la mort. Que de douleurs elle lui épargna! Elle aurait voulu lui donner son âme.

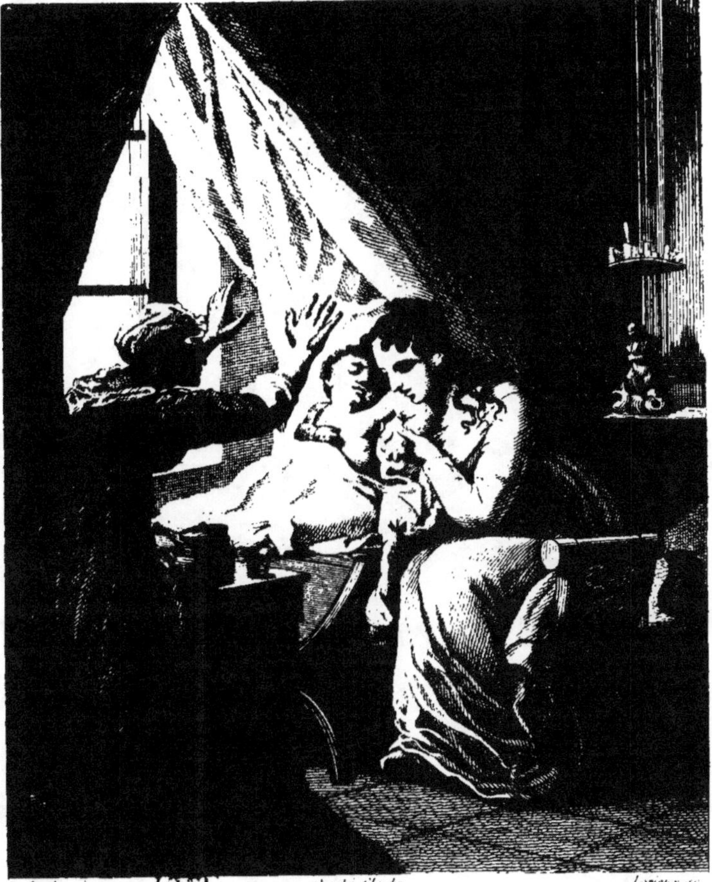

Deschodes pinx.   Couché, fils dir.   Lorieux sc.

Le dévouement maternel.

Quelques philosophes qui attribuent toutes nos idées morales et affectives au pouvoir de l'éducation, ont voulu nier l'existence de l'instinct maternel. Ils ont allégué l'exemple de certaines femmes d'O-taïti, qui regardent comme un déshonneur de devenir mères, et qui étouffent leurs enfans à l'instant même où ils voient le jour; ils ont aussi parlé des épouses des Moxes, qui, lorsqu'elles accouchent de deux jumeaux, en enterrent un, sous l'horrible prétexte qu'ils ne sauraient exister en même temps. Mais ces abominables coutumes ne sont que le résultat de quelques superstitions adoptées. Il faut pareillement attribuer au trouble du cerveau et à un état complet de délire les crimes d'infanticide dont la société gémit si souvent; c'est la nature vaincue par l'inflexible loi de l'honneur.

Il est des enfans mystérieux qui trouvent l'opprobre et le malheur aux portes mêmes de la vie. Mais ces êtres dont la pitié publique s'empare, et qu'on expose sur des pierres, ou à la porte de nos hospices, sont presque toujours marqués d'un signe de reconnaissance par les coupables mères qui s'en séparent. Une jeune femme, livrée à la dissipation et à toutes les joies mondaines de notre grande ville, poursuivie par des créanciers, fut obligée de partir pour l'Inde, et abandonna dans l'hôpital Saint-Louis une pauvre fille âgée de six ans; elle ne put séjourner long-temps sur la terre étrangère. Peu de temps après elle repassa les mers pour la réclamer, avec le regret humiliant de l'avoir ainsi délaissée.

J'en ai dit assez sur ce sentiment inépuisable auquel le monde doit sa durée, sur cet amour qui est le premier auquel on répond, sur cette passion attractive la plus naturelle, la plus riche en émotions, qui ne connaît ni les refroidisse-mens ni les caprices, qui s'accroît par les contra-riétés, qui ne cesse qu'avec l'existence. L'amour s'envole, l'amitié s'altère, l'ambition s'affaiblit; mais il y a quelque chose d'impérissable dans l'in-stinct maternel, qui le soutient toujours au même degré. L'enfant moissonné dans son aurore con-serve toujours son culte dans le cœur de celle qui l'a conçu ; elle ne veut pas être consolée. [1]

[1]   Si Dieu réserve à l'âme maternelle

  Un bonheur pur, qu'il n'a point fait pour nous ,

  Il mêle aussi parmi ces biens si doux

  D'affreux chagrins qui ne sont que pour elle.

Voyez le beau poëme de *l'Enfant prodigue*, par M. Campenon (de l'Académie Française). L'auteur a cru devoir faire figurer la mère de l'enfant prodigue dans la plus morale et la plus instructive de nos paraboles sacrées; sachons-lui gré de cette création ; car tout le naïf, tout le sublime de la Sainte Écriture, se retrouve dans ce qu'il ajoute au plus touchant des récits ; sa poésie était digne d'exprimer d'aussi divines pensées.

CHAPITRE III.

DE L'AMOUR PATERNEL.

L'amour paternel est à la fois le sentiment le plus digne d'un cœur généreux et la plus douce jouissance de l'homme sensible; il nous console du malheur de vieillir; il nous fait entrevoir une sorte d'immortalité sur cette terre où tout nous échappe. Un père croit revivre dans des enfans; il voit moins en eux ses héritiers que les continuateurs de son existence.

Il n'en est pas de l'homme comme des animaux, dit le bon Plutarque : notre raison ne s'accroît que par degrés, et la prudence est l'apprentissage continuel de nos jours. Il importe donc que l'amour paternel soit un sentiment durable. Un père doit assister ses enfans jusqu'à sa dernière heure; il doit les rendre dignes du corps social pour lequel ils sont formés. La vie d'un chef de famille est accompagnée de tant de soucis qu'elle ressemble à une tâche dont il faut ren-

dre compte aux hommes à mesure qu'on la remplit, et à Dieu quand elle est finie. La nature a
voulu d'ailleurs que les parens trouvassent une
grande joie à voir prospérer les êtres qu'ils ont
procréés, et qu'ils en retirassent autant d'orgueil
que de contentement. [1]

Du sentiment paternel dérive donc une sorte
d'autorité qui a pour fondement et pour but le
bonheur de ceux qui y sont soumis. L'homme
qui ne sent pas cette vérité ne sera jamais digne
d'exercer ce doux empire établi par la nature, où
celui qui commande n'est heureux que par la
félicité de ceux qui obéissent, où l'excès de l'indulgence est presque toujours plus à craindre
que celui de la sévérité, et où le pouvoir du chef
trouve constamment dans son cœur un pouvoir
qui empêche d'en abuser.

Le pouvoir paternel est le premier que l'homme
reçoit de la nature ; il garde en quelque sorte les
mœurs de la famille [2]. Ce pouvoir doit néanmoins

[1] C'est par vanité que l'homme aspire à perpétuer sa race,
tandis que la femme semble tenir plus directement ce désir de la
nature : « Cette moitié du monde à qui la nature dit, *sois homme*,
reçut avec la sensibilité un mélange d'ambition et de gloire. Mais
celle à qui elle dit, *sois mère*, dut être formée toute d'amour. »
(Madame Cottin.)

[2] « La maison paternelle est un temple où le feu nécessaire à la

se modifier selon les âges et les progrès de la raison chez les enfans ; il devient par conséquent moins nécessaire à mesure que ceux-ci font une étude plus ou moins sérieuse de leurs obligations morales. [1]

Pour s'assurer du devoir des pères, il n'y a qu'à examiner l'état d'ignorance où se trouve l'homme qui arrive à la vie ; il achète par mille écarts le peu de sagesse qui le conduit. Comment ne pas croire que le premier soin d'un chef de famille est de diriger ses enfans vers leur propre bonheur, et de créer en quelque sorte leur destinée sociale en les faisant vivre pour les plus nobles et les plus généreux desseins ! Sous ce point de vue, sa fonction est comme sacrée.

Comprimer les mauvais penchans, déraciner les vices, surveiller les actions, rectifier les paroles, épurer les désirs, diriger les efforts, enno-

vie morale s'entretient, alors même qu'il n'est pas attisé par des mains très pures. » (M. Droz.)

[1] Ce pouvoir ne doit pas être trop restreint. Mon excellent ami M. Dubruel, questeur de la Chambre des Députés, a fait une très noble proposition sur l'autorité paternelle. Son but est de représenter les inconvéniens graves qui résultent de l'état actuel de notre législation sur un objet qui se lie si essentiellement à la morale, à l'intérêt de la société et au bonheur des familles.

blir les opinions, composer les habitudes, voilà
la fonction d'un cœur paternel ; parmi les affections de famille, il n'en est aucune qui ait des
devoirs plus étendus ; un père est à la fois le
guide, le soutien, le juge et le conseiller de ses
enfans. Dans l'ordre social, rien ne remplit la vie
comme de semblables sollicitudes.

Les sauvages, selon la profonde et judicieuse
remarque de M. de Bonald, n'existent, pour ainsi
dire, que par leurs souvenirs ; doués de peu de
prévoyance, ils semblent n'être émus que par la
présence des ossemens de leurs pères. Mais les
hommes civilisés ne s'occupent que de leurs enfans ; ils ne s'inquiètent que pour leur avenir.
« Cette disposition, ajoute ce penseur éloquent,
est à la fois effet et cause de l'état stationnaire
des uns, et de l'état progressif des autres. »

Le bonheur des pères est généralement plus
caché que celui des mères, parce que les mouvemens de leur âme sont plus réservés et plus
contenus ; ils n'en goûtent pas moins un bonheur
ineffable à remplir la tâche qui leur est assignée
par la nature, à développer les rejetons naissans
dont ils sont eux-mêmes la première souche, à
les faire croître sous leurs mains tutélaires, à
leur donner mille soins qui concourent au bon-

heur de l'existence. Un père n'est jamais insensible près du berceau où l'on a déposé son enfant;
il ne saurait jamais haïr son sang, ni conspirer
contre la vie qu'il a allumée ; il est donc aussi
pour lui des émotions et des jouissances indéfi-
nissables.

Un père s'attache d'autant plus à ses enfans
qu'il leur a fait plus de bien ; son amour s'accroît
comme le succès des soins qu'il a prodigués. Il
vient néanmoins un jour où semblent cesser les
joies paternelles. Pour quelques heures de bonheur, pour quelques années d'une satisfaction
orgueilleuse, que de chagrins l'attendent quand
on viendra réclamer son fils pour la défense de
la patrie, ou sa fille pour une alliance, quand les
chambres de sa maison resteront tout à coup désertes, quand il se trouvera seul avec sa vieille compagne sous le toit où ses enfans ont été nourris !

Il est néanmoins une circonstance plus déplorable; c'est celle où, contre le cours ordinaire
des choses humaines, nos enfans nous devancent
dans le tombeau, celle où la Providence vient
tout à coup tarir la source de nos plaisirs les
plus doux. Qu'y a-t-il de plus douloureux pour
l'homme que de voir éteindre sa génération, et
de traîner des jours désolés par des calamités

irréparables! Un père privé de sa postérité est comme un arbre dont la foudre a consumé tous les rameaux, et qui se dessèche par ses racines. N'avoir plus rien à aimer sur la terre, s'éveiller et s'endormir sans espérance, porter seul le poids de la vieillesse, ce n'est pas exister; c'est respirer la vie sans la sentir.

CHAPITRE IV.

DE L'AMOUR FILIAL.

L'amour filial est l'affection qui a le plus besoin de vertu pour se soutenir long-temps dans la carrière de la vie. Quand on songe qu'il est en grande partie fondé sur la reconnaissance, sentiment frivole et passager, qui s'évapore, pour ainsi dire, après quelques instans d'existence, il n'est pas étonnant qu'on ait besoin de toute la force de l'éducation pour le maintenir.

La piété filiale est-elle donc plutôt une passion acquise qu'une passion innée? sont-ce les bienfaits du père et de la mère qui la développent? Ce qu'il y a de certain, c'est qu'elle n'existe qu'à un très faible degré chez les animaux; la nature n'avait aucun besoin de l'établir chez eux pour la conservation des espèces. Si le poussin va se tapir sous le ventre de la poule, c'est pour chercher un peu de chaleur; car il abandonne sa mère aussitôt qu'il peut se passer d'elle. Il en est ainsi des quadrupèdes, qui deviennent étrangers aux auteurs de leur naissance quand les soins protecteurs cessent de leur être nécessaires. Mais dans l'espèce humaine, où la puissance conservatrice se mêle constamment à des phénomènes intellectuels, un fils doit le respect à son père, alors même qu'il est sorti de sa juridiction.

Les législateurs ont si peu compté sur l'instinct de la nature pour l'entretien de l'amour filial, qu'ils en ont fait un précepte consacré par toutes les religions : *Tes père et mère honoreras, etc.* Quand il y a un mauvais fils dans une maison, la malédiction y entre par toutes les portes. « Malheur à celui qui a démérité de l'auteur de ses jours, disait un ancien, le remords s'attache à lui, et le suit comme une ombre qui inquiète sans cesse ses pas ; la terre d'hospitalité le repousse ; on abandonne la route qu'il a prise, on cite avec effroi les lieux où il a séjourné ; on craint qu'il ne brûle les moissons ou qu'il n'empoisonne les pâturages ».

On explique ainsi pourquoi, dans tous les gouvernemens policés, on a établi des peines si graves contre les parricides ; une loi de la Chine voulait qu'on rasât le lieu où était né le fils barbare qui avait immolé son père à sa fureur ; les Persans n'étaient pas moins sévères quand il s'agissait de venger l'humanité d'un crime aussi inouï.

Mais c'est la corruption des mœurs, c'est la dépravation du caractère, ce sont les vices de tout genre qui portent communément les hommes à se séparer de leurs parens dès qu'ils n'ont plus besoin de leur appui ; ils dissipent en ingrats tous les fruits des tendres soins qu'on leur a prodigués. La voix de la nature ne suffit donc pas pour nous rappeler dans toutes les circonstances à ce sentiment doux et religieux qui influe tant sur notre bonheur individuel.

Il semble que l'amour filial se soit affaibli depuis qu'on l'a tant préconisé comme une rare vertu. Dans une fête de l'ancienne Grèce, on vit deux jeunes guerriers s'attacher au char de leur mère commune, et la conduire en triomphe au temple de Junon ; les artistes les plus célèbres s'emparèrent de ce sujet intéressant, et transmirent cet exemple à la postérité. Le même soin se remarque chez les peuples qui ont fait de grands progrès dans la civilisation ; c'est là que les historiens, les romanciers, les poètes célèbrent sans cesse par leurs éloges nos inspirations les plus naturelles, qu'on a converties en devoirs sociaux.

Observez néanmoins les hommes dans leur caractère primitif, vous trouverez chez eux l'amour filial dans son énergie la plus active. Ceux qui ont parcouru les montagnes de la haute Écosse savent combien les parens y sont tendrement chéris et respectés ; quand le peu de ressources contraint les enfans d'entrer en service dans des maisons opulentes, ceux-ci mettent une partie de leurs gages en réserve, et le but de cette économie est de secourir un père et une mère, s'ils se trouvent dans l'indigence ; sont-ils à la guerre, c'est toujours la même habitude ; aucune privation ne leur coûte pour remplir ce devoir sacré ; l'amour filial influe même sur toute leur conduite morale. Un militaire qui a commis un acte de bassesse ou de lâcheté n'ose plus revoir les auteurs de ses jours : il n'a d'autre ressource que de s'éloigner ; et, pour un montagnard écossais, ce n'est plus vivre, que de vivre loin de la patrie. [1]

[1] Ce que nous disons de l'Écosse peut s'appliquer à bien d'autres pays ; partout on trouve des enfans dont les affections n'ont rien perdu de leur simplicité native. Rien n'est plus touchant que l'aventure d'un petit matelot, déjà racontée par M. le comte de Las Cazes, aussi remarquable par les qualités éminentes de son esprit, que par la fidélité de son caractère. Ce jeune garçon était Anglais : le mal du pays s'empara de lui ; mais surtout il brûlait de revoir une tendre mère dont il était séparé depuis long-temps. Que fait-il ? Il quitte le dépôt où on l'a placé. A peu de distance de Boulogne-sur-Mer se trouve une forêt, où il se réfugie pour y vivre à l'abri de toute surveillance ; c'est là que le désir dont il est tourmenté lui suggère le

Il faut, du reste, être devenu père pour sentir toute l'étendue des fautes qu'on a commises comme fils. Malheureusement, nous sommes ingrats pendant tout le temps que nous sommes jeunes, et quand le tourbillon des passions nous entraîne : ce n'est que très tard que nous nous reprochons notre injustice pour des parens vertueux, presque toujours injustement accusés de tyrannie ou d'une inflexible sévérité. On voudrait alors recommencer la vie pour tout réparer; notre âme s'épuise en vains regrets; et plus on pénètre le fond de sa conscience, plus on se sent

projet de se construire une petite nacelle pour voguer sur la mer à la manière des sauvages, et se rendre par ce moyen près de celle qu'il lui tardait de pouvoir embrasser. Impatient, il grimpait à tout instant jusqu'à la cime des arbres les plus élevés : il voulait s'assurer s'il n'y avait pas quelque vaisseau qu'il pût aller joindre à l'aide de son petit canot. Il fut découvert; et comme personne ne pouvait se douter de ce qui se passait dans son âme, on le soupçonna de tramer quelque mauvais dessein. Toutefois la hardiesse de ce jeune homme fit un grand bruit à Boulogne. Napoléon se trouvait alors dans cette ville : il se fit amener le déserteur, qui parut devant lui avec le frêle esquif qu'il avait fabriqué pour arriver plus vite à sa destination. L'empereur voulut savoir le motif qui l'avait porté à se soustraire à tous les regards, et pourquoi il était si pressé de retourner à Londres; celui-ci répondit que sa mère était malade, et que son vœu le plus ardent était de la rejoindre. Napoléon, touché par les larmes de ce garçon, et admirant sa piété filiale, lui accorda de l'argent et des vêtemens : il donna en même temps des ordres pour qu'on le ramenât dans son pays natal. Ce jeune homme fut alors l'objet de toutes les conversations ; on n'en parlait guère sans éprouver le plus vif attendrissement.

l'âme opprimée par les plus tristes et les plus douloureux souvenirs.

Un fils est-il tenté d'être ingrat, qu'il songe au temps où sa mère prenait soin de ses jeunes ans; où elle le tenait dans ses bras pour lui procurer quelques instans de sommeil; où elle l'agitait pour le distraire des douleurs de l'enfance; où elle tarissait ses premières larmes; où elle écoutait tous ses cris; où elle le couvrait de caresses pour l'encourager, en quelque sorte, à vivre; où elle ne prenait elle-même des forces que pour les lui consacrer.

L'amour filial ne s'enseigne pas; c'est une affection de notre instinct, qui naît avec nous, qui fait partie de notre nature, qui coule, pour ainsi dire, avec notre sang. Au collége d'Henri IV, on vit, il y a quelques années, deux enfans, dont les succès avaient été couronnés le même jour, se transporter spontanément sur le tombeau de leur père, pour y déposer les palmes qu'ils venaient de remporter. Mais c'est surtout dans les périls dont notre existence est souvent menacée, qu'il faut admirer cette piété sublime, attribut si honorable dans notre destinée humaine; l'histoire gardera toujours le souvenir de cette fille incomparable qui vint s'offrir en holocauste, au milieu des massacres révolutionnaires [1]. Quand les mœurs sont pures, le plaisir, la douleur, l'espérance, le danger, la crainte, la liberté, l'innocence, tout se rapporte à cet heureux sentiment.

Le nom de Prascovie a retenti dans toutes les contrées [2] ; c'était une religieuse non cloîtrée, pieuse à son père comme à son Dieu. Personne mieux qu'elle n'a prouvé que les enfans auprès des vieillards remplacent quelquefois la Providence ; elle était fille d'un militaire exilé dans les déserts de la Sibérie ; plus elle appréciait l'infortune de son père, plus elle en était navrée. Un jour, elle conçut le projet de se rendre à Saint-Pétersbourg, pour se jeter aux pieds de l'empereur. Malgré l'opposition de ses parens, qui n'avaient aucun espoir d'obtenir leur grâce, et qui la retinrent pendant plus de trois années, sans jamais consentir à son éloignement, elle partit, dit-on,

[1] Mademoiselle Élisabeth de Cazotte ; on se rappelle les paroles courageuses qu'elle prononça, et qui pour cette fois du moins désarmèrent les bourreaux : *Vous n'arriverez au cœur de mon père qu'après avoir percé le mien.* Le nom de mademoiselle de Sombreuil s'associe par la même gloire à celui de mademoiselle de Cazotte, et n'est pas moins digne de notre respect.

[2] Cette histoire intéressante a exercé la plume de la célèbre madame Cottin ; le même sujet a été traité par M. Xavier de Maistre, et le public jouit de cette intéressante production par les soins de M. Valery, aussi savant bibliographe qu'élégant écrivain

avec la somme la plus modique, et le vêtement le
plus léger, pour traverser des contrées arides, couvertes de glaces et de frimas. Elle se confia au ciel,
et son attente ne fut pas trompée.

Jeune et sans autre recommandation que son
malheur et sa beauté, elle marcha, surmontant
toujours la neige, la pluie, les orages, le tourment
de la faim et celui de la soif. Elle arriva enfin près
du souverain qu'elle voulait implorer, toujours
soutenue par son amour filial, toujours accueillie
par des âmes bienfaisantes, surveillée et guidée en
quelque sorte par le Dieu qui l'avait inspirée. Le
succès couronna son héroïque entreprise; elle
obtint le rappel d'un père chéri. On raconte que
l'idée de hasarder un si long voyage lui était venue
en songe: les malheureux rêvent toujours d'espérance. Le dévouement filial est une sorte de religion; il trouve le prix des sacrifices qu'il s'impose,
dans cette joie pure dont il pénètre notre âme, et
qui est la plus douce récompense de nos vertus.

LE

BANQUET DE PLUTARQUE

AVEC SA FAMILLE.

AVERTISSEMENT.

—

Il y a eu véritablement un opuscule de Plutarque qui portait le titre que nous donnons à cet épisode, et qui sans doute s'est perdu à travers les temps de barbarie et de décadence ; je le recompose d'après quelques notes de Corona, l'un des plus savans bibliographes de l'Italie. On sait qu'il était rempli d'admiration pour le vieillard de Chéronée, et qu'il le regardait, après Pythagore, comme le philosophe le plus moral de l'antiquité.

J'ai déjà parlé dans cet ouvrage de cet estimable médecin, aux entretiens duquel je dois tant de choses intéressantes. Il a eu grand tort de ne pas écrire ; il était attachant comme Plutarque, universel comme Varron, et dissipait en quelque sorte, dans ses conversations privées, les plus rares trésors de la science.

Ainsi que Plutarque, Corona brillait aussi par ses propos de table ; il y traitait, pour ainsi dire, en se jouant, des plus graves sujets de philosophie ou de morale. Il connaissait toutes les doctrines philosophiques, et avait l'art de les rendre faciles. Si des sténographes avaient pu recueillir tout ce qu'il disait au milieu d'un cercle ou d'un festin, on aurait composé le livre le plus instructif.

Son âme, agrandie par son long commerce avec les anciens, avait un continuel besoin de révéler les faits déposés dans son incomparable mémoire ; et, dans la chaleur de ses entretiens, il avait l'air de porter avec lui la ville de Rome ou celle d'Athènes. Cet homme, aussi doux que spirituel, s'exprimait d'ailleurs sans affectation ni pédanterie ; de là vient qu'on l'aimait toujours dès qu'on était à même de l'admirer.

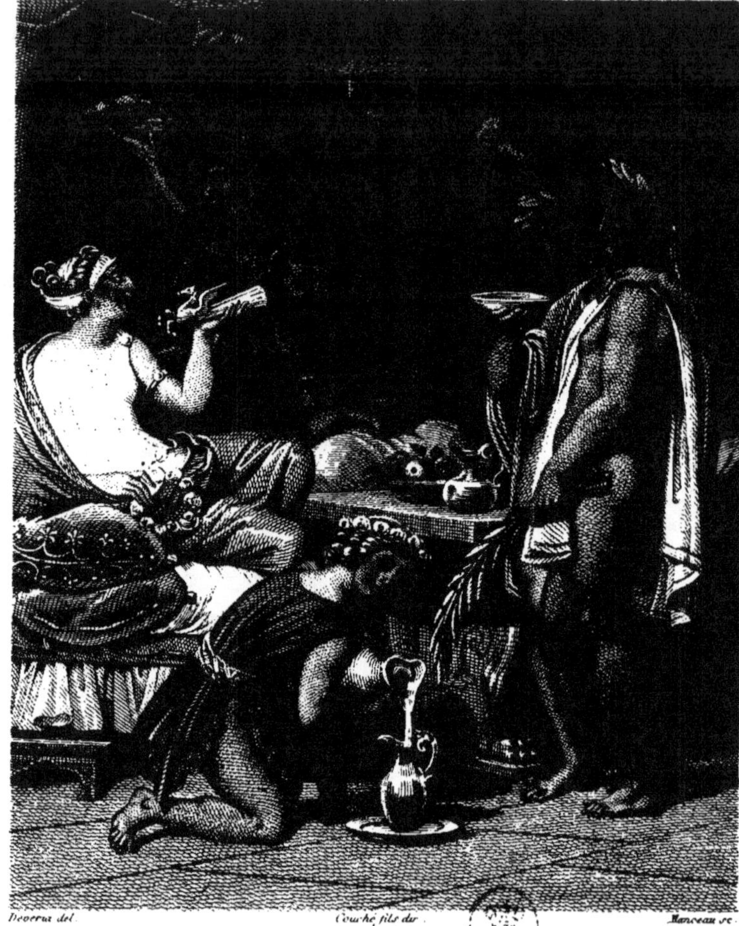

Devenu del.   Couché fils dir.   Manceau sc.

Le banquet de Plutarque avec sa famille.

BANQUET DE PLUTARQUE

AVEC SA FAMILLE.

--- --- ---

PLUTARQUE est, sans contredit, un des plus beaux génies qui aient honoré le temps de l'ancienne Grèce. Rempli d'une science profonde, et passionné pour elle, il n'était heureux que quand il la prodiguait à ses semblables. Mais c'est au milieu de ses enfans, c'est dans l'intérieur de ses foyers domestiques qu'il est intéressant de le présenter. C'était à Chéronée, sa ville natale, c'était en Béotie qu'il rassemblait les préceptes de cette morale divine qui a fait les délices de tant de lecteurs.

Plutarque regardait la philosophie comme

le véritable remède à tous les maux. Il en usait pour consoler les siens des pertes qui nous affligent dans le cours de la vie. Fut-il jamais un père plus tendre? On aime à relire l'exhortation touchante qu'il adresse à son épouse Timoxène, à l'occasion de la mort d'une fille ravie à leur commun amour dès ses premiers ans. Il est vrai que rien n'est plus difficile que de donner un contre-poids à la douleur d'une mère. Toutefois, fidèle aux dogmes de Pythagore, Plutarque voulait qu'on mît un frein à la tristesse comme à la joie. La modération était sa vertu; nourri de bonne heure à l'école des sages, il n'y avait puisé que des maximes de résignation et de douceur.

On dit que Platon n'était nulle part plus éloquent que dans les jardins de l'Académie; mais c'est dans les banquets qu'il fallait entendre Plutarque; c'est là qu'il exhalait les nobles rêveries de son âme; c'est là qu'il s'abandonnait à tout l'entraînement de la conversation familière. La candeur régnait dans ses discours. On n'oubliait rien de ce que proférait ce philosophe si riche de l'expérience des temps et des hommes : tout était avidement recueilli. « Le banquet chasse la haine, disait-il ; il semble que cette coupe placée au milieu de ma table soit une source abondante de bienveillance et d'amitié pour chacun de mes convives ; cette source ne tarit jamais pour moi, alors même que ma soif est apaisée. »

Les banquets de Plutarque étaient comme ceux de Socrate; on s'en trouvait bien le lendemain, par l'instruction solide qu'on en retirait : aussi les personnes les plus savantes de Rome et d'Athènes venaient-elles s'y ranger. Tous les progrès de l'expérience et de la raison s'y communiquaient au milieu des épanchemens d'une gaîté douce et fraternelle. Plutarque ne manquait pas d'amis :

comme il était à la fois prêtre d'Apollon et le premier des archontes, il était souvent visité par ses coopérateurs dans le sacerdoce et la magistrature. Son beau-père Aristion ; Patrocléas son parent ; Sextus son neveu ; Sosiclès le poète, deux fois couronné aux jeux pythiques ; Théon le puriste, savant dans diverses langues ; Maximus le rhéteur, qui avait une instruction aussi étendue que variée ; Cléomène et Thyphon, profondément initiés dans l'art d'Esculape, et qui possédaient toute la confiance du maître de la maison, assistaient à ces modestes réunions. On y voyait parfois quelques uns de ces artistes célèbres, qui se créaient un nom immortel en ajoutant des beautés nouvelles à celles de la nature ; car le vieillard de Chéronée professait une admiration sincère pour tous les genres d'illustration et de renommée.

On ne venait, du reste, jamais aux repas de Plutarque sans être personnellement prié.

On évitait d'y recevoir ces individus parasites que les anciens appelaient des *ombres*,
et qui, plus avides que des harpies, venaient
dévorer les mets de la table des Grecs, sans
se rendre aucunement agréables aux véritables convives. Il n'y avait pas non plus de
bouffons, comme on en trouvait chez le roi
Philippe ; tous les plaisirs qu'ils procurent,
ainsi que ceux de la musique, ne valent pas
les fruits d'une conversation sérieuse ; d'ailleurs Plutarque n'admettait chez lui que des
gens graves, des hommes d'état, des ora-
teurs, des personnes utiles dans la banque
ou dans le négoce, des savans de toutes les
sectes, etc. ; car, malgré sa prédilection particulière pour les doctrines de Pythagore et
de Platon, il était lui-même un philosophe
éclectique, comme on peut en juger par ses
ouvrages ; il faisait cas de toutes les opinions,
pourvu qu'elles fussent empreintes du sceau
de la sagesse ; il puisait le vrai partout où il
se trouvait.

Quand Plutarque invitait, il avait soin de nommer les autres convives ; car son intention n'était point de rassembler ceux qui n'auraient pas été unis par les liens de la sympathie ou de l'amitié. La conversation roulait toujours sur des matières intéressantes ; on agitait les questions les plus difficiles ; on proposait des doutes ; on éclaircissait des problèmes ; on discourait sur divers points de jurisprudence, de politique ou de morale ; on donnait des préceptes sur la conduite de la vie ; on parlait aussi d'agriculture, et des saisons les plus propices soit à la vigne, soit au froment.

Le vin de Tanagre donne des inspirations aux Béotiens ; ceux qui en boivent avec modération ressemblent à ces vases dont la chaleur fait évaporer les parfums ; mais quelquefois aussi il provoque une sorte d'étourdissement qui accroît momentanément les forces, et par conséquent la confiance. Au milieu de ces propos de table, les convives se laissaient souvent entraîner par la chaleur de la discussion. Le maître du festin se levait aussitôt, et ramenait ainsi le calme et la paix parmi les dissidens.

Comme tous les Grecs, Plutarque s'exprimait toujours par images ; sa conversation était animée, attrayante, inépuisable ; les maximes les plus lumineuses découlaient de ses entretiens, et il les énonçait avec autant de simplicité que de modestie. Ses auditeurs étaient en admiration devant une doctrine si profonde ; car il avait toute l'antiquité présente à sa mémoire. Il savait peindre les peuples en masse par leurs vices et par leurs vertus ; il les faisait, en quelque sorte, mouvoir par leurs propres lois et par leurs institutions les plus importantes. On l'eût cru inspiré par les grands hommes dont il retraçait les prodiges ; on eût dit qu'il avait été témoin de toutes les époques de l'histoire, et qu'il avait, par ses conseils et par sa sagesse, présidé à tous les événemens de la politique humaine. Un pareil triomphe ne doit pas surprendre : Plutarque est l'écrivain le plus essentiellement dramatique; tout revit par lui; nul n'a présenté des vues plus justes sur les temps écoulés, et ne s'est mieux identifié avec les héros de tous les siècles.

Plutarque avait ses possessions dans le beau climat de la Béotie, où toute sa famille jouissait de sa gloire, comme on jouit de l'ombrage d'un chêne protecteur. Il regardait cette terre comme sacrée, parce que ses ancêtres y avaient leur tombeau; c'est là qu'il goûtait, dans toute leur pureté, les charmes de la vie domestique. Les malheureux s'arrêtaient souvent sous son toit hospitalier, certains d'y être secourus. Plutarque prenait surtout un grand soin de ses esclaves dans l'état de vieillesse et de maladie. A l'exemple de Pythagore, il laissait mourir paisiblement dans leurs étables les animaux qui avaient consumé leurs forces dans la culture et le labourage des champs.

Plutarque n'était pas seulement le modèle des philosophes, il était le modèle des citoyens et l'homme de bien le plus accompli. Ce qu'on n'a point assez répété, c'est qu'il rendit les plus éminens services à la ville de Chéronée; c'est qu'étant archonte éponyme, on lui dut les plus utiles établissemens; qu'il fut pour les temples d'une magnificence extraordinaire; qu'il soulagea le peuple par ses largesses, et qu'il gouverna avec une équité parfaite ceux qui s'étaient confiés à ses soins. Il partageait leurs joies, leurs peines, jusqu'à leurs moindres sollicitudes; il apaisait leurs plus petites querelles, persuadé qu'il ne faut qu'une étincelle pour donner lieu au plus vaste incendie.

Mais indépendamment de ces banquets

auxquels assistaient les personnages les plus
considérables de la Grèce, Plutarque avait
aussi ses repas de famille. Un père aime à
jouir des espérances que lui donnent ses enfans, et les sentimens de la nature sont ceux
qui procurent le plus de bonheur. Est-il
quelqu'un, disait le vieillard, auquel il soit
plus doux de parler qu'à un fils, qu'à une
épouse, qu'à un frère? Une famille est comme
un arbre dont tous les rameaux se protégent
et se partagent la rosée du ciel, dont toutes
les feuilles se développent par le même soleil,
et souffrent des mêmes intempéries. Une des
plus grandes fautes de Platon est d'avoir
cherché à détruire dans sa république imaginaire ces premiers rapports qui dérivent
du sang et de la naissance ; c'est d'avoir voulu
étouffer dans son origine la plus agréable
comme la plus importante des relations humaines.

Plutarque était courbé sous le fardeau de

l'âge. Son plus jeune fils, qu'il avait gratifié de son propre nom[1], était à la veille d'épouser Euridice, jeune Béotienne qui avait en partage la modestie et la beauté. Ce fils était l'objet de ses prédilections ; l'homme se complaît toujours dans le dernier rejeton que le ciel lui accorde : c'est en s'occupant de son avenir qu'il prolonge sa joie et ses illusions paternelles. Plutarque avait un autre sujet de satisfaction : deux de ses neveux venaient de triompher aux jeux pythiques de Delphes. « Timoxène, dit-il à sa tendre épouse, je veux contempler, avant de mourir, la postérité dont je m'honore ; faites préparer un banquet, et prenez jour pour que nos enfans y soient rassemblés. Plût aux dieux, ajouta-t-il, qu'ils pussent tous en faire partie ! » voulant ainsi rappeler à leur commun souvenir ceux dont une mort affligeante les avait privés.

[1] Le plus jeune des fils de Plutarque portait le nom de son père, comme sa fille, qui mourut à l'âge de deux ans, portait le nom de Timoxène, qui était celui de sa mère

Les ordres de Plutarque furent suivis en tout point. A deux stades de Chéronée se trouvait la maison champêtre où le vieillard se plaisait à récréer ses loisirs. L'air y était embaumé par le parfum des plantes les plus salutaires, et les bois environnans étaient arrosés par une multitude de fontaines qu'on avait en quelque sorte divinisées ; on y faisait croître les lauriers qui servaient aux fêtes d'Apollon ; on avait animé par des statues cet asile pieux et solitaire ; on l'avait orné de ces monumens qui font revivre la mémoire des héros, et impriment une sorte de fixité au sentiment de l'admiration comme à celui des regrets.

C'est là que le festin fut célébré. Au jour déterminé pour cette réunion touchante, l'aurore paraissait à peine que tous les membres de la famille entrèrent dans le bain et se parfumèrent. Plutarque se revêtit de sa robe traînante pour recevoir Euridice et ses parens, qui devaient arriver dans le même char. On avait invité quelques philosophes d'Athènes, qui, à l'heure convenue, se rendirent dans la salle du banquet pour y occuper les places d'honneur. Ils se couchèrent sur des lits dont les couvertures étaient couleur de pourpre. Les athlètes couronnés et les filles de Lamprias, qui sortaient de l'enfance, se montrèrent pareillement avec tout l'éclat des grâces et de la jeunesse.

Plutarque ne put se défendre d'un noble sentiment d'orgueil en voyant autour de lui tous les rejetons de sa race antique et respectée; car une postérité vertueuse est la plus belle couronne du vieillard. Heureux le père qui voit ses enfans grandir sous ses yeux et marcher aux plus brillantes destinées ! plus heureux encore celui qui voit fructifier ses exemples et ses instructions ! Le véritable contentement de l'âme est où la famille respire ; c'est là que l'on trouve un refuge contre les caprices du sort et contre le choc continuel des persécutions extérieures :

c'est là que des jours sereins succèdent à des nuits tranquilles. Les distractions bruyantes d'un monde frivole valent-elles les plaisirs que l'on goûte au milieu des siens?

Ainsi parlait l'homme vertueux que tous les habitans de Chéronée révéraient comme un père. « Vous nous avez promis des conseils pour le salut de notre nouvel état, lui dirent ses enfans ; donnez-nous les moyens de vous ressembler. Que nous importent les maisons, les terres, les richesses, si les leçons de la philosophie ne nous en apprennent la direction et l'emploi? La nature inspire; mais l'homme perfectionne. Il faut ici-bas des leçons pour tout ce qui se pratique, et la vertu même n'est que le fruit d'un long et pénible apprentissage. »

« Il est certain, répondit Plutarque, que peu d'hommes sont destinés à être rois, mais que tous à peu près deviennent pères de famille. Nous ne sommes pas nés pour une vie errante : il faut une maison ; et la meilleure est celle où l'on ne jouit que des biens acquis par des moyens légitimes ; celle où on les dépense de manière à n'amener dans l'âme aucun repentir ; celle qui subsiste dans la modération et dans les limites du nécessaire. La confiance, le respect filial, l'intimité fraternelle, tels sont les sentimens dont il faut embellir les foyers domestiques. Pour moi, ajouta, Plutarque, je rends grâces aux dieux de ce qu'ils m'ont fait vivre assez pour être témoin de la prospérité de ma famille : combien d'hommes sur la terre ont été privés de ce bonheur ! Hélas ! les pères de Sophocle et d'Euripide n'existaient plus quand les Athéniens applaudissaient avec transport aux chefs-d'œuvre de leurs glorieux enfans ; celui de Platon ne l'a jamais entendu dans son immortelle école de philosophie ; Néoclès ne put embrasser Thémistocle après la bataille de Salamine ; et moi je suis le chef d'une grande lignée dont les étrangers même n'approchent qu'avec respect ; je jouis à la fois de ses succès et de son bonheur. »

En parlant ainsi, Plutarque considérait avec une vive satisfaction les deux jeunes athlètes récemment arrivés de la solennité de Delphes, et le couple heureux dont il avait béni les engagemens. Timoxène attendrie pouvait à peine contenir ses larmes ; les convives étrangers partageaient l'ivresse de la famille. Dans un même banquet célébrer à la fois un mariage et deux triomphes aux jeux pythiques, c'était ouvrir tous les cœurs au sentiment de l'amour et de l'espérance. Plutarque continua : ses paroles étaient douces et paisibles ; elles portaient l'empreinte de son beau caractère.

« Quand nous avons bu à une source, dit le vieillard, il faut qu'elle coule encore pour ceux qui nous succèdent dans la carrière de la vie ; il faut que les arbres qui nous survivent fournissent des fruits à nos descendans. Nous ne devons point éteindre le flambeau parce qu'il va cesser de nous servir ; nous devons léguer notre expérience à ceux qui arrivent ; c'est ainsi que le nautonnier donne sa prudence et ses signaux à tous ceux qui vont après lui affronter les hasards d'une mer orageuse ; je vous laisse donc les préceptes que j'ai puisés moi-même dans les entretiens d'un père qui me chérissait ; si j'ai rempli mes charges avec droiture ; je me plais à espérer que vous suivrez mes traces, et que vous acheverez le bien qui me reste à faire. » Plutarque raconta ensuite les infortunes qui avaient signalé les premières années de son hymen ; les sacrifices qui avaient déchiré son âme par la mort d'Autobule et celle de Charon, par la perte d'une fille adorée, si vite enlevée à sa tendresse. A quoi il ajouta qu'il ne connaissait qu'un moyen d'apaiser le ciel dans les afflictions qu'il

nous envoie, c'est de les supporter avec résignation.

Ce récit douloureux produisit l'effet d'un
nuage qui vient obscurcir le plus beau jour :
il troubla le moment de joie à laquelle s'a-
bandonnait cette vertueuse famille. Plutarque
lut néanmoins dans tous les regards qu'on
était toujours désireux de l'entendre : on
aime à rappeler les pertes du cœur; et les
regrets qu'on partage ont moins d'amertume.
Il reprit donc le fil de son discours, et re-
commanda de la manière la plus touchante
à celle qui venait donner le bonheur à son
fils de veiller particulièrement aux soins
domestiques. Il insista sur les avantages de
cette vie intérieure à laquelle une femme
doit constamment se dévouer, à l'exemple
de Panthée et de Pénélope. « Soyez pleins
de force contre le malheur, dit-il aux deux
époux ; vos caractères doivent s'allier pour
se charmer et pour se défendre. Bienheu-

reux celui qui n'abandonne pas ses foyers et qui se contente des biens véritables que la nature a placés près de lui ! C'est au milieu des siens qu'il faut jouir du présent et attendre son avenir ; ce n'est pas le site, ce n'est ni le champ ni le verger, c'est une épouse et des enfans qui nous attachent à la patrie. »

Plutarque se tournant ensuite vers son fils aîné Lamprias et vers le reste de sa famille : « Mes amis, leur dit-il, connaissez-vous rien de comparable aux plaisirs que procurent les liens du sang, fortifiés chaque jour par les soins les plus tendres et les plus généreux ? Est-il quelque bien sur la terre qu'on puisse préférer à cet accord harmonique de tous les membres d'une maison pour les mêmes projets et les mêmes travaux, à ce dévouement mutuel, à cette confiance réciproque, à cet échange continuel de services affectueux pour prévenir les mêmes besoins, à ce rapprochement intime des cœurs, à cette union des forces et des moyens pour atteindre les mêmes avantages? O vous tous qui avez une part dans mon héritage et qui allez bientôt me remplacer dans cette vie de peines et de tribulations, que le sentiment qui vous unit ne soit jamais gâté par les intérêts de la terre! Soyez frères par la vertu comme vous l'êtes par la naissance; que vos actions s'épurent par vos pensées : car si le corps est l'instrument de l'âme, sachez que l'âme est l'instrument de Dieu! »

Quand Plutarque eut fini son exhortation, on vit entrer dans la salle du festin les ménétriers de Chéronée, qui chantaient des hymnes en l'honneur des nouveaux époux : on sait que la musique était l'art favori des Béotiens. Il arriva aussi un chœur de jeunes filles, parées de tuniques blanches ; elles portaient des corbeilles de fruits, des branches de lierre et autres symboles de l'hyménée. Mais leur apparition donna lieu à une scène à laquelle on était loin de s'attendre ; parmi les philosophes venus d'Athènes pour la cérémonie, il s'en trouva deux, zélateurs outrés de la doctrine du Portique. Ils eurent à peine entendu les premiers accords de la lyre et de la cythare, qu'ils prirent leurs manteaux pour se retirer ; on eut beau leur représenter que Socrate et Anthisthène assistaient volontiers à de tels divertissemens, ils n'en tinrent compte, et s'éloignèrent.

Nonobstant cet incident, la fête se continua, et on observa d'ailleurs toutes les coutumes communes aux Grecs de la Béotie. Comme c'était un banquet de famille, il y eut des groupes d'enfans qui entourèrent la table de Plutarque ; ils récitèrent des odes de Pindare et des scènes de Ménandre, pour lesquelles le vieillard avait une sorte de prédilection : ils portaient des vêtemens analogues au caractère de leurs rôles. C'était du reste l'usage d'apprendre aux Grecs, dès leur plus bas âge, des fragmens des auteurs les plus célèbres, tels que ceux d'Homère ou de Platon ; c'est ainsi qu'on leur faisait sucer, pour ainsi dire, avec le lait, les plus hautes leçons de la philosophie et de la sagesse. Les enfans sont imitateurs jusqu'à la surprise ; ils changent les traits de leur visage ainsi que le son de leur voix, selon la nature des sentimens qu'ils veulent exprimer : on en voit qui savent assortir leurs gestes à la dignité des personnages qu'ils représentent, et qui donnent à leurs dialogues un intérêt tout-à-fait théâtral.

Ainsi se termina cette fête, à laquelle la présence de Plutarque avait imprimé le caractère le plus auguste et le plus religieux : la nuit était déjà fort avancée quand les deux familles se séparèrent. Eurydice pleurait en recevant les adieux des auteurs de ses jours ; quels que soient les charmes d'un hymen assorti, quoiqu'il fasse entrevoir dans l'avenir un état plus heureux que celui que l'on quitte, la maison paternelle est un doux asile auquel on ne renonce qu'en éprouvant les plus vifs regrets. Les nouveaux époux fixèrent leur résidence à Chéronée, où ils surent se maintenir riches et considérés ; ils brillaient tous deux de cette sagesse qui est le plus sûr garant du bonheur, parce qu'elle n'a besoin d'être secondée ni par le rang ni par la fortune.

Pour ce qui est de Plutarque, il acheva dans la solitude, le peu de jours qui lui restaient ; car il était déjà parvenu à un âge très avancé ; le ciel se plaît à accorder une longue carrière à ceux qu'il a doués d'une immense raison, comme le prouvent les exemples de Pythagore et d'Hippocrate. Quelque temps après, le vieillard eut un songe dans lequel il crut voir Mercure qui l'enlevait de la terre au ciel : c'était le présage de sa fin prochaine, et ses jours se terminèrent aussi paisiblement qu'ils s'étaient écoulés. Tous ses concitoyens assistèrent à ses funérailles, et lui élevèrent un magnifique monument. Pendant une longue suite d'années, les plus illustres enfans de la Grèce, électrisés par son souvenir, venaient faire des libations sur son tombeau, et rendre hommage à une aussi brillante renommée. Plutarque avait eu d'ailleurs toutes les qualités qui font aimer l'homme sur la terre; il eut toutes les récompenses que procurent le génie et la vertu.

FIN.

TABLE DES MATIÈRES

CONTENUES DANS CE VOLUME.

SECTION TROISIÈME.

SECTION QUATRIÈME.

FIN DE LA TABLE DES MATIÈRES.